普通高等教育案例版系列教材

案例版

供临床、预防、基础、口腔、麻醉、影像、药学、
检验、护理、法医等医学类相关专业使用

医学信息检索与利用

第 3 版

主　　编　王广成　张云秋

副 主 编　袁圳伟　虢　毅　吕少妮

编　　者（按姓氏笔画排序）

马晓庆（北京大学）

王广成（滨州医学院）

冯　研（大连医科大学）

兰　雪（中国医科大学）

吕少妮（济宁医学院）

沈　涌（吉林大学）

张　庆（济宁医学院）

张云秋（吉林大学）

张雪艳（滨州医学院）

袁圳伟（滨州医学院）

虢　毅（中南大学）

科 学 出 版 社

北 京

郑 重 声 明

为顺应教学改革潮流和改进现有的教学模式，适应目前高等医学院校的教育现状，提高医学教育质量，培养具有创新精神和创新能力的医学人才，科学出版社在充分调研的基础上，首创案例与教学内容相结合的编写形式，组织编写了案例版系列教材。案例教学在医学教育中，是培养高素质、创新型和实用型医学人才的有效途径。

案例版教材版权所有，其内容和引用案例的编写模式受法律保护，一切抄袭、模仿和盗版等侵权行为及不正当竞争行为，将被追究法律责任。

图书在版编目（CIP）数据

医学信息检索与利用/王广成，张云秋主编. —3版. —北京：科学出版社，2023.5

普通高等教育案例版系列教材

ISBN 978-7-03-075377-9

Ⅰ.①医… Ⅱ.①王… ②张… Ⅲ.①医学信息–信息检索–高等学校–教材②医学信息–信息利用–高等学校–教材 Ⅳ.① R-058

中国国家版本馆 CIP 数据核字（2023）第 062397 号

责任编辑：胡治国/责任校对：宁辉彩
责任印制：赵 博/封面设计：陈 敬

科学出版社 出版
北京东黄城根北街 16 号
邮政编码：100717
http://www.sciencep.com

三河市骏杰印刷有限公司 印刷
科学出版社发行 各地新华书店经销

*

2012 年 1 月第 一 版 开本：850×1168 1/16
2023 年 5 月第 三 版 印张：17 1/2
2023 年 5 月第十一次印刷 字数：640 000

定价：69.80 元
（如有印装质量问题，我社负责调换）

前　　言

21 世纪是一个高度信息化的时代，知识创新和技术创新主导着科技发展、经济腾飞和社会进步。伴随着信息化时代的来临，海量信息与个性化需求之间的矛盾使得人们在享受信息便利的同时，也面临信息过载的困惑。如何充分利用信息，排除干扰，已经成为个人适应社会发展的基本能力，这种能力的重要体现就是信息素养。医学信息检索与利用是一门以医学信息及信息检索原理、方法和应用为研究对象，以培养和提高学生的信息素养为目标，全面提升学生掌握和利用信息的能力及科学研究能力，为今后的发展打下坚实基础的课程。

近年来，教育理念、教学模式和教学方法随着信息化浪潮发生了革命性的变化。作为一门实践性很强的课程，案例教学法的引入极大地推动了我国医学信息检索课程教学改革的发展进程。该教学法注重解决实际问题，致力于提高学生的综合素质，是一种面向未来的现代化的教学方法，是培养高素质、创新型和应用型医学人才的有效途径。科学出版社在充分调研的基础上，首创案例与教学内容相结合的编写模式，组织编写了案例版系列教材，并于 2012 年、2016 年先后出版了本教材前两版，在全国高等医学院校得到了广泛使用，受到了广大师生的好评。随着时代的发展和知识的更新，教学内容亟待丰富与更新，近年出现的新概念、新方法、新技能和新理论亟待融入其中，以适应信息时代高等医学教育改革的需要。第 3 版教材在前两版教材的基础上，对内容进行了修改、调整与增补，结合理论教学，认真选择真实、典型的案例，介绍最新的检索工具与数据库，力求在案例选择与内容编排方面有所突破，反映信息检索的最新成果。

本教材在编写过程中，以医学信息检索的实用性为主线，结合具体检索案例，章节之间脉络清晰，联系紧密，互为印证，篇章结构合理，语言流畅通俗易懂，呈现这一领域的最新发展成果，突出医学特色。内容方面，力求突出医学信息检索教学的传承、改革与创新；选取贴切、典型、具有说服力的案例，对案例教学法的实施有较强的适用性和针对性；重视信息素养教育，体现对学生综合医学信息素养能力的培养。

为了更好地完成此次教材编写与修订任务，科学出版社多次组织教材编写人员就本教材如何编写和改进进行认真的讨论；参编人员所在的学校也给予了大力支持；本教材参编人员均是多年从事医学信息检索与利用课程教学工作的教师，在总结多年教育实践经验的基础上，本着重在"实用"的原则认真进行编写，使本教材得以顺利完成。在此，对科学出版社及相关学校的大力支持，以及在本教材编写、出版过程中付出辛勤劳动的所有人员表示感谢！

由于编者水平有限，教材不妥之处在所难免，恳请同仁及读者对本教材中尚存的问题提出批评与建议。

2022 年 8 月 26 日

目　　录

第一章 绪 论

第一节 文献信息概述

一、文献信息的定义

1. 信息（information） 现代意义上的信息概念出现于 20 世纪。信息论的奠基人克劳德·艾尔伍德·香农（Claude Elwood Shannon）指出："信息是用来消除不确定性的东西，信息能使系统有序地增强，减少破坏和噪声"；我国的国家标准《信息与文献 术语》（GB/T 4894—2009）对"信息"的定义为："信息是物质存在的一种方式、形态或运动状态，也是事物的一种普遍属性，一般指数据、消息中所包含的意义，可以使消息中所描述事件的不确定性减少"。英国科学家波普尔（Popper）认为信息可以分成三大类：第一类是有关客观物质世界的信息，即信息是事物存在方式及其运动规律、特点的外在表现形式；第二类是有关人类主观精神世界的信息，它反映人类所感受的事物运动状态及其变化方式，处于意识、思维状态的信息；第三类是有关概念世界的信息，它反映人类所表述的事物运动状态及其变化方式，用语言、文字、图像、影视数据等各种载体来表示。

2. 知识（knowledge） 是指人们在改造世界的实践中所获得的认识和经验的总和，是人们对客观事物的理解性认识。《辞海》将知识定义为："人类认识的成果或结晶，其实质是人类通过信息对自然界、人类社会及思维方式与运动规律的认识和概括，是人的大脑经过思维重新整合的系统化的信息，是信息中最有价值的部分。"可见，信息是知识的原料，知识是信息的产品，知识是信息的一部分。1996 年，经济合作与发展组织（Organization for Economic Co-operation and Development, OECD）在《以知识为基础的经济》报告中，将知识分为四类：①知道是什么的知识（know-what），指关于事实的知识；②知道为什么的知识（know-why），指自然原理和规律方面的科学理论；③知道怎样做的知识（know-how），指做某些事情的技艺和能力；④知道是谁的知识（know-who），它涉及谁知道和谁知道如何做某些事的信息。其中，前两类知识大致属于显性知识，后两类属于隐性知识。

3. 文献（literature/document） 根据《文献著录 第 1 部分：总则》（GB/T 3792.1—2009），文献被定义为："记录有知识的一切载体。文献的实质内容是知识，外在表现形式是载体，将知识与载体联系起来的手段是记录"。具体说来，就是用文字、图形、符号、音频、视频等技术手段记录人类知识的一切载体，或者理解为固化在一定物质载体上的知识。

4. 三者的关系 信息、知识和文献在概念上存在区别，但其外延又存在着千丝万缕的联系，信息作为人们对客观存在的一切事物的反映，广泛存在于自然界和人类社会，其涵盖面最为广泛；知识是对各种信息进行有目的地加工与整理，并非所有的信息都是知识，知识是信息中的精华部分，知识包含于信息之中；文献与上述两者有显著不同，文献是被物化的知识记录，是存储并传递知识的介质，人们习惯于从文献中获取信息、知识，文献已成为人们获取信息、知识的重要来源。知识来源于信息，是理想化、优化和系统化了的信息，文献是知识与信息的载体。

二、文献信息的类型

（一）按照对文献加工深度分类

按照对文献加工深度的不同，常将其分为四个级别，分别是一次文献、二次文献、三次文献和零次文献。

1. 一次文献（primary document） 又称为一级文献或原始文献，是指作者以本人的研究成果（如实验、观察、调查研究等的结果）为基本素材创作而成，并公开发表或出版的文献，如期刊论文、专利说明书、学位论文等。其特点包括新颖性、创造性和系统性。一次文献记录的是作者的最新发现或发明，以及新的见解、新的理论、新的方法等新颖、具体且详尽的知识，因而成为科学研究等工作的最主要信息来源，尤其是期刊论文，已经成为科技文献的主体。但由于一次文献具有数量大、无序、分散等特点，对其进行查找与利用具有极大的不便。

2. 二次文献（secondary document）　又称二级文献，是将数量大、无序、分散的一次文献收集起来，进行加工、整理、简化和排序，形成检索一次文献线索的新的文献形式。相较于一次文献，二次文献是从分散到集中、从无序到有序、从繁杂到简约，因而具备了可查检的便捷性，用于解决我们查阅所需特定文献线索的问题。常用的医学数据库，如 PubMed、CBM 就属于二次文献。其特点是浓缩性、汇集性、系统性和检索性。从二次文献的定义看，二次文献就是关于文献的文献。因此，现在谷歌、百度等网络搜索引擎的作用等同于二次文献，所以也称为网络检索工具。

3. 三次文献（tertiary document）　是科技人员围绕某一专题，借助于二次文献，在充分研究与利用大量一次文献的基础上，即经过阅读、分析、归纳、概括、撰写而成的新的文献，或综述已取得的成果进展，或加以评论，或预测发展趋势。与一次文献的产生不同的是，三次文献是以现有的一次文献中的知识信息为基本研究素材，对其进一步加工、整理、重组，使之成为更加有序化的知识产品。但三次文献由于同样融入了作者的智力劳动，因此和一次文献一样同属智力产品。三次文献具有信息含量大、综合性强和参考价值大的特点。读者不必大量阅读一次文献，借助三次文献即可比较全面地了解某一专题、某一领域当前的研究水平、动态。

三次文献又可以进一步分为期刊文献型和图书文献型。期刊文献型三次文献，即期刊中的综述性文献。常出现以下字样："综述"（review）、"述评"（comment）、"进展"（advance/progress）、"最新趋势"（updated trend）等。图书文献型三次文献，即通常所说的参考工具书。如，百科全书、年鉴、手册、指南、辞典等。

4. 零次文献（zeroth document）　是非出版型文献，指未经信息加工，直接记录在载体上的原始信息，如实验数据、观测记录、调查材料、口头交流信息等。零次文献具有零散性、不成熟性及客观性的特点。这些未融入正式交流渠道的信息，往往反映的是研究工作取得的最新发现，或是遇到的最新问题，或是针对某些问题的最新想法等，而这一切无疑是启发科研人员的思路，形成创造性思维的最佳思维素材。

5. 各级文献的关系　综上所述，各级别文献的形成及其相互关系如图 1-1-1 所示。从研究活动开始，如实验、观察或是思考。在这个过程中，信息会直接记录和传递，形成零次文献，也就是创造知识的素材。零次文献当中的知识以文字的形式固化下来，就形成了初始的知识产品，即一次文献。当我们将分散的一次文献信息序列化之后，就形成了一次文献的替代品，即二次文献。我们利用二次文献，将一次文献当中的知识进行重新组合，使知识序列化之后就形成了浓缩的新的信息产品，也就是三次文献。可以看出，从零次文献到三次文献都始于研究活动，又反馈服务于研究活动。图 1-1-1 不仅展示了各级别文献递进的逻辑关系，而且体现了信息加工序化的进程，更从信息学角度解释了科学研究的本质所在。这一综合性系统过程的不断循环往复，既是一种文献信息工作，更是以知识信息的开发利用为前提的知识创新活动。

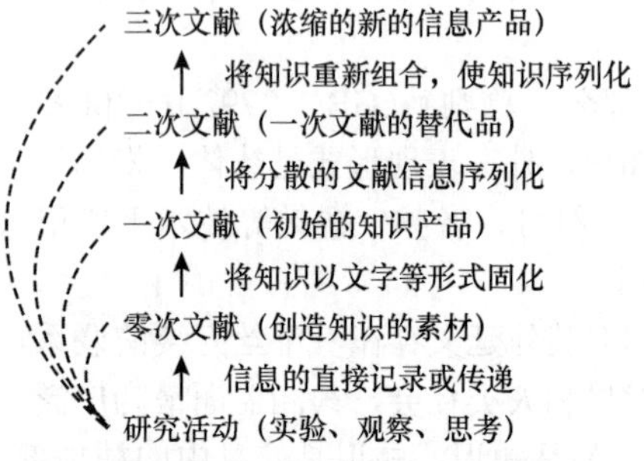

三次文献（浓缩的新的信息产品）
↑　将知识重新组合，使知识序列化
二次文献（一次文献的替代品）
↑　将分散的文献信息序列化
一次文献（初始的知识产品）
↑　将知识以文字等形式固化
零次文献（创造知识的素材）
↑　信息的直接记录或传递
研究活动（实验、观察、思考）

图 1-1-1　各级别文献的形成及其关系

（二）按照文献载体分类

按照文献载体不同分类，文献可以分为书写型文献、印刷型文献、缩微型文献、视听型文献和电子型文献。

1. 书写型文献　一般指以手工书写或抄写方式记录在载体上，如书写在竹简、缣帛或纸张上的古代文献，以及书法作品、手稿、书信等。这类文献一般具有一定的保存价值。

2. 印刷型文献　以纸张为载体，以印刷技术为记录手段而产生的文献类型，如传统的图书、期刊。这种类型的文献便于直接阅读，符合传统阅读习惯，因此成为人们信息交流和知识传递的最重要、最常用媒介。但其缺点是存储密度小，占用空间大，容易受环境的影响，不宜长期保存。

3. 缩微型文献　是以感光材料为存储介质，通常是以 1 : 100 或 1 : 1000 比例的缩微照相为记录手段而产生出来的一种文献形式。它的优点是体积小、存储方便、存储时间长、成本低；缺点是需借助缩微阅读机来进行文献的阅读，很容易产生视疲劳，因此对于一般用户来说，缩微型文献并不常用。

4. 视听型文献 又称声像型文献,是指利用声像技术直接记录声音、图像,然后通过播放手段给人以听觉、视觉感受的文献,可分为录音资料、录像资料和音像资料等,一般包括唱片、录音带、科技电影、幻灯片、电视片、录像带等。这种文献直接记录声音和图像,如心脏病变的杂音、外科手术的整个过程等,用于进行教学可以收到很好的效果,具有一般印刷品和缩微资料所不具有的独特作用。

5. 电子型文献 是指把信息和知识记录在计算机存储介质上或直接通过通信网络传送到用户终端供人们利用的出版物,它通过编码和程序设计的方法把文献转变为数字语言和机器语言,输入计算机,等到需要时则由计算机输出。随着计算机存储技术的发展及网络通信的普及,电子文献得到迅速发展,如网络数据库、电子期刊、网络全文图书等已经成为最重要的信息获取渠道,也是图书馆文献资源收藏的重要组成部分。

(三)按照出版形式分类

按照出版形式的不同,文献可以分为图书、期刊和特种文献。

1. 图书 是指记录的知识比较系统、成熟的文献,一般都有固定的装帧,并出版发行。图书是文献中最为古老的,至今仍被频繁使用着的一种文献类型;也是传统图书馆最主要的馆藏内容,图书馆也因收藏图书而得其名。除了记载有知识信息这一本质特征外,联合国教科文组织对篇幅(封面除外)不少于 49 页的非定期出版物称为图书,以此与期刊等连续出版物进行区别。

在每一种正式出版的图书的版权页或其他明显部位都标有一个国际标准书号(International Standard Book Number,ISBN),是一种国际通行的出版物代码,代表某种特定图书的某一版本。ISBN 具有唯一性和专指性,读者可利用它通过某些检索系统查询某种特定图书。2007 年 1 月 1 日前,ISBN 由 10 位数字组成,分为 4 段:组号(国家、地区、语言的代号)、出版者号、书序号和检验码。2007 年 1 月 1 日起,实行新版 ISBN,由 13 位数字组成,分为 5 段,即在原来的 10 位数字前加上 3 位国际物品编码协会指定给国际标准书号系统的专用前缀码 978。校验码是指 ISBN 的最后一位的数值,它能够校验 ISBN 是否正确,校验码只能是 1 位数,当为 10 时,则记为罗马数字 X。

虽然图书的种类繁多,形式多样,功能各异,但就学习与研究而言,常用的图书有教科书、专科参考书、专著、系列丛书和工具书。教科书主要是供学生系统学习知识之用。其结构和编排系统性和逻辑性较强,内容以较为成熟的最基本的理论知识为主,但论述的详细程度和深度有限,可用于帮助构建最基本的知识结构。专科参考书和教科书结构相似,但内容丰富得多,如黄家驷的《外科学》、诸福棠的《实用儿科学》等,主要是供专业人员学习参考。专著是以某一专门领域、某一种疾病或某一个专题为中心的系统论述。它往往不是按照学科体系,而是围绕一个专题来组织相关知识,是对某一知识领域所做的探索,是新的学术研究成果,其原创性较教材等要高出很多。其论述较为详尽、深入,有利于专业人员在某一领域知识的深化,如《骨质疏松学》《风湿病学》等。系列丛书往往围绕一个中心论题或针对某一特定读者群进行编辑。它包含的每一本书都是一部独立完整的著作,如国外出版的几种病理学系列丛书 *Current Topics in Pathology* 和 *Major Problems in Pathology*。工具书主要是指百科全书、年鉴、手册、指南等一类不是用于系统学习,而是供遇到问题时查找的图书,在编排上往往采用条目式,如《中国医学科学年鉴》《中国医学百科全书》等。

2. 期刊

(1)期刊概况:期刊(periodical 或 journal)是一种定期或不定期出版的连续出版物,有固定的名称、版式和编辑出版单位,有连续的年、卷、期号、出版日期,每期刊有多篇文章。以报道最新科技知识、揭示最新科研成果为主的期刊为科技期刊。刊名中常有"杂志"(journal)、"学报"(acta 或 bulletin)、"纪事"(annals)、"会刊"(proceedings)等字样。与图书相比,科技期刊内容专深新颖,出版周期短,传播面广,连续性强,能较快地反映科技发展的水平和动态,因而成为科技人员展示成果的园地和实现知识更新的源泉。

期刊采用卷(volume,Vol.)和期(number,No. 或 Issue)作为其连续出版的标识。对一定期限内(一般为 1 年)出版的期刊划分为 1 卷或几卷,每卷再分为若干期。卷号自创刊开始连续累计,如某期刊 2000 年创刊,每年为 1 卷,2022 年的卷号则为 22。期号在 1 卷内连续计数,如果期刊是月刊,则 1 卷内共出 12 期。

国际标准连续出版物号(International Standard Serial Number,ISSN)是国际上用于识别连续出

版物的国际标准化编码系统，由以"ISSN"为前缀的 8 位数字（两段 4 位数字，中间以一字线"—"相接）组成，如 ISSN1234—5679，其中前 7 位是期刊代号，末位为校验位。ISSN 具有专指性，可用于查询特定的期刊。我国出版的期刊，除了 ISSN，还应有国内统一连续出版物号，是由 CN 前缀+地区号+报刊登记号+《中图法》分类号构成，如《眼科新进展》期刊的国内统一连续出版物号是 CN41-1105/R。

（2）期刊分类：按照不同的标准可以将期刊分成不同类型。按内容可以将期刊分为多学科综合性期刊和专科性期刊，两者是相对的。例如，*Science*、*Nature*、*Proceedings of National Academy of Sciences*（*PNAS*）、《中国科学》和《科学通报》等属于自然科学综合性期刊；*Lancet*、*The British Medical Journal*（*The BMJ*）、*New England Journal of Medicine*（*N Engl J Med*）、*Journal of the American Medical Association*（*JAMA*）和《中华医学杂志》等属于医学领域综合性期刊；《中华内科杂志》《中华心血管病杂志》和《糖尿病》等属于专科性期刊。

按照功能不同，期刊可以分为学术性期刊、科普性期刊、快报/简讯性期刊、检索性期刊和综述性期刊。其中，快报/简讯性期刊是由于学术性期刊上的论文一般篇幅较长，作者或出版商为使一些科学研究成果及早与读者见面，将论文压缩成比文摘稍长的短文，以"快报"（short report）或"简报"（brief communication）等形式提前出版，此类期刊国外较多见。综述性期刊一般只选择性刊载综述性文献，刊名多含有"综述"（review）字样。

按照刊期不同，期刊可以分为周刊、旬刊、半月刊、月刊、双月刊、季刊、半年刊和年刊等。

（3）期刊评价（journal evaluation）：广义上是指以期刊为对象展开的各种定性和定量的评价活动。狭义上是指利用文献计量学的各种指标对期刊进行评价，区分出核心期刊和一般期刊的过程。

1）核心期刊（core journal）：是指刊载某学科文献数量大，被引用率和利用率较高，学术水平较高和实用性较强的少部分学术期刊。核心期刊这一概念需冠以某一学科名称才具有明确的意义，如"医学核心期刊"。核心期刊研究的理论基础是英国文献学家布拉德福提出的揭示文献集中与分散的布拉德福定律，以及美国情报学家加菲尔德提出的揭示文献引证规律的加菲尔德定律。

2）影响因子（impact factor，IF）：是国际上通用的期刊评价指标。计算方法是：某刊前 2 年发表论文在统计当年被引用的总数除以该刊前 2 年发表论文的总数。

例如，计算 2017 年 *Nature* 的影响因子。

其中，C_1：2016 年该刊发表的文献在 2017 年被引次数为 17 960 次；C_2：2015 年该刊发表的文献在 2017 年被引次数为 16 389 次；A_1：2016 年该刊发表的文献数为 337 篇；A_2：2015 年该刊发表的文献数为 308 篇。则 IF=$(C_1+C_2)\div(A_1+A_2)$=(17 960+16 389)÷(337+308)=53.254（次/篇）。

可见，影响因子表示期刊中每篇文献的平均被引证程度。影响因子是一个相对统计量，可以较为公平地评价和处理期刊由于发文量不同所带来的偏差。一般来说，某期刊影响因子越大，则说明它的被引用率越高，学术作用也越大。

3）即时指数（immediacy index）：也称即时指标或当年指标，是指期刊文献当年被引用的程度。计算方法是：当年某期刊所发表的论文被引用总次数除以该刊当年发表论文的总数。其数值越高，表明该刊所载论文被引用的速度越快，论文的影响力也就越大。即时指数可用于表示某种期刊揭示科学上研究热点的快慢程度，可以在一定程度上说明期刊的学术质量。

4）期刊的评价工具：并不少见，主要介绍 2 个比较有代表性的期刊评价工具：Journal Citation Reports（JCR，期刊引用报告）和《中文核心期刊要目总览》。

美国科学信息研究所（Institute for Scientific Information，ISI）出版的 JCR 从不同角度揭示了期刊间的引用与被引用情况，列出了每一学科按各引文指标排名的期刊表，从而定量地反映每一种期刊在本学科领域中的排名。JCR 提供的主要统计分析指标有期刊总被引频次、期刊载文量、影响因子、即时指数、期刊引文半衰期、期刊被引半衰期等。

《中文核心期刊要目总览》是由北京大学图书馆和北京十几所高校图书馆众多期刊工作者及相关单位专家参加的中文核心期刊评价研究项目成果，已经出版了 1992 年版、1996 年版、2000 年版、2004 年版、2008 年版、2011 年版、2014 年版、2017 年版和 2020 年版共 9 版。

3. 特种文献

（1）政府出版物：源自官方，具有权威、可靠，价廉的特点，可获取政策性、法规性及科技信息。

（2）科技报告：是科学技术报告的简称，反映前沿科技，内容新颖，有密级控制。《科学技术报告、学位论文和学术论文的编写格式》（GB/T 7713—1987）对"科技报告"的定义为：科技报告是描述一项科学技术研究的结果或进展或一项技术研制试验和评价的结果；或是论述某项科学技术问题的现状和发展的文件。科技报告是为了呈送给科学技术工作主管机构或科学基金会等组织或主持的研究人等。科技报告中一般应该提供系统的或按工作进程的充分信息，可以包括正反两方面的结果和经验，以便有关人员和读者判断和评价，以及对报告中的结论和建议提出修正意见。可见，科技报告旨在提供系统、翔实的信息，不以发表为目的，是科研历程及其成果的完整记载，因而可具有保密性。

（3）专利文献：包括专利说明书、专利公报、专利分类表、专利文摘等。反映新的技术发明，是重要的技术、经济信息源。专利（patent）是指受到法律保护的技术发明，是知识产权的一种具体体现形式。专利文献是各国及国际性专利组织在审批专利过程中形成并定期出版的各类文件的总称，是受专利法保护的有关技术发明的法律文件。专利文献记载着发明创造的详细内容及被保护的技术范围的各种说明书（也称专利说明书），是集技术、法律、经济信息于一体的特殊类型的科技文献。虽然绝大多数医学研究成果（如揭示某种疾病的本质）属于科学发现的范畴，但不属于发明创造的范围，或虽然是一种新的技术方法（如实验方法、诊疗技术），但因不具备工业实用性，因而均未能享有专利保护，但涉及的如各种医疗设备、仪器、药品、化学物质、微生物菌种等都属于专利保护的范畴。因此，专利文献对医学研究和医疗工作同样有着重要的参考价值。

（4）会议文献：是进行学术交流的一种重要方式和渠道，如在世界范围内每年召开的医学各个学科专业的学术会议非常多，产出的会议论文数以万计。会议文献有的在会议前出版预印本，有的在会议后结集出版会议文献，还有的是将会议文献压缩为500～800字的大摘要，结集以增刊或专集形式刊发于各种学（协）会的机关刊物上，也会有一少部分会议文献日后能在各种学术期刊上正式发表。由于会议文献表述的往往是科研人员的最新成果，尤其是一些阶段性成果，与会者不仅可以借此展示自己的成果，更可以通过互相交流，获取许多有价值的信息和有益的启示，因此倍受专业人员的青睐。

（5）论文文献：是表明作者从事科学研究取得创造性的结果或有了新的见解，并以此为内容撰写而成，作为提出申请授予相应的学位时评审用的学术论文。学位论文包括学士论文、硕士论文和博士论文。可见，学位论文是学生学习成果、学习水平、学习能力的一种标志和体现，这种学习强调的是研究性质的学习，是以自己独立获取知识、掌握知识、运用知识，乃至创造知识为特点。

（6）标准文献：反映常规的成熟技术、掌握技术政策、技术水平，可供研制新产品、改造老产品、改进工艺和操作水平时借鉴。

此外，特种文献还包括产品资料、广告、技术档案与图纸等。产品资料形象、直观、新颖，可体现工艺水平、产品发展、市场动态等；广告可及时反映竞争对手最新推出的产品品种、市场卖点；技术档案与图纸具有技术性、适用性、保密性。

三、文献信息的特点

随着科技发展与人类文明进程的日益加快，科技文献信息呈现以下特点。

（一）数量庞大，增长迅速

据报道，全世界的科技期刊数量早已经超过10万种，每年发表的论文数量超过400万篇。我国的科技期刊已超过5000种，年发表论义超过20万篇。无论是期刊的数量，还是论文的数量，每年均以超过10%的增长速度递增。就医学领域而言，常用的外文生物医学期刊有近3000种，我国出版的生物医学期刊超过1000种。

（二）文种繁多，但呈现明显的英文化趋势

第二次世界大战前后，世界科技发展中心首次移到美国，英文开始取代德文和法文而成为一种科技交流的国际性语言。因此，尽管国际上科技文献的文种繁多，但英文所占的比重正呈直线上升。尤其是网络的广泛运用，更加速了这种英文化的趋势。许多非英文国家为顺应这一发展趋势，纷纷做出积极的反应。如日本出版的英文医学期刊就多达150种。我国出版的英文期刊的数量也在迅速增加，而且许多学术期刊，如《中华外科杂志》和《中国循证医学杂志》等均以优先发表作为鼓励，来吸纳英文文稿。

（三）内容交叉重复

现代科学技术的发展呈现2种趋势，一是学科的分化和专深化，二是学科的交叉融合、综合化。前者导致学科的划分越来越细，越来越专，后者导致许多交叉学科和边缘学科的产生。这种趋势必然导致科技文献内容上的交叉、重复。

（四）文献形式呈现多样化

随着现代社会交流渠道的增多和交流方式的变换，科技文献信息的交流与传递形式也呈现多样化，表现在文献以一种形式发表后，又以其他形式重复发表，如会议论文和期刊论文；另外，文献以一种载体发表后，又以另一种不同载体出现，如印刷本期刊、文献数据库、网络期刊等。

（五）文献分布既集中又分散，但呈现专题化或专集化趋势

就医学领域而言，由于学科专业化、综合化发展，使得医学文献不仅刊载在医学专业期刊上，还大量刊载在一些综合性期刊或其他相关学科领域的期刊上。加之文献的数量和期刊的品种骤增等因素，使得与某一专题有关的文献往往分散在众多期刊上，给读者的特定需求造成不便。为此，许多医学期刊采取专题化或专集化形式出版，即在期刊的某一期以数篇甚至数十篇文献集中讨论一个专题。

（六）知识老化加快，文献寿命缩短

由于科学技术发展的速度越来越快，新知识的产生也日益加快和增多，致使已有知识越来越快地被新知识所淘汰，文献的使用寿命也必然随之缩短。因此，人脑中已经掌握的知识也不得不随之不断更新以跟上时代发展的步伐。这便是倡导继续教育、终身学习及学习型社会的根本原因。

（七）交流传播及变化速度加快

以往以书信、期刊论文等形式互通信息，进行学术交流。如今，论文的编辑、印刷、出版、发行等一系列环节都可以借助网络，无论是发邮件，还是查阅电子书刊，信息的传播已经是瞬息之间的举手之劳，偌大的世界宛如小小的地球村。以往单纯的印刷型书刊，在短短的几十年派生出多种形态，这种变化既是信息时代的产物，更是信息时代的标志，极大地丰富了现代人对文献信息的多样化需求。

四、文献信息的社会职能

（一）科技文献是科学表现的存在形式，是汇集人类财富的主要载体

人类在生存与发展的漫长历史长河中，常将创造的知识，获取的经验，以文字的形式记录保存下来，科学知识更是如此。因此，科技文献也就成了人类的精神财富和世代文明的结晶。英国哲学家培根说："知识就是力量"；邓小平同志提出"科学技术是第一生产力"，都揭示了这样一个真谛，那就是科学知识、科学技术能够推动生产力的发展，进而为人类创造更多的财富。知识创新是以充分挖掘、开发、利用现有知识资源宝藏为前提的。

（二）科技文献是衡量科学技术水平的重要依据

科技文献是记录、揭示、传播最新科研成果和科学知识的重要手段和媒介。因此，科技文献产出的数量和质量往往成为衡量一个国家或地区，一个学科或一个单位科技发展水平乃至某位学者的学识水平的标志，是体现其科学创造力和确认其科学地位的一个公认的指标。用于进行文献学研究的文献计量学、揭示科学发展时空特征及规律的科学计量学、探究信息传播与利用的规律和特征的信息计量学，乃至科学评价的科学学研究，无一不以科技文献作为研究的最直接素材。

（三）科技文献是传播科学知识的最基本、最主要的手段

尽管人们可以通过书信、各种学术会议等形式进行学术交流，但最重要、最基本，也是最规范的手段和途径只有科技文献，尤其是期刊论文。它不仅是科技人员展现、揭示、报道自己的科研成果的园地，也是科技人员获取最新知识、实现知识更新的最主要信息来源。

（四）科技文献是确认科学发现与技术发明优先权的认证依据

学术界有这样一个惯例，某项发现、发明的大部分荣誉倾向于由第一个发表这个观点、学说或第一个发表这个发现的人获得，而不是由第一个发现它的人获得。科学发展史上的任何一项发现或发明总是和第一个发表相应文献的作者姓名联系在一起，如血液循环学说与威廉·哈维、细菌的发现与巴斯德。也就是说，科技文献成为认定科学发现与技术发明优先权的重要凭证。科技人员在获

得新知识、新发现等研究成果时，都要尽快、尽早以论文的形式发表（或申报专利），以获得社会的承认。

第二节 信息检索概述

一、信息检索的定义

信息检索（information retrieval）是指根据特定课题需要，运用科学的方法，采用专门的工具，从大量信息（文献）中迅速、准确且无重大遗漏地获取所需信息（文献）的过程。计算机信息检索，是在人和计算机的共同作用下完成信息存取操作，即从机器存储的大量信息中自动查找出用户所需要部分的过程。

二、信息检索的原理

信息检索的原理可以分为两个过程，即信息存储和信息检索（图1-2-1）。信息存储是信息检索的基础，通常是由专业人员来完成的。如果没有信息的存储，那么检索就变成了无米之炊。作为终端用户，日常的检索实际上只涉及信息检索过程。

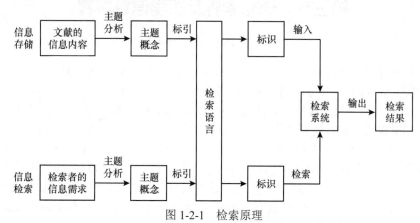

图 1-2-1 检索原理

信息存储，首先要选择性地收集文献，然后对文献的内容进行主题分析。所谓主题分析，就是对每篇文献的内容或中心思想进行浓缩、提炼，剖析主题结构，确定主题类型，形成主题概念，进而把主题概念转换成标识。所谓标识，是一种代表文献主题的标记符号，可以分为外部特征标识和内部特征标识。外部特征是指文献的作者、语言、期刊等；内部特征主要指文献的内容。内部特征标识又可以分为自然标识和人为标识，自然标识是自然语言，人为标识是检索语言。当把表征文献内容的主题概念转换成标识以后，一篇文献就变成了若干标识的组合。然后，把这些标识的组合输入到计算机里，按一定的方式组织起来就形成了数据库，也就是检索系统的核心部分。

检索过程始于检索者的信息需求，是需求驱动的。检索者的信息需求是复杂的，往往存在多样性和动态性。例如，从事科学研究工作与从事临床实践工作对信息需求的内容与层次有所不同；就从事科研工作而言，基础研究与临床应用研究对信息的侧重点也有差别。从事同一项工作的同一职业群体中的不同个体，因其知识背景、技能水平、学术素养等不尽一致，也表现出对信息需求的诸多差异。即便是同一个体，从事同一项工作的不同阶段，其信息需求也在不断地发展和变化。正如古希腊哲学家柏拉图所说："人们要查找的既不是他知道的也不是他不知道的。"人们的需求往往是处在一种知与不知的模糊状态。所以，在开始检索的时候，首先要将信息需求清晰化，也如同存储过程一样，对信息需求进行主题分析，形成主题概念，然后将主题概念转换成标识，将标识或者标识的组合输入到检索系统中，检索系统会根据输入的表征信息需求的标识和数据库里存储的表征文献主题的标识进行相符性比较，即匹配，如果符合匹配标准，则系统就会输出检索结果。

存储和检索两个过程中都有从主题概念到标识这一关键环节，该环节称为"标引"。标引从字面上解释，"标"是标记，"引"是指引，标引就是用标记来指引。从广义上来说，人们日常生活都离不开标引，一般可分为事物标引、特征标引及价格标引等。信息存储和检索过程中的标引是指狭义的标引，即文献处理的标引。根据《文献主题标引规则》（GB/T 3860—2009）对"标引"的定义是：

对文献进行主题分析，从自然语言转换成规范化的检索语言的过程。对文献给予分类号标识的过程，称为分类标引；给予主题词标识的过程，称为主题标引。

三、信息检索的意义与作用

科学研究过程大致可以分成 3 个阶段：立题阶段、实施阶段和总结阶段。在立题阶段，检索主要起 2 个作用：一是了解问题的历史和现状，避免重复劳动；二是借鉴经验，启发思路，完善设计。该阶段需要充分占有文献，因此要全面检索文献，注重查全率。在实施阶段，即实际的研究过程中，会遇到一些意想不到的问题，通常会进入"山重水复疑无路"的境地，此时，我们可以从文献中直接获得某些答案或获得某些能够启发思路的知识，从而达到"柳暗花明又一村"的豁然开朗。这个阶段检索要更具针对性，因此检索不注重查全，而是更注重查准。当完成研究，进入总结阶段的时候，检索所起的作用之一是充实新内容。任何研究都需要一定的时间完成，因此在总结阶段需要回溯这段时间的文献，主要注重新文献的获取。此外，在该阶段还可以通过检索文献，借鉴高质量文献的写作方法，也是检索的作用之一。由此可见，检索贯穿科学研究全过程，在每一个关键环节均起到重要的支撑作用。

第三节 信息素养及医学信息素养

一、信息素养的概念

信息素养常被称作信息素质、信息文化、信息能力、资讯素养。1974 年，美国信息产业协会主席保罗·泽考斯基（Paul Zurkowski）在向美国图书情报学全国委员会提交的一份报告中将其定义为："所有经过训练的在工作中善于运用信息资源的人即称为具有信息素养的人，他们具有利用多种信息工具及主要信息资源使问题得到解答的技能。"随后美国图书馆协会（American Library Association，ALA）进行了十余年的研究和实践探索，于 1989 年发表总结报告，认为信息素养是信息时代的一种生存技能，具备信息素养的人能认识到何时需要信息，并能检索、评价和有效地利用所需的信息。具备信息素养的人是学会了如何学习的人，是能够进行终身学习的人。目前，信息素养较多地被定义为：从各种信息源中检索、评价和利用信息的能力，是信息社会公民必须掌握的终身技能。

二、信息素养教育及评价标准

（一）国内外信息素养教育

1. 国外信息素养教育　信息素养教育起源于美国，之前名为图书馆利用教育。图书馆利用教育在 20 世纪 70 年代后半期进入到一个新的发展阶段，即信息素养教育阶段。从信息素养发展脉络分析，其教育大致分为 3 个阶段。

（1）萌芽阶段（1980～1989 年）：标志性事件是 1987 年美国图书馆协会成立了信息素养教育委员会，目的是明确信息素养在学生学习、终身教育和成为一个良好公民过程中的作用，设计在正式或非正式学习环境下的信息素质教育模型，决定继续教育和教育培养的发展方向。

（2）探索阶段（1990～1999 年）：主要是指 1990 年国家信息素养论坛（The National Forum on Information Literacy）的成立和几所大学信息素养教育计划的制定。该论坛持续推动着信息素养教育在美国的发展。

（3）发展阶段（2000 年至今）：这一阶段信息素养教育得到突飞猛进的发展，标志性事件是 2000 年 1 月美国大学与研究型图书馆协会（Association of College and Research Libraries，ACRL）通过了《高等教育信息素质能力标准》，促使美国大学开设了一系列信息素养教育课程。

目前国外信息素养教育采取了多样化的教育方式，以网络化教育为主，强调虚拟学习社区的构建和教学成员间的交互作用。许多高校和图书馆都设立了信息素养教育网站，如得克萨斯州立大学奥斯汀分校开发的基于 Web 的在线信息素质教育指南（Texas Information Literacy Tutorial，TILT）。普渡大学图书馆与美国大学和研究图书馆协会联合开发了网络综合检索教育指南，为用户提供有关信息素养和信息检索方法等方面的课程内容。

2003 年 9 月，联合国教育、科学及文化组织（United Nations Educational，Scientific and Cultural Organization，UNESCO）在布拉格召开的首届信息素养专家会议上发布了《布拉格宣言：走向具有信息素质的社会》。该宣言指出信息素养是人的一种能力，是终身学习的一种基本人权。2005 年 11 月，国际图书馆协会联合会（International Federation of Library Associations and Institutions，IFLA）和 UNESCO 在埃及发表了著名的《信息社会灯塔：关于信息素质和终身学习的亚历山大宣言》。这表明信息素养教育已经成为一种国际化潮流，世界各国越来越重视信息素养的教育和推广。

2. 我国信息素养教育 我国高校的信息素养教育最早可以追溯到 1981 年《人民日报》刊载的刘毅夫、潘树广关于"建议在高校开设文献检索课"的文章；1984 年教育部印发《关于在高等学校开设文献检索与利用课的意见》，规定高等学校都应该开设该课程，并突出图书馆在教学中的作用；1985 年教育部下达《关于改进和发展文献课教学的几点意见》；1992 年 5 月国家教育委员会（现教育部）再次印发了《文献检索课教学基本要求》，促使各高校着手制定教学大纲，为课程的蓬勃发展奠定了基础。2002 年 1 月，首届全国高校信息素质教育学术研讨会在哈尔滨召开，标志着"文献检索课"向"信息素质教育"的转型，与会代表一致认为：在网络环境下，文献检索课发展的方向是向信息素养教育转变。在理论研究不断完善与丰富中，各高校纷纷进行信息检索课程的改革与创新。

（二）国内外信息素养评价标准

1. 国外信息素养评价标准 自 1989 年起，ACRL 就开始为学术型图书馆拟定信息素养标准及指导方针。该协会于 2000 年批准并颁布的《高等教育信息素养能力标准》（*Information Literacy Competency Standards for Higher Education*）成为国际上公认的最具影响力的信息素养能力评估标准，该标准共分为 5 项一级指标、22 项执行指标和 87 项参考指标（表 1-3-1）。

表 1-3-1 美国高等教育信息素养能力标准（ACRL 标准）

标准一	能确定所需信息的性质和范围	能定义和说明信息需求 能确认各种类型和格式及潜在的信息源 能考虑获取所需信息的成本和效益 能重新评价所需信息的性质和范围
标准二	能高效地获取所需要的信息	能选用最适当的检索方法或检索系统获取所需的信息 能建构和实施有效的检索策略 能运用各种方法检索在线信息或个人信息 必要时能优化搜索策略 能写出摘要，记录和管理信息及其来源
标准三	能评判性地评价信息及其来源，并能把所遴选出的信息与原有的知识背景和评价系统结合起来	能概括所收集信息的中心思想和观点 能明晰信息的评价标准，并对信息及其来源进行评价 能综合主要思想与观点来创造新的概念 能比较新旧知识的差异与联系，确定新知识的含义与特点 能判断新知识对个人价值观的影响，并逐步调和冲突 通过与他人或某一领域的专家、实践者对话，验证对信息的理解和解读是否正确 能确定是否需要修正原来的观点
标准四	能有效地利用信息达到某一特定的目的	能用新旧知识创造新的计划、新的作品及其他表现形式 能修正原先制定的工作 能与他人有效地交流
标准五	能理解与信息的使用和获取相关的经济学、法律和社会问题，并能够使信息的获取和使用符合伦理学和法律规范	能理解与信息和信息技术有关的许多伦理学、法律和社会经济学问题 能够遵守与信息资源获取和利用相关的法律法规、机构政策和利益 在进行产品和性能的交流时能够对信息源的使用表示致谢

上述标准衡量的是高校大学生通用层次的信息素养水平。近年来，为适应不同专业对信息素养的要求，ACRL 又陆续出台了一系列针对专业的信息素养标准，如《科学与工程技术学科信息素养标准》（2006 年）、《心理学信息素养标准》（2010 年）、《新闻专业学生和专业人士信息素养标准》（2011 年）、《教师教育信息素养标准》（2011 年）及《护理学信息素养标准》（2013 年）等。

2. 我国信息素养评价标准 我国最早提出的内容比较完备并包含详细的二级评估指标的信息素养能力标准是陈文勇和杨晓光于 2000 年拟定的《高等院校学生信息素养能力标准》；北京高校图书馆学会于 2005 年提出的《北京地区高校信息素质能力指标体系》是我国第一个比较完整、系统的地区性信息素养能力标准评价体系；2008 年 4 月，北京地区高校图书馆专家提出了《高校大学生信息素质指标体系》（讨论稿），为高校实施信息素养教育和评价人才综合素质提供重要指标和依据，并对信息素养教育的研究起到很强的指导作用，但我国至今未出台适合我国国情的信息素养评价指标体系的正式文件与权威性的国家标准。

三、医学信息素养内涵及发展

（一）医学信息素养的内涵

医学信息素养内涵包括信息意识、信息能力和信息道德三个方面。

1. 信息意识　就是主观上对信息具有强烈的知情愿望和高度敏感，具体又可划分为三个方面：领域意识、前沿意识和线索意识。领域意识是指医学生对其所从事的学科或专业领域信息的关注程度；前沿意识是对学科或专业领域及其相关学科或专业领域发展前沿的关注程度；线索意识是对学科或专业领域的再现事件保持记忆、及时关联和发展线索的敏感度。

2. 信息能力　是信息素养的核心，培养医学生的信息能力至关重要。它又体现在以下几个方面。

（1）信息获取能力：指医学生参与各类活动获取信息的能力，包括文献型信息获取能力、实物型信息获取能力和语言型信息获取能力。

（2）信息积累能力：指医学生自觉地、有目的地累积、储备信息的能力。应避免"信息积累就是收集和物理存储了大量相关信息"的认识误区，力求在物理存储相关信息的同时，将这些信息深刻地记忆在脑海中，并能够在需要时随时提取。

（3）信息表达能力：包括语言表达能力和文字表达能力。医学生不仅要能够通过课堂讨论、参加学术会议等方式口头交流传播信息，也要能够以书面形式发表论文，能让大家一起讨论共同关注的话题。

（4）信息甄别能力：甄别是一项极其复杂的工作，往往需要分析该信息是在什么背景下出现的，由什么人发布的，在什么场合发布的，通过什么途径传播的等，包括信息的可靠性、可信度和可能性。信息可靠性甄别的是信息"有没有"，一般情况下来源于政府工作报告、备忘录、听证会报告、政府文件、官方网站、机构通报、学术期刊、科学文献等的信息可靠性较大。信息可信度是指信息的性质是否可信，甄别的是信息"真不真"。信息可能性是指信息内容是否可能，甄别的是信息的"对不对"，这就需要医学生具备该学科的坚实基础。

（5）信息利用能力：信息利用是上述能力的最终目的。医学生信息利用能力的主要表现为：利用获取的信息提高和弥补个人知识和认识的不足；利用信息技术建立个人信息资料库；利用获取的信息和积累的知识重构个人的知识体系；利用从不同来源获得的信息进行临床医疗决策，解决患者的实际问题；利用医学信息进行医学科研课题研究，对医疗成果进行总结、转化和推广等。

3. 信息道德　是指个体在信息活动中应遵守的道德规范，简单地说就是要合理合法地加工、传播和利用信息。对于医学生来说，一方面要了解与信息使用相关的经济、法律和社会因素，如网络信息安全、知识产权保护等问题；另一方面获取和利用信息要符合法律和道德规范的要求，如合理使用图书馆文献，学术论文中引用他人的文献应注明，利用患者信息时要保护患者隐私等。

信息意识、信息能力和信息道德三者相辅相成，互为补充。信息意识是前提，对信息素养起决定性作用，控制信息行为的发生。信息能力是核心，加强信息能力，才能更好地掌握信息检索技能，提高查找信息的效率，使信息创造力得到更大的发挥。信息道德是保障，它保证个体的信息行为遵循学术规范和社会共识，从而维护信息社会的政策秩序。必须承认，良好的信息意识和信息道德的培养是一个潜移默化的过程，需要经过长期教育和个体主动认同后才能得以内化。提高信息能力可以有力地强化信息意识，而增强信息意识又可以更有效地促进信息能力的提升。

（二）医学信息素养的发展

医学领域的信息素养研究始于 1975 年 Hart 于《美国药学教育杂志》（*American Journal of Pharmaceutical Education*）发表《药物信息技能的教学方法》一文。1985 年，"information literacy"一词才首次正式出现在与医学信息检索有关的文献中。自 2001 年《全球医学教育最低基本要求》发布以来，其对医学生基本能力中信息素养能力的强调使得该领域的研究文献呈现迅猛增长的态势。

新世纪伊始，各国已经开始重视医学领域的信息素养并将其作为政府行为加以实施。2000 年，由加拿大多伦多大学卫生与健康领域的相关院系共同参与建立了世界上第一个较为成熟和规范的知识转化项目，强调将循证医学证据有效地转化于临床实践。由此提出知识转化的概念，即有效、及时地将循证医学证据应用于卫生保健实践，促进高质量医学信息的获取和应用，以获得卫生保健的最佳效果。2003 年，美国医学图书馆学会（Medical Library Association，MLA）成立了一个健康信息素养任务组，旨在提高卫生保健专业人员的信息素养。2006 年 MLA 主席希普曼（Shipman）将优先发展领域确定为 MLA 成员在提供面向公众的健康信息方面要发挥更大的作用，由此开始将信息素养的教育对象由卫生保健提供者拓展至公众。

2006～2008 年 MLA 受美国国立医学图书馆（National Library of Medicine，NLM）委托执行一项健康信息素养（Health Information Literacy，HIL）研究计划，该计划的总体目标是增加卫生保健提供者对健康信息素养的了解，证明医学图书馆员能够在处理健康信息素养问题中起作用，并增加卫生保健提供者和消费者对 NLM 卫生信息工具的认知和利用。作为一项长期计划，HIL 计划开发的课程及相关的继续教育资源可通过 MLA 网站的健康信息素养界面获得。最新的 2 个卫生信息素养教程，即"信息处方：解决健康信息素养问题"和"信息处方：图书馆员用来帮助卫生专业人员提高健康信息素养的工具"，均可链接到 MLA 最新健康信息素养继续教育课程列表。

2008 年，英国国家医疗服务体系（National Health Service，NHS）在苏格兰地区实施的一个教育草案中，提出了"优质信息促进优质卫生保健"的理念，并建立了一个促进苏格兰地区卫生保健的信息素养框架。苏格兰政府的行动计划"Better Health，Better Care"认识到充分利用信息以建立一个更加健康的苏格兰的必要性，并要求"卫生和社会保健专业人员需要学习快速获取信息并能合理利用信息的技能"。不仅如此，NHS 还试图创建一个国家卫生信息支持服务系统，以确保患者和公众在查找所需信息、理解获取信息，并培养有效利用信息的知识和技能等方面获得支持。信息和知识是用来改善患者保健和促进公众健康的有力工具，信息素养现已成为个人或社区促进健康、幸福及改善生活环境的关键因素。NHS 还创立了"将信息学嵌入临床教学计划"（embedding Informatics in Clinical Education，eICE），通过网站提供在线学习与培训工具，对医务人员进行信息学教育。2012 年，eICE 出版了课程导航《学习管理健康信息（2012）》（*Learning to Manage Health Information*），帮助临床教育者把信息学内容整合入临床教育。

思 考 题

1. 简述信息、知识与文献的关系。
2. 文献按加工深度可分为几个级别？
3. 简述期刊的卷和期的联系与区别。
4. 简述影响因子的计算方法。
5. 列举 2 个常用的国内外期刊评价工具。
6. 简述信息素养的内涵。

第二章 信息检索基础

信息检索主要包括信息检索系统、检索语言、检索技术、检索途径与检索策略四个部分。

第一节 信息检索系统

一、信息检索系统的构成

信息检索系统（information retrieval system，IRS）是根据一定社会需要和为达到特定的信息交流目的而建立的一种有序化的信息资源集合体。通常拥有选择、整理、加工、存储、检索信息的设备与方法，并能向用户提供信息服务，是信息源与用户的媒介与接口。一般由硬件、软件和数据库构成。硬件是实现信息存储、管理及检索任务的各种物理设施的总称，包括主计算机或服务器以及外围设备等。软件主要包括系统软件和应用软件。数据库是文献信息资源的有序集合，是检索系统提供信息检索服务最重要的物质基础。

二、数据库的定义与类型

（一）数据库的定义

依据 GB/T4894—2009 号标准，也就是《信息与文献 术语》（Information and documentation-Vocabulary），数据库（datebase）被定义为"用于指定目的或指定数据处理系统的相关数据的集合"。通俗地说，数据库就是在计算机存储设备上按一定方式存储的相互关联的数据集合，或者可简单地将数据库定义为：一个或多个机器可读的，并按一定方式编制而成的文献记录集合。

（二）数据库的类型

按照数据库的内容，可以将其划分为 6 种类型，分别是书目数据库、事实数据库、数值数据库、全文数据库、多媒体数据库和知识库。

1. 书目数据库（bibliographic database） 主要是指二次文献数据库，包括各种机读版的题录型、文摘型的数据库，如 PubMed、中国生物医学文献数据库等。该类型数据库提供可满足用户多种检索需求的有关文献的各种特征，如文献的篇名、著者、出处（包括刊名、年、卷、期、页码）、摘要、收藏单位等。不仅可以告知用户其所需文献的线索，即题录（包括篇名、著者、出处），更可以提供整篇文献内容浓缩的替代点，即文摘。因此，书目型数据库是信息检索中最常用的一种数据库。

2. 事实数据库（factual database） 这类数据库存储的数据一般用于描述人物、事物、机构等非文献信息源的情况、过程、现象、特性等方面的事实性信息。例如，美国国立癌症研究所的医生咨询数据库并行数据库查询（Parallel Database Query，PDQ），这个数据库记录了各种癌症的治疗方案，以及从事癌症治疗的医生的信息；再有，反映药物处方信息的《医师案头参考书》（*Physician's Desk Reference*，PDR）等。电子化的参考工具书，如辞典、百科全书、指南等也属于事实性数据库。

3. 数值数据库（numeric database） 主要为用户提供数值性数据类信息，包括各种统计数据、科学实验数据、各种测量数据等，如美国国立医学图书馆编制的化学物质毒性数据库（Registry of Toxic Effects of Chemical Substances，RTECS），美国疾病预防控制中心（Centers for Disease Control and Prevention，CDC）的数据与统计（Data and Statistics），世界卫生组织流行病学数据系统（WHOSIS）等。

4. 全文数据库（full-text database） 随着计算机存贮能力和信息处理能力的不断提高，以文献的全文而非单纯的题录或文摘为检索对象的全文检索已成为现实。全文检索以全文数据库存储为基础，也就是将一篇完整的文献，作为一个信息源单位，将其全部内容转化为计算机可以识别、处理的信息单元而形成的数据集合。如中国知网、万方、维普等都有期刊全文数据库。全文检索不仅将以往首先检索文献的线索，然后依据线索进一步查找、复制文献全文的多步程序毕其功于一役，还免去了经常遇到的手握文献线索而苦于找不到原文的烦恼。因而成为当前主流的数据库。

5. 多媒体数据库（multimedia database） 是多媒体数据库技术和多媒体技术相结合的产物，是文本、图像、视频、音频、动画等多媒体信息的结合体。网上医学多媒体数据库有很多，如 NLM 的可视人计划（The Visible Human Project），Tox Town（用图像、文字、声音、动画等形式传授化合物、环境与人体健康关系知识的科普数据库），NIH Senior Health（兼有文字和声音朗读功能的老年卫生知识库）等。

6. 知识库（knowledge base） 是按一定要求存贮在计算机中的相互关联的知识集合。它是在普通数据库的基础上，有针对性地从中抽取知识点，按一定的知识体系进行整序和分析而组织起来的数据库。例如，中国疾病知识总库（China Disease Knowledge Total Database）所包括的疾病数据库、药品数据库、辅助检查数据库等多种知识库。北京中医药大学等研制开发的中医药知识库、称为基因百科全书的 GenCard 等。

三、数据库的结构

图 2-1-1 显示了数据库的基本结构。记录（record）是构成数据库的信息单元，每条记录都描述了每一原始信息的外部和内容特征。不同类型数据库，其记录的具体所指是不同的，如书目型数据库的一条记录是一条书目，数值型数据库的一条记录是一条科学数据，事实型数据库的一条记录就是一条事实等。

记录又是由字段构成的，字段（field）是记录的下级数据单位，用于描述实体的某一属性或者特征。例如，书目型数据库中，可以用标题、作者、机构、摘要、出处、关键词、主题词等就字段来描述记录。图 2-1-2 显示了记录和字段的关系。

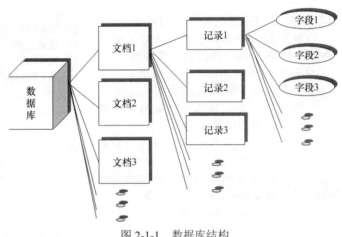

图 2-1-1 数据库结构

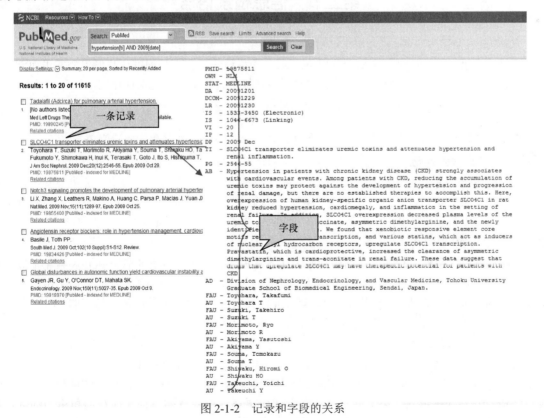

图 2-1-2 记录和字段的关系

文档包含两层含义。其一，文档是数据库中一部分记录的集合，或者说是若干逻辑记录构成的信息集合，是数据库的下位词。其二，文档是指数据库的内部结构。数据库要实现检索功能，内部必然有支撑的结构，该结构称为文档，具体地，又分为顺排文档和倒排文档。顺排文档是以文献记录作为信息存储单元，按文献记录入藏的存取号按从小到大顺序排列而形成的目录式文档，由于它存储有关于每篇文献的最完整信息，所以通常又把它称为主文档。倒排文档是把记录中一切可检字段或属性值抽出来，按某种顺序重新加以组织后所得到的一种文档，倒排档从主文档中派生出来，所以又称辅助文档。

图2-1-3是对顺排文档和倒排文档关系的举例说明。假设用图中左侧所示的六篇文献建立数据库，首先对文献进行主题标引，每一篇文章均用一个或多个标引词来表示；然后，将文献存储后所形成的顺排文档和倒排文档如图右侧所示。如果，此时在该数据库中输入检索词"智能检索系统"，数据会首先在标引词所形成的倒排文档中扫描该词并提取该词后的文献号，然后到顺排文档中将文献号对应的文献作为命中文献输出检索结果。

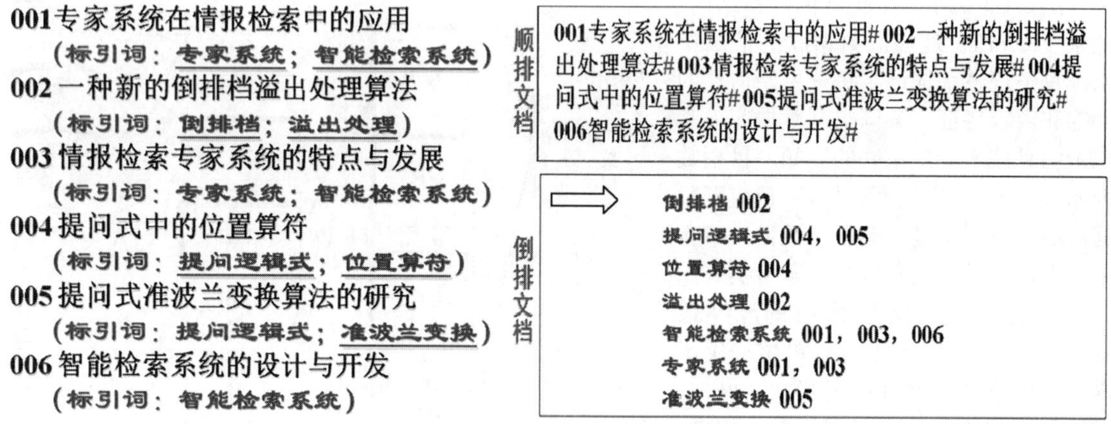

001 专家系统在情报检索中的应用
（标引词：专家系统；智能检索系统）
002 一种新的倒排档溢出处理算法
（标引词：倒排档；溢出处理）
003 情报检索专家系统的特点与发展
（标引词：专家系统；智能检索系统）
004 提问式中的位置算符
（标引词：提问逻辑式；位置算符）
005 提问式准波兰变换算法的研究
（标引词：提问逻辑式；准波兰变换）
006 智能检索系统的设计与开发
（标引词：智能检索系统）

顺排文档：001专家系统在情报检索中的应用#002一种新的倒排档溢出处理算法#003情报检索专家系统的特点与发展#004提问式中的位置算符#005提问式准波兰变换算法的研究#006智能检索系统的设计与开发#

倒排文档：
倒排档 002
提问逻辑式 004，005
位置算符 004
溢出处理 002
智能检索系统 001，003，006
专家系统 001，003
准波兰变换 005

图 2-1-3　顺排文档和倒排文档的关系

第二节　信息检索语言

一、检索语言的概念

信息检索语言（information retrieval language）简称检索语言，是根据信息检索的需求而创建的人工语言。它是沟通信息存储与信息检索的桥梁，在检索过程中起语言保证作用。

二、检索语言的类型

检索语言按其构成原理，可以分为分类检索语言、主题检索语言和代码检索语言。

（一）分类检索语言

分类检索语言用分类号来表达各种概念，将各种概念按学科性质进行分类。分类检索语言包括等级体系型分类检索语言（体系分类法）和分析-综合型分类检索语言（组配分类法）。体系分类法主要应用概念划分与概括方法，组配分类法主要应用概念分析与综合的方法。

（二）主题检索语言

主题检索语言也称主题法，是用语词来表达各种概念，将各种概念不管其相互关系完全按字顺排列。主题检索语言包括标题法、单元词法、叙词法（主题词法）和关键词法，目前常用的为叙词法和关键词法。叙词法是多种检索语言原理和方法的综合，概念组配是决定其特点的基本原理。关键词是从文献标题、摘要或正文中提取的能够反映文献主题内容的语词。

（三）代码检索语言

代码检索语言也称代码系统，是以字母、数字和符号等代码作为标识来表达事物的某一方面特征的检索语言。它用较少的符号将较多的信息清晰地揭示出来，具有唯一性、简洁性和可读性。代码检索语言包括3种形式，第一种是字母组合代码语言，主要有缩写词、简写词和略语词等，如SciFinder数据库中的化学式（如PVC）检索、机构或团体的代码标志（如ISO、WTO等）；第二种是数字组合代码语言，如研究人员的ORCID号（如0000-0002-5542-3700）、PubMed数据库中的

PMID（如 18650914）等；第三种是字母和数字组合形成的复合型代码语言，如各类专利文献号（如 WO2010137671、CN1093184C）、标准号（如 GB/T 7714-2015）等。

三、医学主题词表

检索语言是检索过程中的语言保证，既然是语言，就需要有载体，如分类表、主题词表等。由于应用领域与应用目的的不同，会形成不同的词表。《医学主题词表》（*Medical Subject Headings*，MeSH）由 NLM 在 1963 年编制，最初收录 18000 多个主题词，目前发展为约 23000 个主题词，用于表达医学领域的基本概念。MeSH 是随着医学科学的发展而动态变化的，每年都会有一些新增的词汇和剔除的词汇。由于该词表颇具权威性且规范化程度高，在当前常用的医学数据库中经常作为检索语言工具对文献进行标引，因此对该词表的充分了解有利于掌握这些常用数据库的使用方法，提高检索效率。

MeSH 词表由字顺表、树状结构表和副主题词表三部分组成。常用的医学数据库一般都会内置该词表，并在页面上显示所选词的相应信息。

（一）MeSH 的构成

1. 字顺表（alphabetic list） 是将 MeSH 所收录的主题词及部分非主题词按照字顺排列起来所形成的，是 MeSH 的主体构成部分。图 2-2-1 是 PubMed 数据库中 MeSH 的显示界面。以主题词"glaucoma, open-angle"（青光眼，开角型）为例，这是一个倒置处理的主题词。其中，标号①～⑥是字顺表提供的信息。①是该词的释义。②表示该词成为主题词的年份。MeSH 词表是在 1963 年创建的，绝大多数主题词是从编制之初即被收录。但 MeSH 中的主题词是反映医学领域概念的，而医学领域的概念是会随着医学科学的发展动态变化，因此随着新概念的出现，当其文献量累积到一定程度的时候，就会有新的主题词出现。同理，有些概念的相关文献越来越少，那么描述这些概念的

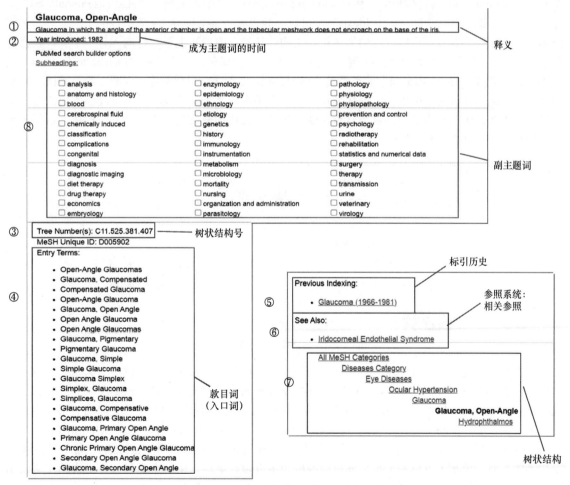

图 2-2-1 MeSH 的构成（PubMed 界面）

主题词也会从词表中删除。③是树状结构号，表示每一个主题词在 MeSH 的树状结构表中的位置。树状结构表是一个分类体系，每一个类都有一个相应的号码，也就是树状结构号，这个号是连接字顺表与树状结构表的桥梁。④是款目词，也称入口词，指的通常是在检索这个概念时会使用到的一些自然语言，一般多是同义词、近义词等。⑤是标引历史，图中主题词是 1982 年成为主题词的，1966～1981 年是用"glaucoma"作为主题词，即在查找 1966～1981 年关于"开角型青光眼"的文献时，需要用"glaucoma"作为主题词。⑥表示相关参照，是参照系统的一种。MeSH 词表作为语言工具，不仅要呈现出有哪些医学主题词可用，还要尽可能地揭示出这些词间的语义关系。字顺表只能揭示词的字顺关系，有些词虽然拼写不同，但存在语义关系。因此，为了弥补字顺表对词间关系揭示得不充分的问题，需要采用其他手段来进行揭示，其中非常重要的手段就是参照系统。在 MeSH 词表中主要揭示两种词间关系：同义关系和相关关系。例如，"cancer"和"neoplasms"表示的都是"肿瘤"这一概念，是同义关系。MeSH 词表中将"neoplasms"作为主题词来表示该概念，"cancer"则为非主题词保留在字顺表中，并标注"cancer see neoplasms"，以指引使用正确的主题词。此处的"see"（用）即为用参照。相关关系指的是非同义关系以外的关系，采用的是相关参照，如 glaucoma，open-angle（青光眼，开角型）与 iridocorneal endothelial syndrome（虹膜角膜内皮综合征）是相关关系，在字顺表中的标注是"glaucoma，open-angle see also（参见）iridocorneal endothelial syndrome"。相关参照能够提供一些相关的主题词，从而扩展检索思路。

2. 树状结构（tree structure）表　是一种分类体系，是将字顺表中的主题词打破字顺关系，按照每个词的词义范畴及学科属性，分门别类地归入 16 个大类，用 ABC 英文字母表示，大类再细分出 128 个一级类，各子类目下又层层划分，逐级展开，最多可达 11 级。

图 2-2-2 是树状结构表的一段示例，"nutritional and metabolic disease"（营养和代谢疾病）是疾病大类下的第 18 个一级类，可以向下分为"metabolic diseases"（代谢病），"metabolic diseases"又可以分为"achlorhydria"（胃酸缺乏）和"acid-base imbalance"（酸碱失衡），"acid-base imbalance"又可以分为"acidosis"（酸中毒），"acidosis"又可以分为"acidosis，iactic"（乳酸性酸中毒）等。按照概念的大小，层层划分所形成的结构就是树状结构。从显示的形式上看，每向下分一个类，就会向右错格显示；同时每一类都有相应的类号，例如，C18 是一级类，向下分的"metabolic diseases"是 C18.452，二级类，"achlorhydria"的类号是 C18.452.42，三级类，以此类推。可见，类号中圆点将数字隔开几段即为几级类。所以，无论从显示的格式上还是从类号的长度来看，都能够比较清楚地显示某一个类在树状结构中的地位，类号越长地位越低，表达的概念越具体，如同一棵树，从树干到树枝到树叶，形象地将其称为树状结构。

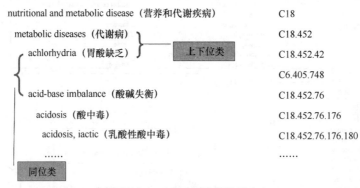

图 2-2-2　MeSH 的树状结构表

树状结构表是一个等级体系，处于上面的类称为上位类，下面的称为下位类。例如在图中所示的树状结构中，"metabolic diseases"和"acid-base imbalance"、"metabolic diseases"和"acidosis"、"metabolic diseases"和"acidosis，iactic"都是上下位的关系。紧挨着的上下位之间的关系可称为直接上下位类，如"metabolic diseases"可以称为"achlorhydria"的直接上位类，"achlorhydria"可以称为"metabolic diseases"的直接下位类。但是，"metabolic diseases"和"acidosis"就不是直接上下位类的关系，只是上下位的关系。同位类的概念中有限定条件，由一个类目划分出来的在树状结构表中等级地位相同的类目可以互称为同位类，如"achlorhydria"和"acid-base imbalance"都是从"metabolic diseases"这个类分下来的三级类目，因此它们互称为同位类。

有的主题词可能同属于 2 个或多个子类目，如图 2-2-2 所示的 "achlorhydria" 同时有 2 个类号，分别是 C18.452.42 和 C6.405.748，这是因为该类有 2 个学科归属，它不仅属于营养和代谢疾病，还属于消化系统疾病，需要在树状结构表中都呈现出来。

3. 副主题词（subheadings）表　是由 83 个副主题词组成的。副主题词的作用主要表现在 2 个方面：一是对主题词起着方面限定的作用，如主题词"肝炎"（hepatitis）有很多方面，如诊断、病因、治疗及预后等，这些方面就可以用副主题词来表示。副主题词只有和主题词结合起来时才有意义。二是扩大词汇量。事实上，MeSH 词表所收录的主题词是无法涵盖医学领域所有概念的，必然会存在一些概念在 MeSH 中无直接对应的主题词，而主题词和副主题词组合使用以后，可以衍生出很多新概念，进而扩大了 MeSH 词表的词汇量。当词汇量扩大以后，对文献的标引或检索就会变得更为容易和准确。

副主题共有 83 个，每一个副主题均有其一定的使用范围、注意事项和使用规则。副主题词可以粗略地归为若干类，如诊断类的副主题词包括诊断（diagnosis）、诊断影像学（diagnostic imaging）、血液（blood）、脑脊髓液（cerebrospinal fluid）、尿（urine）、病理学（pathology）、超微结构（ultrastructure）、分离和提纯等（isolation and purification）；治疗类的副主题词包括治疗（therapy）、药物疗法（drug therapy）、饮食疗法（diet therapy）、放射疗法（radiotherapy）、外科学（surgery）、移植（transplantation）、护理（nursing）、康复（rehabilitation）、预防和控制（prevention and control）等；病因类的副主题词包括病因学（etiology）、化学诱导（chemically induced）、并发症（complication）、继发性（secondary）等。此外，还有结构方面的副主题词、药品和化学品方面的副主题词、生理功能方面的副主题词及统计学方面的副主题词等。如图 2-2-1，在 PubMed 的 MeSH 界面，每一个主题词能够组配的副主题词都会被列出。

实际的检索经常会聚焦于查找一个事物的一个方面或是几个方面，因此通常会采用主题词与副主题词组合使用，即组配，其形式是主题词/副主题词。例如，检索"A 病引起 B 病"的相关文献，通常可以采用的组配方案是：A 病/并发症，B 病/病因学，其中 A 病和 B 病是主题词，并发症和病因学是副主题词。而如果要检索"A 病与 B 病并存，因果关系不明"的文献，则应该采用的组配方案是：A 病/并发症，B 病/并发症。再如，检索"药物治疗疾病"的文献，通常的组配方案是：药物/治疗应用，疾病/药物治疗；而如果检索"药物或化学物质导致的疾病"的文献，则应该采用的组配方案是：药物/副作用，疾病/化学诱导。

（二）MeSH 的使用

1. MeSH 字顺表与树状结构表的关系　字顺表是通过字顺来揭示主题词之间的关系，可以理解为从横向上来反映主题词之间的关系；树状结构表是打破字顺关系，按照词义范畴和学科属性形成的分类体系，可以理解为从纵向上反映主题词之间的关系。两者相互配合的目的是帮助检索者去找到合适的主题词。如果在检索过程中，你知道一个主题词的拼写，可以通过字顺表直接找到它。如果不知道用什么词来表达想找的主题内容，但是知道它所属的学科或大类，那么可以通过树状结构表找到它。总之，字顺表和树状结构表可以帮助检索者从不同的途径找到合适的检索词。

2. MeSH 字顺表的使用

（1）当所拟的检索词不规范时，"用"（see）参照会指引到准确的用词上。例如，要找肿瘤的相关文献时，会首先想到表示肿瘤概念的常用词 "cancer" 通过 MeSH 字顺表找到该词，该词的参照系统会显示 "see neoplasms"，依照参照信息就可以找寻到规范、正确的检索词 "neoplasms"。

（2）想要扩大检索范围时，相关参照会给出提示。例如，查找 "hemophilia"（血友病），如果检索出来的文献比较少，想扩大检索范围，根据该词的相关参照 "see also hemarthrosis"，可以重点关注 "see also" 后面的词。

（3）字顺表中词的倒置处理，在一定情况下可提供族性检索的方便。要实现自然语言到检索语言的转变，就需要对自然语言进行词汇控制，其中结构控制的常见手段就是词的倒置处理。例如，"chronic hepatitis B" 在字顺表中的主题词形式是 "hepatitis B，chronic"。

（4）通过字顺表中主题词的树状结构号可以确定选词的准确性。例如，某临床医生欲查"血卟啉病"（hematoporphyrinism）的有关文献，由于该词不是主题词，于是他选择"血卟啉"（hematoporphyrins）进行查找，结果花了不少时间，却没有找到一篇切题的文献。分析原因，虽然血卟啉病与血卟啉这两个词相似，但是"血卟啉"的树状结构号是 D 大类（化学品和药物类），并非疾病。因此，对于检索血卟啉病相关文献，"血卟啉"是错误的主题词。由此可见，在实际检索中关注树状结构号可以帮助检索者判断选用的主题词是否准确。

3. MeSH 的树状结构表的使用

（1）当科研选题是一个广义概念时，可以通过树状结构表获得其下位类，如"heart disease"（心脏病）是一个很大的概念，通过它所在的树状结构，可以全面了解其下位词，方便选词或进行族性检索。

（2）当欲扩大、缩小检索范围时，可以通过树状结构表，选择上位词扩大检索范围，或选择下位词来缩小检索范围。

4. 概念组配及组配原则　由于词表的词量和体积的限制，不可能将文献中的自然语言词汇都收入其中，这就造成了自然语言表达和词表选词之间的矛盾。为此，主题词表允许主题词具备组配能力，即用 2 个或 2 个以上主题词组合来表达一个复杂的概念。正是由于主题词的组配功能，使词表能用有限的词量，表达内容丰富的概念；同时，组配可以限定主题词的范围，提高查准率和检索速度。当检索者要检的主题内容既可以用主题词与主题词的组配来表达，也可以用主题词与副主题词的组配来表达时，首选主题词与副主题词组配方式。

副主题有很多组配原则，比较重要的有以下几个原则。

（1）严格遵守副主题词的适用范围。例如，"blood"（血液）副主题词不能与"plant"（植物）类主题词组配。

（2）尽可能选用最专指的副主题词。例如，药物治疗疾病，疾病不能组配治疗，而是应该选用更专指的副主题词"drug therapy"。

（3）有先组主题词时，不能使用主题词与副主题词组配。所谓先组主题词是指在词表里已经存在的。词表里如果有一个可以和检索目标概念完全对应的主题词，就不能将此概念进一步拆分成主题词组配副主题词的形式。

（4）同一主题涉及多方面问题时，主题词可组配多个副主题词。例如，要查一个疾病的诊断、治疗和预后，那么这个疾病主题词可以同时和这三个副主题词组配。

（5）不同主题涉及同一方面问题时，不同主题词可以组配共同的副主题词。比如，要查肝癌的治疗，肺癌的治疗，胃癌的治疗，那么这三个主题词都可以和"therapy"（治疗）副主题词相组配。

第三节　信息检索技术

为了满足信息检索的需要，根据检索实践的经验和信息检索的基本原理，人类发明创造了各种手段和方法，其总和可统称为信息检索技术。因为广义的信息检索包括信息的存储和检索两个过程，因此信息检索技术亦有广义和狭义之分。广义的信息检索技术包括信息组织、数据库建设在内的涉及信息科学、情报学、计算机科学等诸多学科领域的技术方法，而狭义的信息检索技术仅指从现有的信息资源中提取相关信息的技术方法。

一、文本信息检索技术

文本信息检索技术是一种较为简单的准确匹配技术，主要包括以下几种。

（一）布尔运算检索

布尔运算检索是计算机信息检索中最常用的检索技术。在文献数据库中，用户的信息需求是通过检索提问式表达的。信息需求可能涉及简单的一个主题概念，或一个主题概念的某一侧面，也可以是由若干个概念组成的复合主题，或一个主题概念的若干侧面。这些概念或其侧面，无疑都需要以一定的词汇或符号来表达，信息检索系统在处理这些较为复杂的词间（或符号间）语义关系时，是借助于如下布尔算符运算的（图 2-3-1）。

1. 逻辑"与"　符号为"AND"，表达式为：A AND B，相当于英文词组"Both... and..."所表达的含义，只有同时包含有检索词 A 和检索词 B 的文献记录才是命中文献。该运算符可缩小检索范围，提高查准率。

2. 逻辑"或"　符号为"OR"，表达式为：A OR B，相当于英文词组"Either... or..."所表达的含

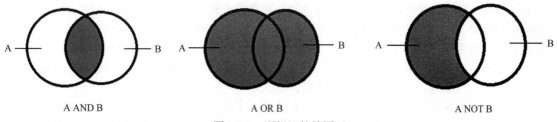

图 2-3-1　逻辑运算符图示

义，凡含有检索词 A 或者检索词 B 或同时含有检索词 A 和 B 的记录均为命中文献。该运算符可扩大检索范围，提高查全率。

3.逻辑"非"　符号为"NOT"，表达式为 A NOT B，要求包含检索词 A 而不包含检索词 B 的文献为命中文献。该运算符可通过从某一检索范围中去除某一部分文献的方式以达到缩小检索范围，提高查准率的效果。

一个检索式可以同时使用多个布尔算符。不同算符的组合，需要注意其运算次序，不同系统对逻辑算符运算次序有不同的规定。如果想改变运算次序，可使用括号。

（二）截词检索

西文的构成法有一个普遍特征，由词干与不同的前缀或后缀组合可派生出一系列的新词汇，其基本含义相同或相似，只是词性或语法意义有所差异。西方语言的这一特点，在自然语言的检索中，可能因词汇书写形式的变化而出现漏检。截词检索，就是把检索词截断，取其中的一部分片段，再加上截词符号一起输入检索，系统按照词的片段与数据库里的索引词对比匹配，凡是包含这些词的片段的文献均被检索出来。该检索技术能够解决词汇的单复数、相同词干的词尾变化和英美拼写差异等问题，以保证较高的查全率。

按照截断的位置不同，截词检索可分为前截断、中截断和后截断；按照截断的字符数不同，又可分为有限截断和无限截断两种类型。不同的信息检索系统一般会采用不同的截词符号。

1.无限截断　是使检索词串与被检索词实现部分一致的匹配。如以"*"来表示一串字符，截断形式有 2 种：①前截词（后方一致），如以"*ology"作为检索提问，可以检索出含有"physiology"、"pathology"及"biology"等的文献；后截词（前方一致），如以"child*"作为检索提问，可以检索出含有"child"、"children"及"childhood"等词的文献；②中截词，主要用于英式英语和美式英语的拼写差异，如用"colo*r"作为检索提问，可以将含有"color"或"colour"的文献全部检出，也可用于中文检索，如"急性*肝炎"，可检出"急性中毒性肝炎"和"急性黄疸型肝炎"等。

2.有限截断　常用以替代一个字符或不替代任何字符。如以"?"代表一个字符，则"h?emorrhage"可检出"haemorrhage"和"hemorrhage"等。

（三）限制检索

在检索系统中，通常会提供一些缩小或约束检索结果的检索技术，称之为限制检索。从本质上说，限制检索仍然属于布尔运算检索，可以认为是一种受限的布尔运算检索。限制检索的主要目的是提高或保证检索的准确率。限制检索的方式主要包括字段限制检索和二次检索。

1.字段限制检索　字段限制检索是将检索词限制在某一个字段的检索，即指某个词出现在记录的某个特定字段中。不同的信息检索系统，字段限制检索式的输入格式不同，如 PubMed 采用：检索词［字段标识］，OVID 采用：检索词.字段标识。例如，在 PubMed 中检索"leukemia[ti]"，表达的意思就是在文章的标题字段里查找"leukemia"这个词，或换句话说，就是命中文献的标题中必须包含"leukemia"。目前，常用的数据库在检索的过程中也可以不将字段输入检索式，而是通过字段菜单选择字段。

2.二次检索　是几乎所有的检索系统都会提供的一种检索方式，是指在一次检索结果中进一步检索输入的检索词，其实就相当于 AND 运算。

（四）位置检索

文本信息的布尔运算检索是使用布尔算符在数据库中对相关文献进行的定性筛选，是一种最基本、最常用的检索技术；截词检索技术并没有改变布尔运算检索的性质，只是隐含地增强了布尔运算检索的效果；而通过限定检索词出现字段方式进行的字段检索，虽然能够使检索结果在一定程度上更加符合检索者的意愿，但检索匹配水平仍局限、停留在字段一级，无法深入到自然语言的细节和具体的描述和表达方式上。随着全文数据库的快速发展及基于自然语言的自动标引技术的进步，上述检索技术和方式越来越不能适应并满足用户的查询需要。在这种形势下，各种针对自然语言文本的位置检索技术应运而生，并得到了广泛应用。

位置检索也称为原文检索，是一类针对自然语言文本中检索词与检索词之间特定位置关系而进行的检索匹配技术。该技术通过位置算符来实现，不同的信息检索系统，其采用的位置算符也不尽相同。例如，在 Web of Science 核心合集中，算符 SAME 表示连接的 2 个检索词在同一句子内，前后顺序没有要求。算法 NEAR/x 表示查找由该运算符连接的检索词之间相隔指定数量的单词记录，用数字取代"x"可指定将检索词分开的最大单词数。

（五）加权检索

加权检索是一种定量检索技术，同布尔运算检索、截词检索等一样，也是信息检索的一个基本检索手段，但与它们不同的是：加权检索的侧重点不在于判定检索词或字符串是否在数据库中存在，以及与别的检索词或字符串是什么关系，而是在于判定检索词或字符串在满足检索逻辑后对文献命中与否的影响程度。并不是所有系统都能提供加权检索这种检索技术，而能提供加权检索的系统，对权的定义、加权方式、权值计算和检索结果的判定等方面，又有不同的规定。有些检索系统提供的加权检索并不采用上述方式，如 PubMed 对文献标引时，对反映文章主要论点的主题词加"*"，对反映文章次要论点的主题词则不加"*"。例如，一篇既探讨乙型肝炎（主要论点）又讨论甲型肝炎（次要论点）的文章，可以用 2 个主题词"* 乙型肝炎"（主要主题词，MAJR）和"甲型肝炎"标引。在检索的过程中，当选择对"乙型肝炎"主题词进行加权检索时，系统则将该篇文章检出；若对"甲型肝炎"进行加权检索时，则该篇文章不被检出。加权检索能够缩小检索范围，提高查准率。

（六）扩展检索

将某一主题词（副主题词）及其下位词自动经逻辑"或"合并给出结果。适用于有下位词的主题词或副主题词，有利于扩大检索范围，提高查全率。

二、多媒体信息检索技术

在计算机发明以前，人们主要借助纸张对信息进行记载，通过索引进行检索，计算机诞生之后，信息开始呈现文本、图像、音频和视频等多模态的存储形式。多媒体信息是互联网的主要信息载体，具有数量庞大的特点。随着互联网技术和计算机技术的蓬勃发展，特别是深度学习技术取得了突破性进展，使得在海量的多媒体数据中获取所需信息成为可能。多媒体信息检索技术主要包括 2 种类型：基于文本的检索（text-based retrieval，TBR）和基于内容的检索（content-based retrieval，CBR）。

（一）图像检索技术

基于内容的图像检索（content-based image retrieval，CBIR）技术是多媒体信息检索研究的开端。在传统方法中，利用手工设计的传统图像特征提取方法提取图像的视觉特征，再对特征进行聚类，所有的聚类中心作为视觉词典，使用词袋算法将图片转化为向量，通过对向量间的距离的度量完成相似度计算，从而完成检索任务。近 10 年，深度学习技术取得了突破性进展。随着深度神经网络方法的兴起，计算机可以通过深度卷积神经网络自动学习得到图像特征向量。

（二）音频检索技术

音频检索技术的发展经历了 3 个阶段：第一阶段是基于文本的音频检索技术，使用音频元信息（如流行歌曲，使用歌名、歌唱者、作曲者、歌词等文本信息）建立索引，通过文本检索方法进行音频文件搜索。第二阶段是基于内容的音频检索（content-based audio retrieval，CBAR）技术，通常使用音频的听觉特征，如音调、音色、响度等，物理信号特征，如频谱、振幅等，以及语义特征，如字、词语等来进行搜索音频文件。第三阶段是基于深度神经网络的音频检索技术，分为两类，一类是采用一定的神经网络取代传统语音识别方法中的个别模块，如特征提取、声学模型或语言模型等；另一类是基于神经网络实现端到端的语音识别。相比于传统的识别方法，基于深度神经网络的语音识别方法在性能上有了显著的提升，在低噪声加近场等理想环境下，当前的语音识别技术研究已经可以满足商业需求。

（三）视频检索技术

视频检索方法可分为传统的基于文本关键字的视频检索和基于内容的视频检索（content-based video retrieval，CBVR）。比较知名的基于图像内容的视频检索系统有美国 IBM 公司的 QBIC 系统、哥伦比亚大学的 VideoQ 系统和 Visual Seek 系统、清华大学的 TV-FI 视频管理系统、微软亚洲研究院的张宏江博士团队的 Ifind 图像检索系统及国防科技大学的 New Video CAR 系统。由于视频数据的复杂性，基于内容的视频检索尚未大范围落地，其核心技术还需要进一步改进。视频检索国际权威评测（TRECVID）致力于研究数字视频的自动分割、索引和基于内容的检索。评测每年举行 1 次，年初公布会议指南，并且提供大量的测试数据及评价标准供学者们测试交流，该评测代表了视频检索领域最前沿的研究方向。

第四节　信息检索途径与策略

一、信息检索途径

信息检索系统对于所收录信息的加工、整序是以其内容和形式特征为依据的。以印刷型文献信息为例，涉及文献内容特征的有论及的主题内容、所属的学科范围；涉及文献外部特征的有著者姓名、载体类型、出版时间等。正是基于这诸多不同的特征，形成了多种相应的倒排文档（或索引），而每一个倒排文档都构成信息检索系统的一个检索途径，常见的有以下几类。

（一）主题词途径

根据文献的主题内容，通过规范化的名词、词组或术语（主题词）查找文献信息，其检索标识是主题词。如肝癌，在 MeSH 中其规范化形式是"肝肿瘤"；艾滋病的规范化形式是"获得性免疫缺陷综合征"。

（二）关键词途径

通过从文献篇名、正文或文摘中抽取出来的能表达文献主要内容的单词或词组查找文献的检索途径。因未经规范化处理，检索时必须同时考虑到与检索词相关的同义词、近义词等，否则容易造成漏检。如检索"土豆"时需要考虑其学名"马铃薯"。

（三）分类途径

所谓分类途径，是指从学科专业的角度，借助于一定的分类表和分类目录（或分类索引）查找某一类文献的路径。以科学分类为基础，结合图书资料的内容和特点，运用概念划分的方法，将知识（文献资料）分门别类组成层层划分的等级制分类表。如《中国图书馆分类法》和 MeSH。

（四）著者途径

根据文献上署名的著者、译者、编者的姓名及专利发明人，专利权人或团体、机构名称查找文献的检索途径。这也是目前常用的一种检索途径，当需要查找某人发表的论文，而且又知道其姓名的确切书写形式时，利用著者索引是最快捷、准确的方式。

（五）题名途径

根据书名、篇名、刊名的字顺或音序查找文献的检索途径。

（六）序号途径

利用文献的各种代号编制而成的检索途径。如专利号、标准号、ISSN、ISBN 等。

（七）引文途径

利用文献引证关系检索相关文献的途径，用户可以从被引文献的线索（作者、题名、出处、出版年等）入手查找引用文献。

（八）其他途径

许多信息检索提供利用各种专用索引来检索的途径，如 SciFinder 的分子式索引，BIOSIS Previews 提供的生物体索引等。

二、信息检索策略

（一）检索策略的概念

检索策略可从广义和狭义两个角度去定义。广义的检索策略指为实现检索目标，在分析检索提问实质的基础上，选择相应的数据库，确定检索方式、检索途径及相应的检索表达式进行检索的一系列具有操作性的方案。狭义的检索策略仅指检索策略式，即检索时用来表达用户检索提问的逻辑表达式的制定过程。检索策略式又称为检索式、检索表达式或检索提问式，是由检索词和检索算符组成的既能反映检索需求，又能被检索系统识别的式子。检索策略直接影响检索效果，即使同一主题内容的课题，也会因检索目的不同，需要不同的检索策略。

（二）检索策略的制定

检索策略的制定，体现为一系列的检索步骤。检索的步骤，因检索课题、检索人员及使用检索系统不同而不尽一致。但一般来讲，均遵循如下步骤。

1. 分析拟检课题，明确检索要求 分析检索课题的目的是使用户明确其课题要解决的问题，即它所包含的概念和具体要求及它们之间的关系。这是制定检索策略的根本出发点，也是检索效率高低或成败的关键。在这一步骤里，具体要做到以下几点。

（1）分析课题的主题内容：即分析课题的主题内容、所属学科性质，明确研究课题所需要的信息内容，从而提出准确反映该课题核心内容的主题概念。

（2）确定课题的文献类型：通过对课题进行主题分析后，确定所需信息的文献类型。如果属于基础理论性探讨，要侧重于查找期刊论文、会议论文。如果是尖端技术，应侧重于科技报告。如属于发明创造或技术革新，则应侧重于专利文献。如为产品定性设计，则需利用标准文献及产品样本。明确课题对检索深度的要求，弄清楚用户需要提供题录、文摘还是原始文献。

（3）确定检索时间范围：根据课题研究的起始年代和研究的高峰期以及检索的具体目的等来确定时间范围。

（4）分析用户的检索评价要求：分析用户对检索评价指标是查新、查准还是查全。一般来说，如果想要了解某学科、理论、课题、工艺过程等最新进展和动态，则要检索最近的文献信息，强调"新"；如果要解决研究中某些具体问题，找出技术方案，则要检索有针对性，能解决实际问题的文献信息，强调查"准"；如果想要撰写综述、开题或者科研立项，要强调查"全"。

2. 选择检索系统，确定检索方法 根据检索课题的要求，选择最能满足检索要求的检索系统。现在一个检索系统中往往包括多个数据库，进入系统后，常会有主体分类目录供选择数据库。一些内容相同的数据库也经常会出现在不同的检索系统中。数据库的选择原则一般可概括为 4 个 C，即 4C 原则：一是 content，即内容，指数据库的内容、学科范畴、文献质量、数据库类型和文献来源等；二是 coverage，即覆盖范围，指数据库的规模、涉及时间范围、地理范围、机构来源、文献量等；三是 currency，即更新，指数据库更新的及时性，更新频率和周期；四是 cost，即成本，指所需的检索费用，如数据库的使用费用、检索结果输出费用等。

数据库选择好以后，在检索前，需阅读该库的说明或帮助文件，从而明确各数据提供的检索技术与检索方法。

3. 确定检索途径，编写检索策略表达式 根据信息需求或检索课题的已知条件和检索要求以及所选定的信息检索系统所提供的检索功能，确定适宜的检索途径，如主题途径或关键词途径等。检索途径确定后，编写检索式，即选择检索词以及组配符号。

4. 评价检索结果，修正检索策略 按照预定的检索策略进行检索，并对检索结果的相关性进行分析、评价，如果满足自己的检索需求，则根据需求采用一定的输出方式对结果进行输出，如果对检索结果不甚满意，此时应对检索策略进行调整，以获取更好的检索结果。信息检索是一个不断探索、调整、改进的渐进完善过程，而不是一蹴而就的。

（三）检索策略的调整

检索策略的调整可概括为 2 种情况：扩大检索范围和缩小检索范围，具体措施如下。

1. 扩大检索范围的措施

（1）重新选择数据库：选择多个数据库进行检索，或增加所检索数据库的检索年限。

（2）选择多种检索方式：不同检索方式有不同的特点，采用多种检索方式相结合，可以适当扩大检索。

（3）重新选择检索途径：如选择篇名字段检索出结果较少时，可选择扩展到摘要、关键词、主题词等字段的组合检索。

（4）重新构建检索表达式：如主题词检索时采用扩展检索，选择所有副主题词或对副主题词进行扩展；自由词检索时可以考虑同义词、近义词等，用 OR 连接；采用截词检索；去掉次要的主题词或非核心的检索词，减少使用 AND；对检索词不做限制；采用位置检索时，不要过于严格；可采用模糊检索和相关反馈检索等。

2. 缩小检索范围的措施

（1）重新选择数据库：减少所检索数据库的数量，或减少所检索数据库的检索年限。

（2）选择最佳检索方式：如选择高级检索或专家检索均可输入较多的限制条件，可以适当缩小检索。

（3）重新选择检索途径：如何选择检索词出现在篇名进行限制。

（4）重新构建检索表达式：尽量采用主题词检索，并借助主题词表选择更专指的下位词进行检索，选择特定的限定词进行组配检索；自由词检索时进行各种限制；增加使用 AND 组配更多的词，减少 OR 的使用；可多使用 NOT，或者一些其他的检索技术；词语检索采用精确检索；位置检索时可严格限制。

第五节　信息检索效果的评价

信息检索效果的评价是指根据检索过程中的相关信息和检索结果，对检索活动及其过程，乃至对信息检索系统的质量、效率和价值所做出的判断，是检索活动中一个不可分割的环节，也是对信息检索系统整体评价工作中的一个重要组成部分。信息检索效果的评价是通过评价指标来完成的。传统的评价指标主要包括查全率和查准率。

查全率（recall ratio）：指检索系统在实施某一检索作业时，检出相关文献的能力。查准率（precision ratio）：指系统在实施某一检索作业时，拒绝不相关文献的能力。关于查全率、查准率、漏检率、误检率的概念及计算公式见图 2-5-1 所示。

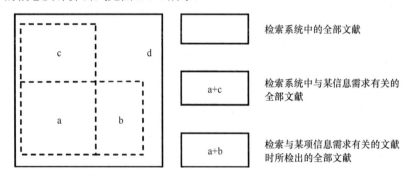

a. 检准的文献；b. 误检的文献；c. 漏检的文献；d. 无关的文献

查全率=$a/(a+c)$(%)　漏检率=$c/(a+c)$(%)

查准率=$a/(a+b)$(%)　误检率=$b/(a+b)$(%)

图 2-5-1　查全率、查准率、漏检率、误检率概念的图示及公式

最高的查全率是指将数据库中相关的文献全部检索出来。事实上，很难达到全部检出的要求，而只能达到某个百分比。既然查全率一般只能达到某个百分比，就会有一部分有关的文献未能被检出，这一部分文献的数量可用漏检率来表示。与某项情报需要有关并且被检出的文献量和有关但未能被检出的文献量之和，等于有关该项情报的全部文献量。由此可见，查全率和漏检率是可以说明同一问题的 2 个相对的概念。查全率高则漏检率低，而漏检率高则查全率低；如果查全率为 60%，则漏检率为 40%。查全率是情报检索质量的主要标志。因为漏检率高则表明重要情报被遗漏的危险性大，所以在情报检索时，总是力求提高查全率，或是说力求降低漏检率。

最高的查准率是指检出的文献全部与情报需要有关。事实上，在情报检索中，当检出与某项情报需要有关的文献的同时，常会带出一些无关的文献。要完全避免带出无关文献也是很难达到的，所以查准率也只能达到某个百分比。换句话说，会存在一定的误检率。与某项情报需要有关并且被检出的文献量与虽无关但也被带出的文献量之和，等于被检出的全部文献量。由此可见，查准率和误检率也是可以说明同一问题的 2 个相对的概念。查准率高则误检率低，而误检率高则查准率低，因为误检率高表明用于甄别所检出文献是否真正有用的劳动的增加和时间的投入，虽不如遗漏重要情报那样严重，但也会影响检索效率，所以在情报检索中，总是力求提高查准率，或是说力求降低误检率。

思 考 题

1. 简述数据库中记录与字段的关系。
2. 简述顺排文档与倒排文档的关系。
3. 简述医学主题词表（MeSH）的构成。
4. 简述副主题词的作用。
5. 常用的布尔运算包括哪些？对检索所起的作用如何？
6. 何为检索策略？简述检索策略制定的步骤。
7. 常用于检索效果评价的指标是什么？

第三章 全文型数据库

学术期刊展示最新科研成果，是科研人员获取国内外学术信息的重要途径。期刊全文数据库主要收集某一学科或多学科的学术期刊，提供检索、获取全文、浏览等功能。随着网络技术的发展，也提供个性化服务和定制专题等功能。

目前，中文期刊全文数据库主要有中国知网（CNKI）、万方数据知识服务平台及维普资讯等。外文期刊全文数据库种类较多，有出版商直接将其出版的期刊在网上发行，也有学会网站的期刊栏目，还有数据集成商发行的网络电子期刊。

期刊全文数据库虽然种类较多，检索界面各不相同，但检索方法基本类似，使用期刊全文数据库，应注意掌握数据库的收录范围、学科范畴、检索功能，利用好各种个性化服务功能。本章主要介绍常用的中外文医学期刊全文数据库。

第一节 中国知网

一、概 况

中国知识基础设施工程（China National Knowledge Infrastructure，CNKI）是由清华大学、清华同方于 1999 年 6 月发起的，以实现全社会知识资源传播共享与增值利用为目标的信息化建设项目。中国知网是 CNKI 的门户网站和网络出版发行平台（图 3-1-1）。

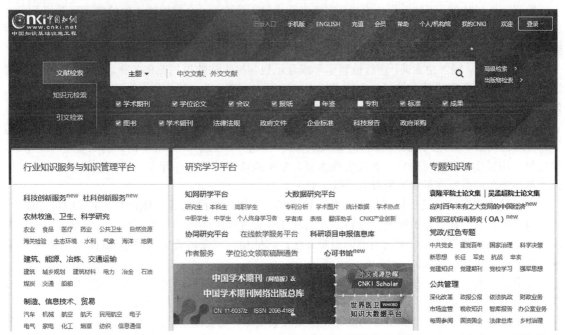

图 3-1-1 CNKI 首页

CNKI 中外文文献统一发现平台深度整合中外文文献，涵盖的文献类型有期刊、学位论文、会议论文、报纸、年鉴、专利、标准、成果、图书、古籍、法律法规、政府文件、企业标准、科技报告、政府采购等资源类型，以及来自 60 个国家和地区，600 多家出版社的 7 万余种期刊、百万册图书等，累计中外文文献量逾 3 亿篇。

其中，学术期刊库使用较多，实现中、外文期刊整合检索。中文学术期刊 8 500 余种，含北大核心期刊 1 970 余种，网络首发期刊 2 160 余种，最早回溯至 1915 年，共计 5 700 余万篇全文文献；外文学术期刊 7.5 万余种，最早回溯至 19 世纪，共计 1.1 余亿篇外文题录，可链接全文。

中国知网平台上的学位论文库，包括中国博士学位论文全文数据库和中国优秀硕士学位论文全文数据库，连续动态更新，出版 500 余家博士培养单位的博士学位论文 40 余万篇，780 余家硕士培养单位的硕士学位论文 460 余万篇，最早回溯至 1984 年，覆盖基础科学、工程技术、农业、医学、哲学、人文、社会科学等各个领域。中国知网平台还包括会议论文库、中国重要报纸全文数据库、中国年鉴网络出版总库等。

二、检索方法

（一）文献检索

文献检索提供跨库检索和单库检索 2 种方式。跨库检索将在期刊论文、学位论文、会议论文、专利、标准等多种文献类型中统一检索。跨库检索可以自己设定统一检索的文献类型，在首页勾选，或在页面的检索设置中删除或添加资源类型，检索后可按资源类型查看检索结果。跨库检索可一次检索出多种类型的相关文献，检索比较快捷高效。

单库检索进入各文献类型的独立检索平台进行检索。在单库检索中，不同数据库按其收录文献特征的不同，提供不同的检索项目及检索控制项设置。进入单库检索的方式有两种：在首页点击文献类型，进入单库首页；或在首页点击"高级检索"从一框式检索切换至高级检索，在高级检索界面下方切换数据库进入单库高级检索。单库检索，提供更多和文献类型相关检索项目及检索控制项，使检索结果更精准。本文主要介绍学术期刊的单库检索方法。

1. 一框式检索　系统默认的检索方式为一框式检索，在输入框里直接输入自然语言或多个检索短语完成检索。

检索框支持智能推荐和引导功能，根据不同检索项的需求特点采用不同的检索机制和匹配方式。使用推荐或引导功能后，不支持在检索框内进行修改，修改后可能得到错误结果的或得不到检索结果。

检索词智能推荐，下拉选择检索项，在检索框内输入检索词，会根据输入的检索词自动提示。主题词智能提示，输入检索词，自动进行检索词补全提示。例如，输入"干细胞"，下拉列表显示"干细胞"开头的热词。适用字段：主题、篇名、关键词、摘要、全文。

检索项引导，输入检索词，进行检索引导或显示包含检索词的更规范化名称，可根据需要进行勾选，精准定位所要查找的文献。如在作者检索项中输入"李宏"，将列出所有同名作者和各自单位，勾选后完成检索。适用字段：作者、基金、文献来源。

支持同字段组合运算，同一检索项内支持运算符 *、+、-、' '、""、( ) 进行多个检索词的组合运算，检索框内最多可输入 120 个字符。输入运算符 *（与）、+（或）、-（非）时，前后要空一个字节，优先级可用英文半角括号确定。若检索词本身含空格或特殊符号，进行多词组合运算时，可将检索词用英文半角单引号或英文半角双引号引起来。

检索项中主题检索是一框式检索的默认检索项，在中国知网标引出来的主题字段中进行检索，该字段内容包含一篇文章的所有主题特征，同时在检索过程中嵌入了专业词典、主题词表、中英对照词典、停用词表等工具，采用关键词截断算法，将低相关或微相关文献进行截断。检索项中小标题为原文的各级标题名称。

2. 高级检索　在简单检索的基础上，支持多字段逻辑组合，可通过选择精确或模糊的匹配方式和检索控制等方法完成较复杂的检索，得到符合需求的检索结果（图 3-1-2）。

高级检索中的智能推荐和引导功能与一框式检索类似，主要区别是：高级检索的主题、篇名、关键词、摘要、全文等内容检索项推荐的是检索词的同义词、上下位词或相关词；高级检索的推荐引导功能在界面右侧显示，勾选后进行检索，检索结果为包含检索词或勾选词的全部文献。

高级检索的检索区主要分为两部分，上半部分为检索条件输入区，下半部分为检索控制区，进入单库的高级检索，提供更多和文献类型相关检索项目及检索控制项。检索条件输入区默认显示主题、作者、文献来源三个检索框，可自由选择检索项、检索项间的逻辑关系、检索词匹配方式，检索项提供与期刊文献类型相关选择，如第一作者、通讯作者、作者单位等（图 3-1-3）。除主题提供相关度匹配外，其他检索项均提供精确、模糊两种匹配方式。检索框内支持同字段组合运算，支持运算符 *、+、-、' '、""、( ) 进行同一检索项内多个检索词的组合运算；使用全文和摘要检索字段时，可选择词频，优化检索结果。

检索控制区的主要作用是通过条件筛选、时间选择等对检索结果进行范围控制。控制条件包括出版模式、基金文献、检索扩展、时间范围、来源类别，来源类别包括全部期刊、科学引文索引（SCI）来源期刊、工程索引（EI）来源期刊、北大核心、中文社会科学引文索引（CSSCI）、中国科学引文数据库（CSCD）等各种期刊来源类型的限定。

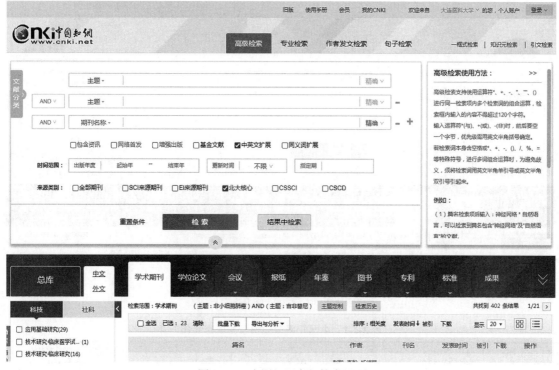

图 3-1-2 中国知网高级检索界面

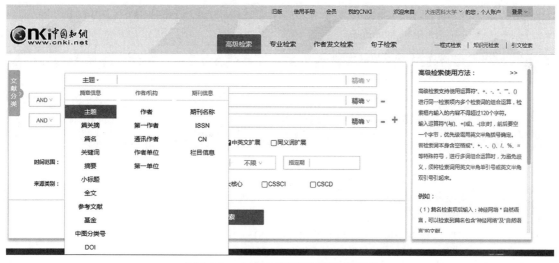

图 3-1-3 中国知网高级检索的检索项

3. 专业检索 需按照系统规定的语法，使用运算符和检索词构造检索式进行检索，是更灵活、更方便地构造检索式的检索方式（图 3-1-4）。专业检索的一般流程：确定检索字段构造一般检索式，借助字段间关系运算符和检索值限定运算符构造复杂的检索式。专业检索表达式的一般式：＜字段＞＜匹配运算符＞＜检索值＞，专业检索可使用匹配运算符见表 3-1-1。

专业检索提供以下可检索字段标示符：SU=主题，TI=题名，KY=关键词，AB=摘要，FT=全文，AU=作者，FI=第一责任人，RP=通讯作者，AF=机构，JN=文献来源，RF=参考文献，YE=年，FU=基金，CLC=分类号，SN=ISSN，CN=统一刊号，IB=ISBN，CF=被引频次。

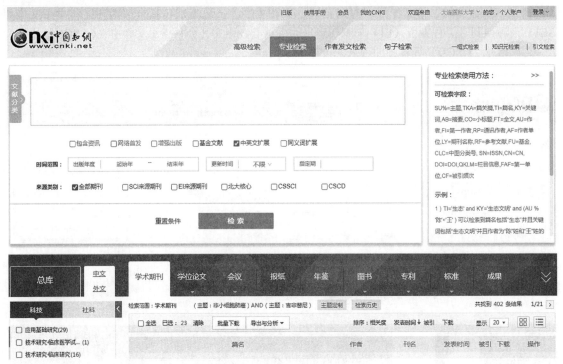

图 3-1-4　中国知网专业检索界面

表 3-1-1　中国知网专业检索匹配运算符

符号	功能	适用字段
=	='str' 表示检索与 str 相等的记录	KY、AU、FI、RP、JN、AF、FU、CLC、SN、CN、IB、CF
=	='str' 表示包含完整 str 的记录	TI、AB、FT、RF
%	%'str' 表示包含完整 str 的记录	KY、AU、FI、RP、JN、FU
%	%'str' 表示包含 str 及 str 分词的记录	TI、AB、FT、RF
%	%'str' 表示一致匹配或与前面部分串匹配的记录	CLC
%=	%='str' 表示相关匹配 str 的记录	SU
%=	%='str' 表示包含完整 str 的记录	CLC、ISSN、CN、IB
#	'STR1 # STR2' 表示包含 STR1 和 STR2，且 STR1、STR2 在同一句中	TI、AB、FT
%	'STR1 % STR2' 表示包含 STR1 和 STR2，且 STR1 与 STR2 在同一句中，且 STR1 在 STR2 前面	TI、AB、FT
/NEAR N	'STR1/NEAR N STR2'：包含 STR1 和 STR2，且 STR1 与 STR2 在同一句中，且相隔不超过 N 个字词	TI、AB、FT
/PREV N	'STR1/PREV N STR2'：包含 STR1 和 STR2，且 STR1 与 STR2 在同一句中，STR1 在 STR2 前面不超过 N 个字词	TI、AB、FT
/AFT N	'STR1/AFT N STR2'：表示包含 STR1 和 STR2，且 STR1 与 STR2 在同一句中，STR1 在 STR2 后面且超过 N 个字词	TI、AB、FT
$ N	'STR $ N'：表示所查关键词 STR 最少出现 N 次	TI、AB、FT
/SEN N	'STR1/SEN N STR2'：表示包含 STR1 和 STR2，且 STR1 与 STR2 在同一段中，且这两个词所在句子的序号差不大于 N	TI、AB、FT
/PRG N	'STR1/PRG N STR2'：表示包含 STR1 和 STR2，且 STR1 与 STR2 相隔不超过 N 段	TI、AB、FT
$ N	'STR $ N'：表示所查关键词 STR 最少出现 N 次	TI、AB、FT
BETWEEN	表示匹配 str1 与 str2 之间的值	YE
＞、＜、＞=、<=	分别表示范围符号	YE、CF

专业检索使用规则如下。

（1）所有符号和英文字母，都必须使用英文半角字符。

（2）"AND"、"OR"和"NOT"逻辑运算符用在字段之间的组配，*、+、-用在同一字段内检索词的逻辑组配，分别表示与、或、非，优先级相同，如要改变组合的顺序，可使用英文半角括号"( )"，逻辑关系符号前后要空一个字节；如检索式"TI=(非小细胞肺癌+NSCLC) AND AB=(吉非替尼+易瑞沙)"。

（3）使用"同句"、"同段"和"词频"位置算符时，需用一组西文单引号将多个检索词及其运算符括起，如 AB='肝肿瘤 # 手术'。

4. 作者发文检索 通过输入作者姓名及其单位信息，检索某作者发表的文献，功能及操作与高级检索基本相同（图 3-1-5）。

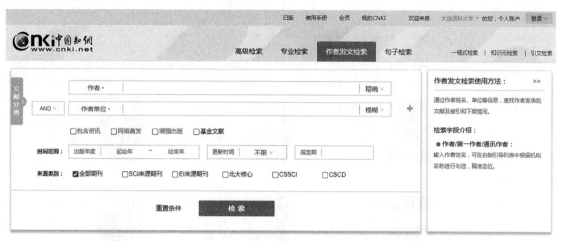

图 3-1-5 中国知网作者发文检索界面

5. 句子检索 通过输入的两个检索词，在全文范围内查找同时包含这 2 个词的句子，找到有关事实的问题答案。句子检索不支持空检，同句、同段检索时必须输入两个检索词。例如，检索同一句包含"干细胞"和"肝移植"的文献。检索结果中会显示包含检索词的句子，快速定位检索词位置并了解文献内容（图 3-1-6）。

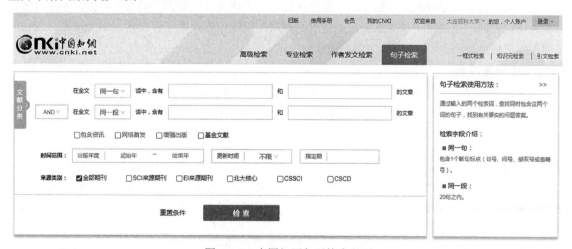

图 3-1-6 中国知网句子检索界面

6. 出版物检索 出版来源导航提供文献来源出版物的检索、浏览等功能，以整刊或供稿单位为主要对象，了解文献来源的出版物详情，或查找权威优质的出版物，按出版物浏览文献。出版来源导航包括期刊导航、学术辑刊导航、学位授予单位导航等。

期刊导航，左侧显示学科导航体系，选择导航类别，浏览该类别下的所有期刊。左侧导航除学科导航外，另设有卓越期刊导航、数据库刊源导航、主办单位导航、出版周期导航、出版地导航、发行系统导航、核心期刊导航。横向设有产品分类标签，如全部期刊、学术期刊、网络首发期刊、独家授权期刊、世纪期刊、个刊发行。期刊检索可对期刊刊名，ISSN、CN、主办单位进行检索。左侧导航与横向分类可结合使用，如点击"期刊导航"，学科导航选择"医药卫生科技"，出现检索结果列表，点击标签"学术期刊"，可查看该导航下的学术期刊。检索结果勾选"核心期刊"，可从检索结果中筛选北大核心期刊。提供4种排序方式（复合影响因子、综合影响因子、被引次数、最新更新），提供详情和列表2种浏览模式，可点击切换，点击期刊封面或名称，可进入期刊详情界面（图3-1-7）。

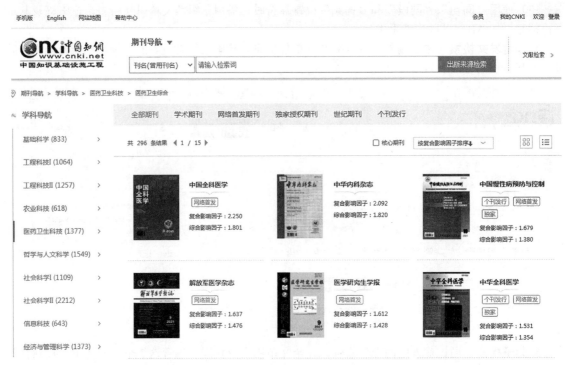

图 3-1-7　中国知网期刊导航界面

（二）知识元检索

知识元检索是将文献总库中的知识元信息抽取出来，提供有关知识元的事实检索。支持自然语言和关键词提问，能够自动从文献中挖掘答案。利用知识元检索，可了解检索词相关概念，查找同义词和相关词汇。

（三）引文检索

引文检索以检索参考文献为出发点，根据文献的引用关系，找到引用文献。引文数据库中的所有文献都与其他文献具有引用或被引用的关系，引文检索是通过这些关系检索到文献。

三、检索结果管理

（一）检索结果显示

检索结果的浏览模式可切换为详情模式或列表模式。详情模式显示较为详细的文献信息，可通过浏览题录信息确定是否为所查找的文献。单篇文献提供收藏、阅读、下载、引用等功能。可按中文、外文筛选文献，点击"总库"回到中外文混检结果（图3-1-8）。

1. 筛选　检索结果区左侧为分组筛选区，提供多层面的筛选角度，支持多个条件的组合筛选，以快速、精准地从检索结果中筛选出所需的优质文献。检索结果可按研究层次、主题、发表年度、文献来源、学科、作者、机构、基金、文献类型等进行分组，默认展开前2个分组项的部分分组内容，可点开勾选或清除分组条件。使用跨库检索，检索结果横向资源类型区与纵向分组区可配合使用。除科技、社科分组外，各分组项提供可视化分析功能，直观反映检索结果某个分组类别的文献分布情况。

2. 排序　提供发表时间、相关度、被引、下载排序，可根据需要选择相应的排序方式。全文检索默认按相关度降序排序，将最相关的文献排在前面。其他检索默认按发表时间降序排序，展示最

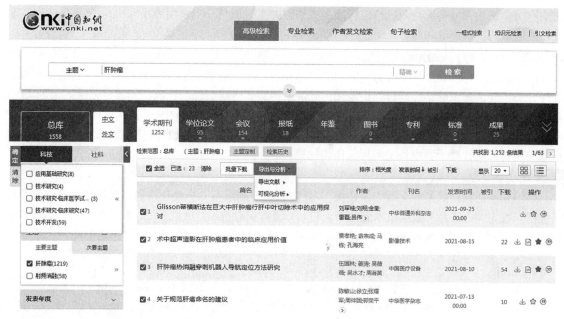

图 3-1-8　中国知网检索结果

新研究成果和研究方向。

（二）检索结果分析与阅读

1. 文献管理中心　在检索结果列表选择文献，点击选好的文献数量进入文献管理中心。在文献管理中心可对选定的文献进行相关处理，包括导出文献、生成检索报告、可视化分析和在线阅读等功能。

2. 可视化分析　在文献管理中心对选定的文献进行相关处理或从检索结果页面导出与分析入口，点击"导出与分析"功能点，进入可视化分析。可视化功能是基于文献的元数据及参考引证关系，用图表的形式直观展示文献的数量与关系特征，已选结果分析支持最多选择 200 篇文献进行分析。

可视化分析的主要类型有指标分析，指标项包括文献数、总参考数、总被引数、总下载数、篇均参考数、篇均被引数、篇均下载数、下载被引比；文献互引网络分析，直观显示文献间的引证关系；关键词共现网络分析，显示关键词的共现情况；总体趋势分析，显示所选文献、参考文献、引证文献在其发表时间年度范围内的数量趋势；作者合作网络分析及资源类型、学科等分布图。

3. 在线阅读　在文献管理中心里勾选要阅读的文献，点击"在线阅读"按钮，最多同时可阅读50 篇文献。

4. 生成检索报告　检索报告主要包括检索条件、检索统计报表、检索评价、检索报告执行人及保存或打印检索报告等。

（三）检索结果输出

1. 题录导出　从检索结果页面或者文献管理中心进入导出题录界面，包括多种文献导出格式。

2. 全文下载　提供两种格式，CAJ 和 PDF 格式，CAJ（China Academic Journal）格式需要用中国知网平台上提供的 CAJViewer 软件来阅读。

四、个性化功能与服务

（一）个人数字图书馆

中国知网平台上，支持个人用户为实现对文献、信息、知识的个性化服务需求而创建个人数字图书馆（以下简称个人馆）。个人馆支持可按需订制资源，支持对数据库专辑、学科专业、整刊资源以及各种类型单篇文献的定制；检索平台功能，可对个人馆内文献使用多种检索方式进行检索，可对检索平台的资源及检索方式做个性化配置；提供个性化情报服务，可定制学者、机构、学术出版物、科研项目、检索式等，根据定制自动推送一系列相关的情报信息；按需配置显示模板和显示方式，可创建不同类型的个人馆并选择个性化的模板。

根据使用对象的不同，CNKI 机构数字图书馆，分为机构馆数字图书馆和个人数字图书馆。个人馆用户可申请加入机构馆，向机构馆管理员申请漫游账号服务，当使用者不在机构 IP 范围内时，也可以使用机构馆的资源和服务。

（二）CNKI E-Learning

E-Learning 是中国知网提供的文献阅读和笔记管理平台。支持将学习资料按照不同的学习单元进行分类，理清知识脉络，构建知识地图；提供多种文献格式文件的管理、阅读、记录笔记等功能；基于 Word，提供各种写作辅助工具，可将文献作为引文插入到 Word 中，也可以直接引用笔记中的内容，并自动生成笔记来源的参考文献；提供数千种期刊模板，可以直接打开预投稿期刊的模板进行论文撰写；支持数千种中外文期刊的在线投稿。

（三）移动版

中国知网的移动版是"全球学术快报"，功能包括定制服务、个性化推送、简约搜索等。主要特点包括个性定制，结合大数据技术进行个人定制，进行实时推送；热点追踪，联系时下社会与学术热点，自动罗列热点词，定制添加后，会根据热点词推送相关文献；文献云存储，可将账户下多个平

案例 3-1-1

肺癌患者中非小细胞肺癌（non-small cell lung cancer，NSCLC）占 80%～85%，研究表明，表皮生长因子受体（EGFR）的过度表达是非小细胞肺癌预后差的主要原因之一。吉非替尼是一种苯并嘧啶类表皮生长因子受体（EGFR）酪氨酸激酶抑制剂，被用作有 EGFR 突变激活的 NSCLC 转移患者的一线治疗用药，想了解近 5 年吉非替尼对非小细胞肺癌的临床治疗进展情况。

问题：

1. 什么是中国知网平台？

2. 怎么提炼本题的主题概念？

3. 利用该数据库应该使用哪些检索方法？

分析：

1. 中国知网是我国较大的中文数据库，收录中文学术期刊 8500 余种，共计 5700 余万篇全文文献，利用该数据库进行检索能满足该需求。

2. 本题主题概念包括非小细胞肺癌，缩写为 NSCLC；吉非替尼，商品名易瑞沙。

3. 中国知网平台检索该课题，可以使用高级检索、专业检索等。

本案例中，查找"吉非替尼治疗非小细胞肺癌疗效"的文献，需考虑同义词近义词的使用，吉非替尼又名易瑞沙，非小细胞肺癌简称 NSCLC，因此首先确定检索词及组配关系：（吉非替尼 or 易瑞沙）and（非小细胞肺癌 or NSCLC），根据本题检索情况，可限定在"主题"检索项中进行检索，根据支持的运算符，可在高级检索中，限定检索项为"主题"，在两个检索框中分别输入"吉非替尼+易瑞沙"和"非小细胞肺癌+NSCLC"，两组检索框之间选择"AND"组配关系，在检索控制区里选择五年的时间范围，完成检索（图 3-1-9）。

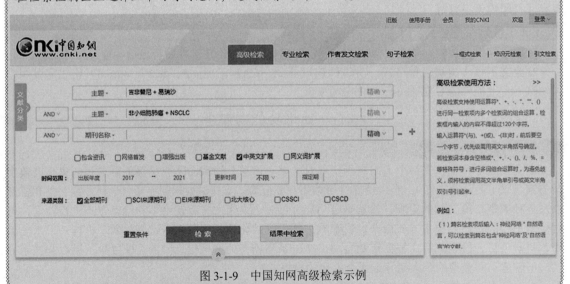

图 3-1-9　中国知网高级检索示例

同时也可使用专业检索，切换到专业检索界面，输入检索式"SU=(非小细胞肺癌+NSCLC) AND SU=(吉非替尼+易瑞沙)"，在时间范围里限定5年时间，完成检索。

台阅览的文献进行统一云存储，方便在任何设备上进行查阅；EPUB阅读和智能分版阅读，可以对文字进行勾画、删除、高亮等处理；机构绑定，机构用户可以通过机构绑定功能，在一定期限内，不受地域限制，随时随地检索文献。

第二节　万方数据知识服务平台

一、概　　况

万方数据知识服务平台（https://www.wanfangdata.com.cn/）由万方数据股份有限公司研制，是基于网络的大型中文网络信息资源系统。内容涉及期刊、学位论文、会议论文、外文文献、专利技术、中外标准、科技成果、图书、政策法规、机构、科学专家11个类型的资源。

期刊论文是万方数据知识服务平台的重要组成部分。期刊资源包括中文期刊和外文期刊，其中中文期刊主要收录全文，始于1998年，共8 000余种，核心期刊3 300余种，涵盖自然科学、工程技术、医药卫生、农业科学、哲学政法、社会科学、科教文艺等多个学科，中国医药卫生领域期刊有1 100余种，包括中华医学会、中国医师协会等权威机构主办的高质量医学期刊；外文期刊主要收录题录，来源于NSTL外文文献数据库及数十家著名学术出版机构，以及DOAJ、PubMed等知名开放获取平台，收录了世界各国出版的40000余种重要学术期刊。

万方数据"我的"账户支持移动端、电脑端和微信公众号账户数据云同步，管理收藏、订单、订阅等信息。

二、检索方法

万方数据知识服务平台支持跨库检索和单库检索的切换，首页基本检索默认为跨库检索，在全部文献类型中检索，实现多种资源类型、多种来源的一站式检索和发现，基本检索可点击文献类型切换到单库检索，高级检索可定制要检索的文献类型，切换单库和跨库检索。单库检索中提供更多和文献类型相关检索字段，本文主要介绍期刊文献类型的检索。

（一）基本检索

万方数据知识服务平台默认为基本检索，可以选择想要限定的检索字段，有5个可检索字段：题名、关键词、摘要、作者和作者单位。在输入框可单击后选择字段进行检索，可对输入的检索词进行实体识别，便于引导用户更快捷地获取知识及学者、机构等科研实体的信息，也可以直接在检索框内输入检索式进行检索（图3-2-1）。基本检索支持英文半角双引号（""）进行精确匹配的限定，使用括号（）改变优先级，使用逻辑运算符（AND/and、OR/or、NOT/not）构建检索表达式，检索表达式可以采用PQ表达式，PQ表达式由多个"检索字段:检索词"组成，如想查找高血压和健康素养方面文献，并分别限定在题名和摘要检索字段，可在检索框输入"题名:(高血压) and 摘要:(健康素养)"。

（二）高级检索

高级检索支持多个检索类型、多个检索字段和条件之间的逻辑组配检索，完成更复杂检索。选择期刊论文进入单库检索可以选择和文献类型相关的字段，如刊名、ISSN等。在高级检索界面，检索框内支持逻辑运算符、双引号及括号的使用，支持精确和模糊的选项，支持多个检索框通过"与"、"或"和"非"进行组配；还可以根据需要，选择想要检索的资源类型和语种，限定文献的发表时间等，进行更准确的检索（图3-2-2）。

（三）专业检索

专业检索需要构建正确的检索表达式来检索，不同文献类型，专业检索字段也不相同，可使用的详细的字段可以单击"可检索字段"进行选择。专业检索的检索表达式可以采用PQ表达式，PQ表达式由多个"检索字段:检索词"组成，检索表达式支持英文半角双引号（""）进行精确匹配的限定，可以使用括号（）改变优先级，使用逻辑运算符（AND/and、OR/or、NOT/not）表示逻辑关系（图3-2-3）。

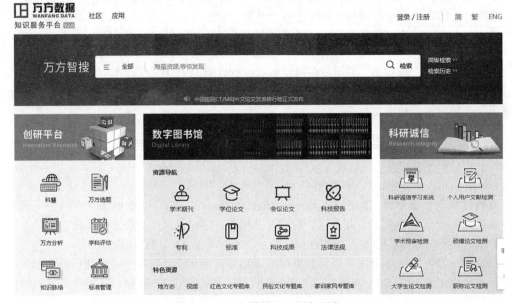

图 3-2-1　万方数据知识服务平台

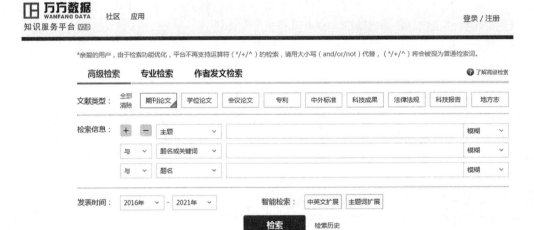

图 3-2-2　万方数据知识服务平台高级检索界面

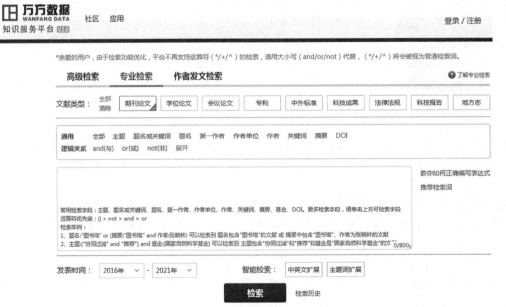

图 3-2-3　万方数据知识服务平台专业检索界面

（四）作者发文检索

作者发文检索可以输入作者名称和作者单位等字段来精确查找相关作者的学术成果，系统默认精确匹配，可自行选择精确还是模糊匹配。支持多个检索框的组配，若某一行未输入作者或作者单位，则系统默认作者单位为上一行的作者单位（图3-2-4）。

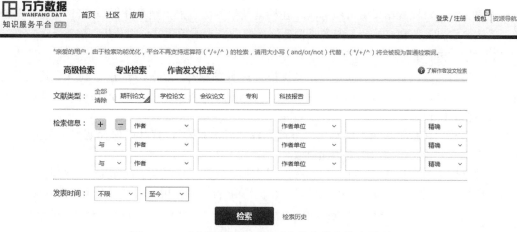

图 3-2-4　万方数据知识服务平台作者发文检索界面

（五）资源导航

首页在"资源导航"栏目，点击"期刊"进入期刊导航界面，可以通过左侧进行学科导航，期刊列表中通过刊首字母、核心收录、来源数据库和更多选项（包括收录地区、出版周期、优先出版）对期刊列表结果进行筛选，点击期刊，进入期刊详情页；检索框通过刊名、ISSN、CN号可在期刊列表中精确检索所需期刊（图3-2-5）。

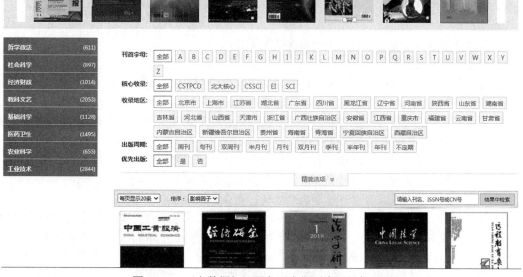

图 3-2-5　万方数据知识服务平台期刊资源导航界面

三、检索结果管理

（一）检索结果显示

1. 检索结果聚类　结果聚类是在检索显示结果后，通过资源类型、出版时间等限定条件进一步缩小检索结果范围。不同的文献类型，系统聚类显示的方面不同。在期刊文献类型下，通过出版时间、学科分类、核心收录、语种、来源数据库、刊名、出版状态、作者、机构、基金作者单位等方面对期刊论文进一步筛选。

2. 检索结果排序　提供对检索结果的多维度排序，可按照相关度、出版时间、被引频次、下载量排序，还提供"只看核心期刊论文"和"获取范围"的进一步限定，获取范围包括：全部、有全文、免费全文、原文传递、国外出版物五个选择范围。

3. 结果分析　对检索结果做分组分析，在检索结果界面点击"结果分析"，可按年份、关键词、作者、机构、学科、期刊、基金、资源类型各层次做发文量或频次的分组分析。

（二）检索结果输出

1. 题录导出　在检索结果界面，点击复选框选择所需题录，点击"导出"，进入已选文献管理，系统提供参考文献、查新格式、自定义格式、NoteExpress、RefWorks、NoteFirst、EndNote、Bibtex共 8 种文献格式的题录导出。

2. 全文下载　在检索结果界面点击"下载"或"在线阅读"，打开或保存期刊论文全文，格式为 PDF，有的期刊论文可通过原文传递获取全文。

中华医学会系列刊物文献，在下载和在线阅读时需要在中华医学会网站上完成注册和登录，该账号可以和机构完成绑定，绑定后可通过账号在机构 IP 范围外使用中华医学会系列期刊文献。

案例 3-2-1

高血压是一种常见慢性病，根据近期文献，我国高血压患者达 3.3 亿人，患病率达 27.8%，但控制率只有 9.7%。提高高血压患者自我管理能力可更好地管理血压，最大程度上减少疾病不良结局的发生并降低死亡的风险，其效果可持续并转化为医疗服务利用率和花费的下降。有研究发现，健康素养是影响患者自我管理能力的主要因素之一，健康素养是使人们获得、判断和运用健康信息来增进健康、促进医疗决策制定的一种社会交流能力，包含 2 个重要元素：即互动和批判，强调个人决策，患者主动参与疾病防治和管理。健康素养指导能提升自我管理能力，对于改善健康状况、降低医疗成本有积极意义。有学者指出健康素养是继呼吸、脉搏、体温、血压、疼痛之后的第六大生命体征，受到国内外学者的重视。但也有研究表明健康素养对自我管理行为的影响因环境而异，结果尚无定论，那么健康素养对高血压患者自我管理、自我效能方面是否有影响呢，某医生想要查找我国近 6 年健康素养对高血压患者自我管理行为的影响的文献，想要看中文核心期刊上的相关文献。

问题：

1. 万方数据知识服务平台的收录范围和特点是什么？

2. 该案例的主题概念是什么？

3. 在该平台上可以选择哪些检索方法？

分析：

1. 万方数据知识服务平台的中文科技期刊资源收录 1988 年至今的中文期刊 8000 余种，核心期刊 3000 余种，其中中国医药卫生领域期刊有 1100 余种，中华医学会、中国医师协会等权威机构主办的高质量医学期刊是独家收录，本案例可选择该数据库平台进行检索。

2. 本案例涉及的主题概念包括高血压、健康素养、自我管理、自我效能。

3. 万方数据知识服务平台上可选择高级检索、专业检索。

使用高级检索，想要查找国内近六年健康素养对高血压患者自我管理行为的影响的文献，要考虑检索词之间的组配关系，首先确定检索词及其组配关系：高血压 and 健康素养 and（自我管理 or 自我效能），在高级检索检索框中分别输入检索词，其中"高血压"可限定在题名或关键词字段，其他两项可限定在主题字段，检索框之间的关系选择"与"，发表时间限制为2016～2021 年，检索结果限定为"只看核心期刊论文"（图 3-2-6）。

本案例，也可使用专业检索，直接输入检索式："题名或关键词:（高血压）AND 主题:（健康素养）AND 主题:（自我管理 OR 自我效能）"，发表时间限定为 2016～2021 年，检索结果限定为"只看核心期刊论文"。

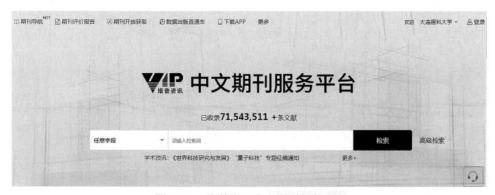

图 3-2-6　万方数据知识服务平台高级检索示例

第三节　维普资讯中文期刊服务平台

一、概　　况

维普资讯中文期刊服务平台（http://qikan.cqvip.com/）由重庆维普资讯有限公司制作，是以中文期刊资源保障为核心基础，以数据检索应用为基础，以数据挖掘与分析为特色，面向教、学、产、研等多场景应用的期刊大数据服务平台。平台累计收录中文学术期刊 15 200 余种，现刊 9 400 多种，回溯年限至 1989 年，部分期刊回溯至创刊年，文献总量近 7100 万篇。

二、检　索　方　法

■（一）一框式检索

平台默认使用一框式检索，在首页检索框中可输入检索词，不支持逻辑运算，可选择设定检索字段，完成检索（图 3-3-1）。

图 3-3-1　维普资讯中文期刊服务平台

■（二）高级检索

高级检索能完成更复杂灵活的检索，可以运用布尔运算，进行多条件组配检索，获取最优检索结果。

首页点击"高级检索"进入，在多个检索框内，对每个检索词分别设定检索命中字段，可以运用布尔运算组配多个检索框；检索框中可支持"并且"（AND、and、*）、"或者"（OR、or、+）及"非"（NOT、not、−）三种逻辑运算，运算符前后须空一格；逻辑运算符优先级为：NOT＞AND＞OR，可通过英文半角 ( ) 提高优先级；特殊字符检索时，可加半角引号单独处理；可以选择"精确"和"模糊"两种匹配方式；选择是否进行"中英文扩展"和"同义词扩展"。

其他检索限定，可通过时间限定、期刊范围、学科限定等检索条件限定，获得检索结果（图 3-3-2）。

图 3-3-2　维普资讯中文期刊服务平台高级检索

（三）检索式检索

提供给专业级用户的数据库检索功能，可以自行在检索框中书写布尔运算表达式进行检索，逻辑运算符等符号与高级检索相同，检索字段限定用字段标识符表示，字段标识符写法：U=任意字段、M=题名或关键词、K=关键词、A=作者、C=分类号、S=机构、J=刊名、F=第一作者、T=题名、R=文摘，字段标识符需使用大写字母，相同字段检索词可共用；同时支持选择时间范围、期刊范围、学科范围等检索限定条件来控制检索命中的数据范围（图 3-3-3）。

图 3-3-3　维普资讯中文期刊服务平台检索式检索

（四）期刊导航

点击首页顶部导航区的"期刊导航"链接，或首页上方检索框后的"期刊导航"按钮，均可进入期刊导航界面。期刊检索支持刊名、ISSN、CN、主办单位、主编、邮发代号字段检索；可按首字母、学科浏览期刊，左侧聚类筛选栏目提供核心期刊、国内外数据库收录、地区、主题筛选多种期刊聚类方式，方便进一步筛选。

三、检索结果管理

（一）检索结果筛选和排序

对检索结果进行聚类，可按照年份、所属学科、期刊收录、相关主题、期刊、发文作者和相关机构筛选。检索结果排序可按照相关度、被引量和时效性3种方式，从不同维度对检索结果进行梳理。

（二）引证分析和检索结果分析

引证分析可对单篇或多篇文献题录的参考文献和引证文献进行汇总分析，以查询结果的形式返回具体数据，有效梳理研究主题的来龙去脉；统计分析提供对"检索结果"和"已选文献集合"的统计分析功能，分析文献集合的年份、发文作者、发文机构、发文期刊、发文领域等多维度的分布情况。

（三）检索结果输出

1. 题录下载　文献题录信息可以导出，支持的导出格式为文本、查新格式、参考文献、XML、NoteExpress、Refworks、EndNote、Note First、自定义导出、Excel。

2. 全文下载　提供包括"在线阅读""下载PDF""OA全文链接"等方式获取文献。同时，也提供文献传递，在文献详情页点击"馆际互借"获取全文。

四、其他功能

（一）个性化用户中心

使用个人账号登录和使用平台，可以在个人中心中查看检索历史、浏览历史、下载历史等行为轨迹；对感兴趣或有价值的文献进行收藏；对感兴趣的期刊进行关注；对需要持续追踪的检索式进行邮件订阅。

（二）移动版

维普资讯提供的移动版是"中文期刊助手"APP，以维普资讯中文科技期刊数据库为数据支撑，提供简单检索、高级检索和期刊导航，机构用户成员，可以通过关联绑定本机构获取使用权益。

案例 3-3-1

骨质疏松症（osteoporosis，OP）是最常见的骨骼疾病，以骨强度下降和骨折风险增加为特征，绝经后妇女和老年男性好发，早期症状不典型，随着骨量丢失、骨小梁破坏等情况，骨骼变得疏松易碎，极易发生骨折。伴随人类寿命的延长和老龄化社会的到来，骨质疏松成为仅次于心脑血管疾病的最具危害的慢性病，骨质疏松症及骨质疏松性骨折成为世界范围内最重要的公共卫生问题之一。目前，临床上没有一种能够安全有效治愈骨质疏松的方法，适合社区居民骨质疏松防治的最佳模式是社区早期识别与筛查出高危人群，对其进行有效的健康管理，积极预防干预。有一名社区医生想要通过维普资讯中文期刊服务平台查找"社区内开展骨质疏松早期筛查工作"的期刊文献。

问题：

1. 维普资讯中文期刊服务平台的收录情况？

2. 如何提炼本题的主题概念？

3. 维普资讯中文期刊服务平台提供哪些检索方法？本案例可以选择哪些检索方法？

分析：

1. 维普资讯中文期刊服务平台，累计收录中文学术期刊15 200余种，现刊9 400多种，回溯年限至1989年，部分期刊回溯至创刊年，文献总量近7 100万篇。

2. 本案例的主题概念："骨质疏松"，"筛查"，"社区"。

3. 维普资讯中文期刊服务平台提供了简单检索、高级检索、检索式检索等方法。本案例可

笔记栏

选择高级检索和检索式检索，检索途径可选择"题名或关键词""摘要"途径。

本案例，查找"社区内开展骨质疏松的早期筛查工作"方面的期刊文献，可以使用高级检索，首先确定检索概念及逻辑关系："骨质疏松 AND（筛查 OR 诊断）AND 社区"，可以限定在"题名或关键词"或者"文摘"字段，"骨质疏松"和"筛查 OR 诊断"两组检索概念比较核心，限定在"题名或关键词"字段，"社区"限定在"文摘"字段，完成检索（图 3-3-4）。

本案例，也可使用检索式检索，根据限定的字段，输入检索式："M=骨质疏松 AND M=（诊断 OR 筛查）AND R=社区"，完成检索。

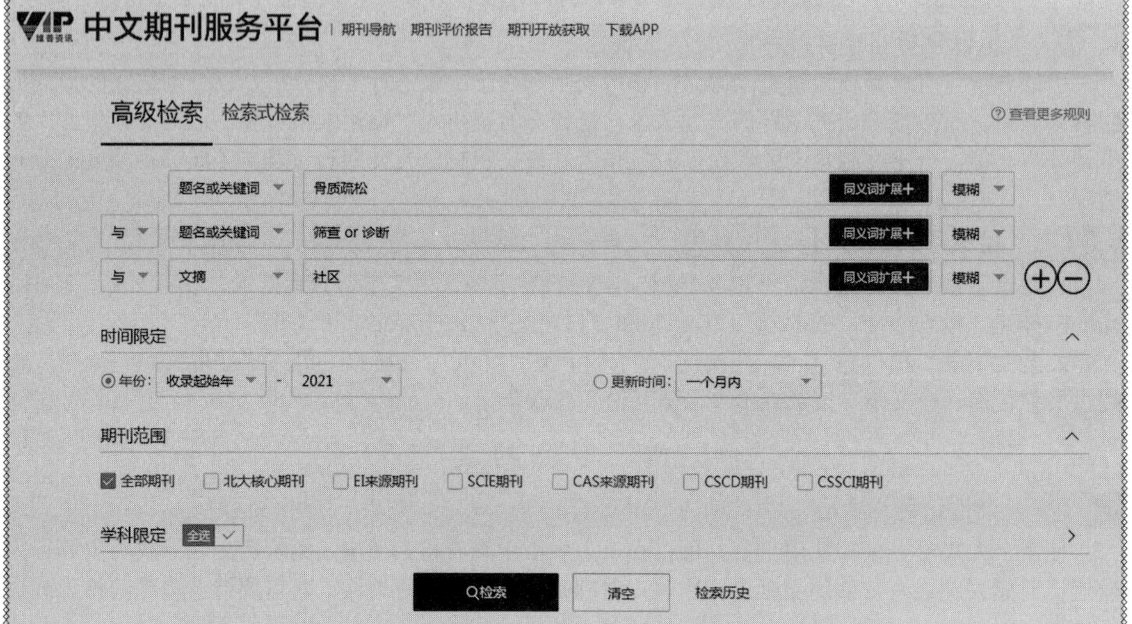

图 3-3-4　维普资讯中文期刊服务平台高级检索示例

第四节　Elsevier Science Direct

一、概　　况

ScienceDirect 是由荷兰的爱思唯尔（Elsevier）出版集团研制推出的全文数据库检索平台，通过 ScienceDirect 可以链接到 Elsevier 出版集团丰富的电子资源，包括期刊全文、单行本电子书、参考工具书、手册以及丛书等。

Elsevier 出版集团 1580 年在荷兰创立，是全球最大的科技与医学文献出版发行商之一。ScienceDirect（简称 SD）数据库是 Elsevier 公司的核心产品，自 1999 年开始向用户提供电子出版物全文的在线服务，ScienceDirect 平台上的资源分为物理科学与工程、生命科学、健康科学、社会科学与人文四个领域大类。包括化学工程，化学，计算机科学，地球与行星学，工程，能源，材料科学，数学，物理学与天文学，农业与生物学，生物化学、遗传学和分子生物学，环境科学，免疫学和微生物学，神经系统科学，医学与口腔学，护理与健康，药理学、毒理学和药物学，兽医科学，艺术与人文科学，商业、管理和财会，决策科学，经济学、计量经济学和金融，心理学，社会科学等学科。访问网址为 http://www.sciencedirect.com。查看和下载全文的范围依赖于用户所在机构的订购权限。

二、检　索　方　法

ScienceDirect 提供了浏览、简单检索、高级检索等功能。

（一）浏览

进入数据库主页的默认界面（图 3-4-1），点击上方的"Journals & Books"即可浏览该数据库收录的期刊或图书内容。可以按照出版物名称字顺或按照学科分类进行浏览。在界面右侧，显示 26

个英文字母，出版物按照名称字顺顺序进行排列，在出版物列表中，显示文献的类型、文献的出版年代以及是否开放获取资源等。在界面左侧，点击"Domain"按钮，即可显示出版物的领域类别（图 3-4-2），可以看到物理科学与工程、生命科学、健康科学、社会科学与人文四个领域大类，下设 24 个学科分类。点击学科类目名称，则显示该类出版物列表，同一学科下按出版物名字顺进行排列。

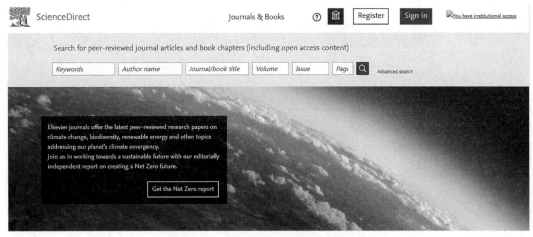

图 3-4-1　ScienceDirect 数据库浏览功能

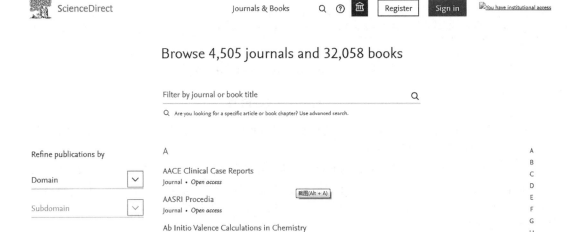

图 3-4-2　ScienceDirect 数据库出版物领域类别

（二）简单检索

将检索词设定在关键词、作者姓名、书刊名及卷、期、页码等字段快速查找文章或图像的方法（图 3-4-3）。

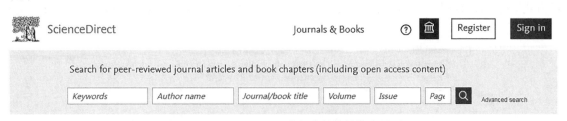

图 3-4-3　ScienceDirect 数据库的简单检索界面

（三）高级检索

点击"Advanced Search"进入高级检索界面（图 3-4-4）。高级检索界面，提供在全文中检索、检索式和 DOI 检索、刊名/书名检索、年份、作者、机构、在标题/文摘/关键词中检索、在标题中检索、在参考文献中检索、指定期刊/图书中检索等限定检索功能。

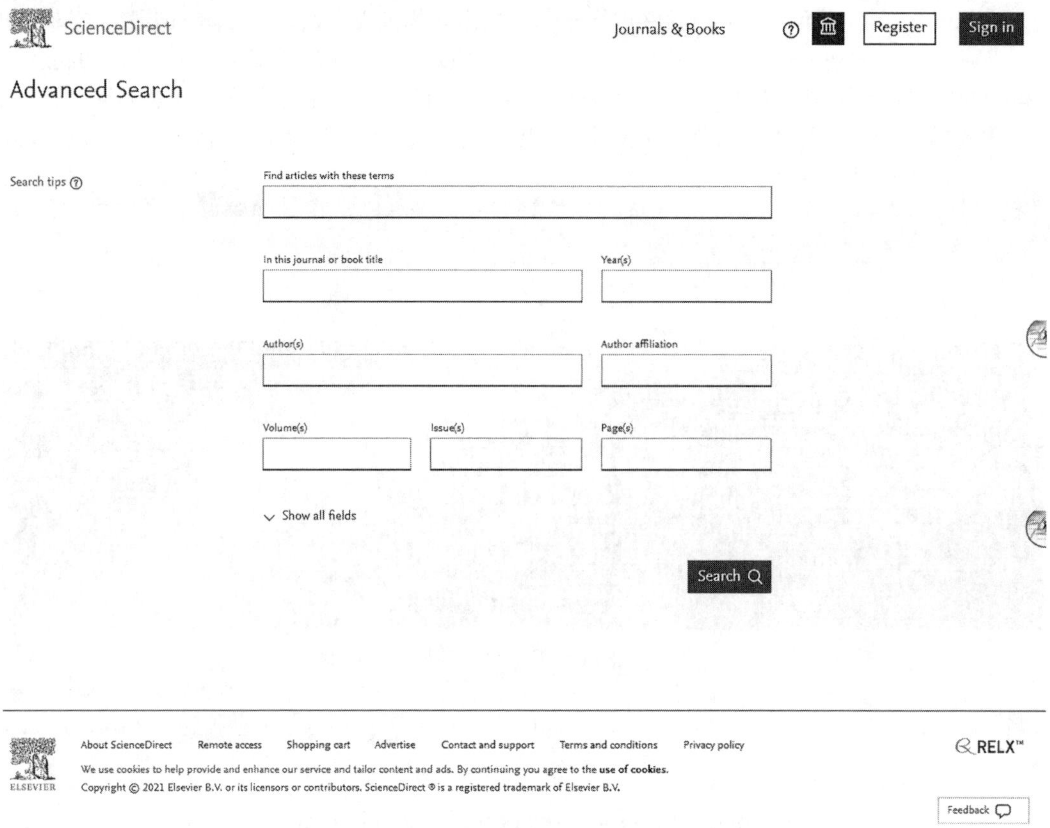
ScienceDirect
Journals & Books
Register
Sign in
Advanced Search
Search tips
Find articles with these terms
In this journal or book title
Year(s)
Author(s)
Author affiliation
Volume(s)
Issue(s)
Page(s)
Show all fields
Search
About ScienceDirect
Remote access
Shopping cart
Advertise
Contact and support
Terms and conditions
Privacy policy
RELX™
We use cookies to help provide and enhance our service and tailor content and ads. By continuing you agree to the use of cookies.
Copyright © 2021 Elsevier B.V. or its licensors or contributors. ScienceDirect ® is a registered trademark of Elsevier B.V.
ELSEVIER
Feedback

图 3-4-4　ScienceDirect 数据库高级检索界面

三、检索结果管理

检索结果可以浏览、打印、保存，题录和摘要可以批量下载，全文只能单篇下载，下载格式为 PDF 格式，在检索结果界面左上方显示结果数量。

命中文献信息包括论文题目、出版物名称、卷期、出版日期、页码、摘要、PDF 全文链接等。点击“Abstract”，则在该记录下方显示论文的摘要供快速浏览该论文的主要内容。界面每屏默认显示 25 条记录，可以根据需要选择 25 条、50 条及 100 条。系统提供批量下载全文的功能，可同时下载选中的多篇 PDF 全文。

系统可以按照相关度（Relevance）和发表时间（Date）排序检索结果（Sort by）。相关度排序是按检索词出现的频率排序，频率高的排在前面，系统默认按相关度排序。

点击论文题目链接可浏览该篇文章的详细信息，包括题目、作者、单位、文摘、DOI、内容大纲、关键词、出处和相关文献列表等，有的记录还提供 HTML 全文。点击 PDF 链接可下载浏览全文。

点击“Export”可以按设定的格式将结果输出，文件输出格式根据用户输出文章的用途可有三种方式选择，即 RIS 格式、BibTeX 格式和 Text 格式，也可以直接将检索结果输出至 RefWorks 文献管理软件（图 3-4-5）。

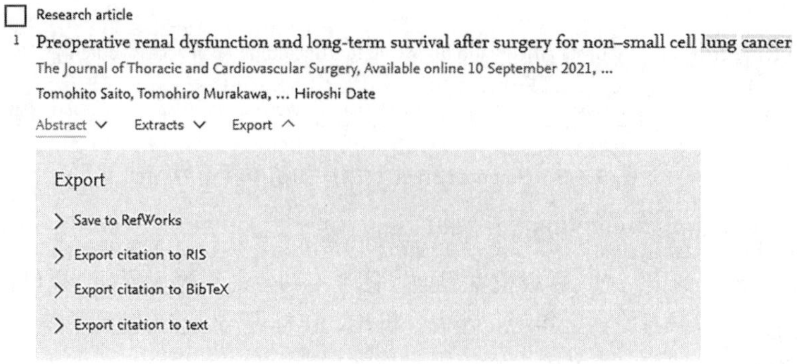
Research article
1 Preoperative renal dysfunction and long-term survival after surgery for non-small cell lung cancer
The Journal of Thoracic and Cardiovascular Surgery, Available online 10 September 2021, ...
Tomohito Saito, Tomohiro Murakawa, ... Hiroshi Date
Abstract
Extracts
Export
Export
Save to RefWorks
Export citation to RIS
Export citation to BibTeX
Export citation to text

图 3-4-5　ScienceDirect 数据库结果输出界面

笔记栏

四、个性化功能与服务

Elsevier Science Direct 平台为用户提供免费注册个人账号的功能。在主页点击 Sigh in，打开登录界面后，原有用户直接输入用户名、密码即可登录，初始用户需要进行注册，按要求输入相关信息后即可申请到个人账户。登录个人账户后，可以查看我的检索历史（My search history）、我的阅读历史（My reading history），对感兴趣的期刊进行追踪（Manage alerts）及修改密码（Change password）等（图 3-4-6）。

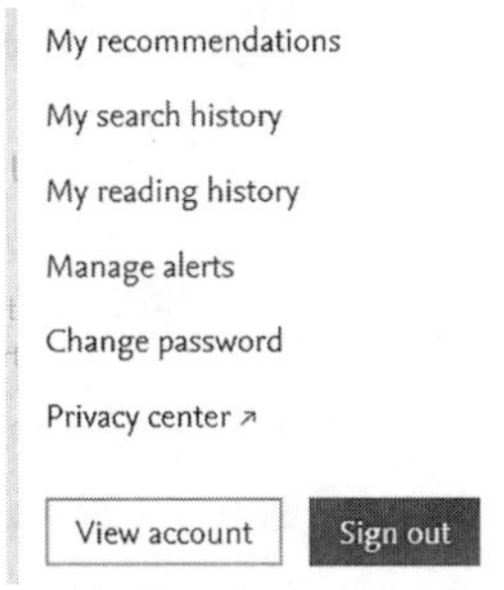

My recommendations

My search history

My reading history

Manage alerts

Change password

Privacy center ↗

View account　Sign out

图 3-4-6　ScienceDirect 数据库个人账户界面

案例 3-4-1

在 ScienceDirect 数据库检索北京大学在 2015～2021 年发表的标题、文摘、关键词中包含肾肿瘤的文章（Renal tumor）。

分析过程：该课题包含以下检索条件，文章发表的年代为 2015～2021 年；文章的作者单位为北京大学；标题、文摘、关键词中包含肾肿瘤；需要使用数据库的高级检索功能进行检索。

检索过程：点击"Advanced Search"进入高级检索的界面，"Author affiliation"一栏输入"Peking University"，"Year（s）"一栏输入"2015-2021"，"Title, abstract or author-specified keywords"一栏输入"Renal tumor"，点击"Search"即可获得检索结果（图 3-4-7）。

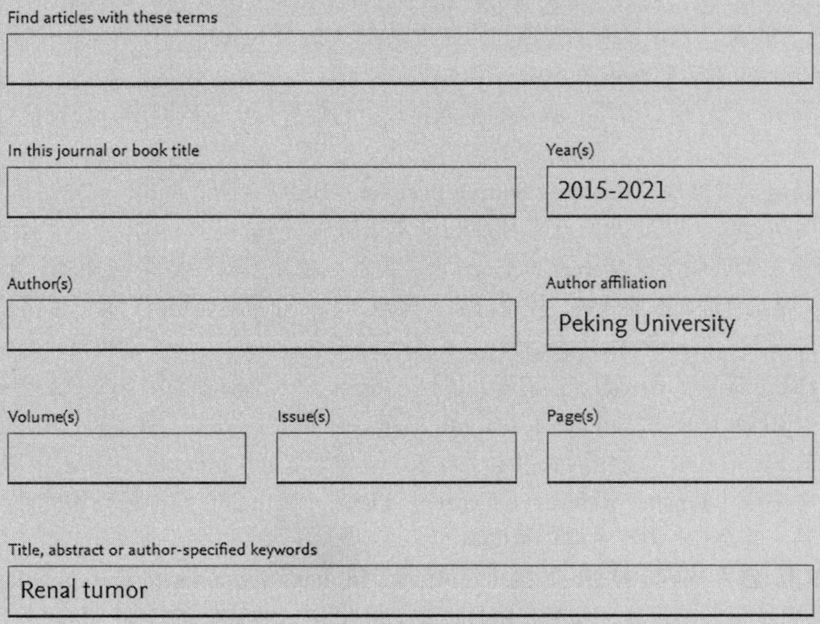

Find articles with these terms

In this journal or book title　　　　　　　　　　Year(s)

2015-2021

Author(s)　　　　　　　　　　　　　　　　　Author affiliation

Peking University

Volume(s)　　　　　Issue(s)　　　　　Page(s)

Title, abstract or author-specified keywords

Renal tumor

图 3-4-7　ScienceDirect 数据库检索案例

第五节　EBSCOhost

一、概　　况

EBSCO 公司是全球最大的集成数据库出版商和期刊代理商，提供纸本、电子期刊和图书的国际订购服务及数据库出版服务。EBSCOhost 是 EBSCO 研制推出的综合性检索平台，数据库内容涉及理、工、农、医等多个学科，有近 60 个数据库，其中全文数据库 10 余个（图 3-5-1）。

EBSCO 数据库主要包括以下内容。

1. 综合学科全文数据库（Academic Search Premier，ASP） 收录了 17 900 多种期刊的索引及

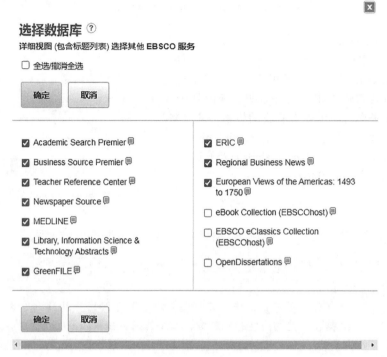

图 3-5-1　EBSCOhost 数据库主页

摘要，提供 4 700 多种全文期刊，还包括 370 多种非期刊类全文出版物（如书籍、报告及会议论文等）。特别的是 ASP 有 1 800 多种全文期刊同时收录在 Web of Science 中，2 800 多种全文期刊同时收录在 Scopus 内。主题范畴涵盖多元化的学术研究领域，如物理、化学、航空、天文、工程技术、教育、法律、医学、语言学、农学、人文、信息科技、通信传播、生物科学、公共管理、社会科学、历史学、计算机、军事、文化、健康卫生医疗、艺术、心理学、哲学、国际关系、各国文学等。

2. 商管财经全文数据库（Business Source Premier，BSP）　收录 6 700 多种期刊索引摘要，提供 2 160 多种期刊全文，以及 28 000 多种非刊全文出版物（如案例分析、专著、国家及产业报告等），400 多种全文期刊收录在 Web of Science 内。主题范畴涵盖商业相关领域的议题，如金融、银行、国际贸易、商业管理、市场行销、投资报告、房地产、产业报道、经济评论、经济学、企业经营、财务金融、能源管理、信息管理、知识管理、工业工程管理、保险、法律、税收、电信通信等。

3. MEDLINE　提供了有关医学、护理、牙科、兽医、医疗保健制度、临床前科学及其他方面的权威医学信息。MEDLINE 由 National Library of Medicine 创建，采用了包含树、树层次结构、副标题及展开功能的 MeSH（医学主题词表）索引方法，可检索 5 400 多种流行生物医学期刊中的引文。

4. 教师参考中心（Teacher Reference Center，TRC）　提供 280 多种最畅销的教师和管理者期刊的索引和摘要，旨为专业教育者提供帮助。

5. 图书馆信息科学与技术文摘（Library，Information Science & Technology Abstracts，LISTA）　主题涵盖图书馆管理、分类、编目、文献计量学、网络信息检索、信息管理等。收录的内容最早可追溯至 20 世纪 60 年代中期。对 500 多种核心期刊、500 多种优选期刊和 125 种精选期刊及书籍、调查报告、记录等进行了索引。

6. 环境保护（GreenFILE）　提供人类对环境所产生的各方面影响的深入研究信息。其学术、政府及关系到公众利益的标题包括全球变暖、绿色建筑、污染、可持续农业、再生能源、资源回收等。本数据库提供近 1 000 000 条记录的索引及摘要，以及 15 000 多条记录的 Open Access 全文。

7. 教育资源信息中心（Education Resource Information Center，ERIC）　提供了教育文献和资源。数据库中包含超过 130 万条记录。

8. 地区商业报纸（Regional Business News）　提供美国城市和乡村的 244 种商业期刊及报纸和新闻。数据库每日更新。

9. 电子图书（eBook Collection）　EBSCO 电子图书涉及学科广泛，如商业与经济、计算机科学、教育、工程与技术、历史、法律、数学、哲学、心理学、政治学、社会学、艺术与建筑等。

二、检　索　方　法

　　EBSCOhost 提供跨库检索的功能，也可单独选择相应子库进行检索，检索界面基本一致。中国用户访问的远程服务器检索界面目前为汉化版本，直观易懂，便于普通用户的使用。本部分以 Academic Search Complete 为例说明 EBSCOhost 的使用方法。

　　EBSCOhost 主要提供基本检索、高级检索、出版物浏览、图像检索、索引检索及各个子库提供的有针对性的主题检索等检索功能，还提供个性化服务，用户注册账号后可以保存并调用以往的检索历史记录、创建电子邮件快讯或 RSS 以及远程访问用户保存的检索结果。

▐ （一）基本检索

　　基本检索界面由一个检索输入框构成，输入框中的检索词可以是单词或词组。通过检索框下方的"检索模式和扩展条件"可进行逻辑检索和检索范围的选择。检索模式选择默认选项的"布尔逻辑/词组"是指支持布尔运算检索或词组精确检索；"查找全部检索词语"是指对输入的检索词自动进行逻辑"与"运算；"查找任何检索词语"是指对输入的检索词自动进行逻辑"或"运算；"智能文本检索"允许用户输入尽可能多的检索文本，如词组、句子、篇章或全部页面，系统自动分析用户输入的内容，从中提炼主题概念进行检索，是一种智能化检索模式。

　　限制结果选项中，可以对是否有全文或参考文献、是否是同行评审期刊、出版日期范围、页码、图像图表等进行限定。针对不同的子库还可以有不同的限定方法，如语言、出版物类型、文献类型等多种限定方法（图 3-5-2）。

图 3-5-2　EBSCOhost 数据库基本检索界面

▐ （二）高级检索

　　高级检索界面（图 3-5-3）自动提供 3 个检索输入框和展开的检索选项，每个输入框的使用方法与基本检索输入框中的使用方法完全相同。用户还可以点击"添加行"命令根据实际需要任意添加检索输入框。检索模式和扩展条件与基本检索基本一致。

▐ （三）图像检索

　　点击任何界面顶端的"图像"即可进入图像检索界面。图像检索界面与基本检索界面相似，只是在检索输入框下方限制结果的选项中可以将检索结果进行图像类型的限定。图像检索分为图像搜索（Image Collection）和图像快速查看（Image Quick View Collection）2 种方式，图像搜索用于检索文献中的人物照片、自然科学照片、地图、地点照片、历史照片、国旗等几个方面的图像；图像快速查看是检索文献中的缩略图表等，检索结果图像类型可以细分为黑白或彩色照片、图形、图表、插图、地图等。

▐ （四）出版物浏览

　　点击任何界面顶端的"出版物"工具按钮，即可进入相应子库出版物浏览界面，可以按照刊名字顺浏览数据库收录的所有期刊，也可以输入检索词，选择"按字母顺序"、"按主题和说明"或"匹

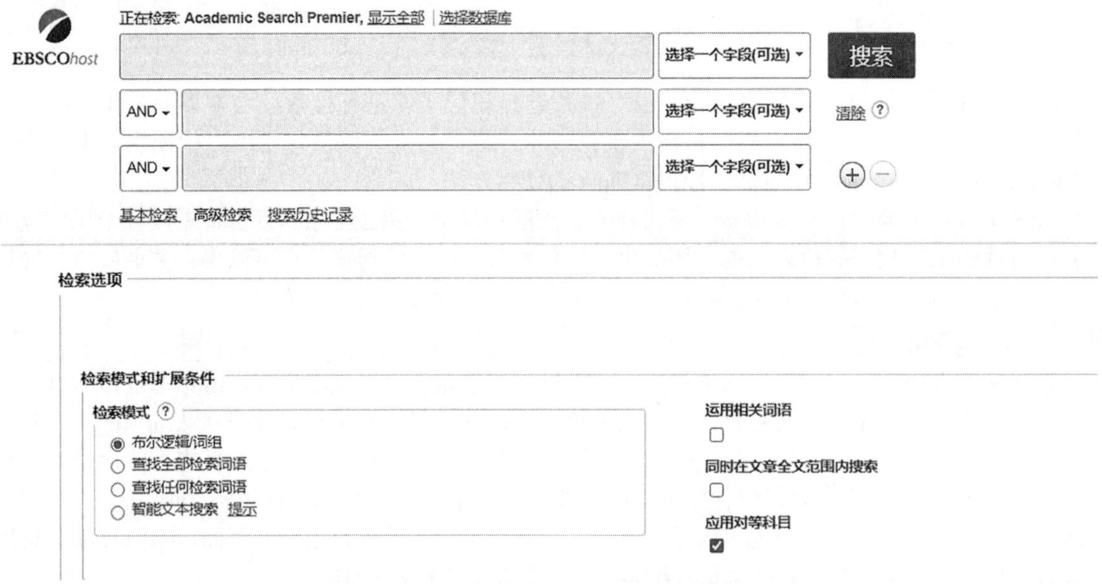

图 3-5-3 EBSCOhost 数据库高级检索界面

配任意关键字"进行检索，查找所需的期刊。每种期刊都提供了期刊名称、收录文献书目记录的起止年代、全文记录的起止年代及全文的格式；点击期刊名称链接可以查看期刊的详细出版者信息，并在期刊详细信息界面的右侧提供具体年卷期的链接，打开之后可以查看具体文献信息及全文下载。

（五）索引检索

在基本检索或者高级检索界面点击左上方的"更多"，在下拉菜单中选择"索引"，即可进入索引检索界面。系统提供著者（Author）、入库时间（Entry Date）、期刊名（Journal Name）、主题词（Subject Terms）、语种（Language）等 18 个词的检索词索引。在"浏览索引"框的下拉窗口中选择一种索引字段，点击"浏览"，显示出相应的索引词及其在数据库中命中的文献记录数，浏览该索引，选择一个或多个检索词，并选择逻辑算符，然后点击"添加"，检索词被添加到检索框中，点击"检索"，获得检索结果。

三、检索结果管理

（一）显示检索结果

检索界面执行检索之后，系统自动在检索词输入框的下方显示检索结果。检索结果可以按照出版时间和相关度排序，文献记录显示格式可以通过"页面选项"进行设置。将鼠标放到预览图标上面，可以查看摘要。点击每条记录的题名链接可进入该篇文献的详细记录界面，通过详细记录界面可以对该篇文献进行打印、保存、发送 Email、查看引文、导出至文献管理软件、添加至文件夹、添加注释、添加标签、查看永久链接、打开 PDF 全文，还可以使用智能文本搜索查找的相似结果，即该篇文献的相似文献。

（二）输出检索结果

检索结果显示界面中，可以将检索结果添加至文件夹；创建电子邮件快讯或 RSS；建立该检索的永久链接。也可以对文献进行打印、保存为文件、发送 Email 或输出到文献管理软件；单篇文献可以下载保存或打印全文。

四、个性化功能与服务

EBSCOhost 数据库提供全文翻译功能，打开 HTML 显示的全文，在文献上方有"翻译"按钮，可以对原文语种进行翻译，比如英文翻译成中文。

利用 MY EBSCOhost，可以创建免费的个人文件夹，用户在现有的检索中扩展对检索结果的利用。个人文件夹简便易创建，而且任何用户都可以利用 EBSCOhost 平台创建。点击工具栏上的"登录"，在这个界面点击"创建新账户"，填写完相应内容点击提交即可。MY EBSCOhost 用户可以在文件夹中储存图片、视频、搜索链接、检索条件记录、搜索快讯等。从个人文件夹中，用户可以打印、发邮件、保存、导出检索结果，包括图片和视频等。

案例 3-5-1

　　利用 EBSCO 数据库，检索 2012～2021 年间在 *Nature Medicine* 杂志上面发表的有关"肺癌"方面的外文文献全文。

　　分析过程：该课题包含以下检索条件，文章发表的年代为 2012～2021 年；文章发表的期刊名称为"nature medicine"；文章的关键词中包含肺癌；语种为英文，需要有全文。

　　检索过程：利用基本检索和高级检索功能均可获得相应的检索结果。首先，进入基本检索界面，选择 MEDLINE 数据库；出版日期限定栏将年月设定为"2012.01-2021.12"，出版物名称一栏输入"nature medicine"，检索词输入框一栏输入"Lung cancer"，限制结果选中全文，点击"搜索"即可获得检索结果（图 3-5-4）。

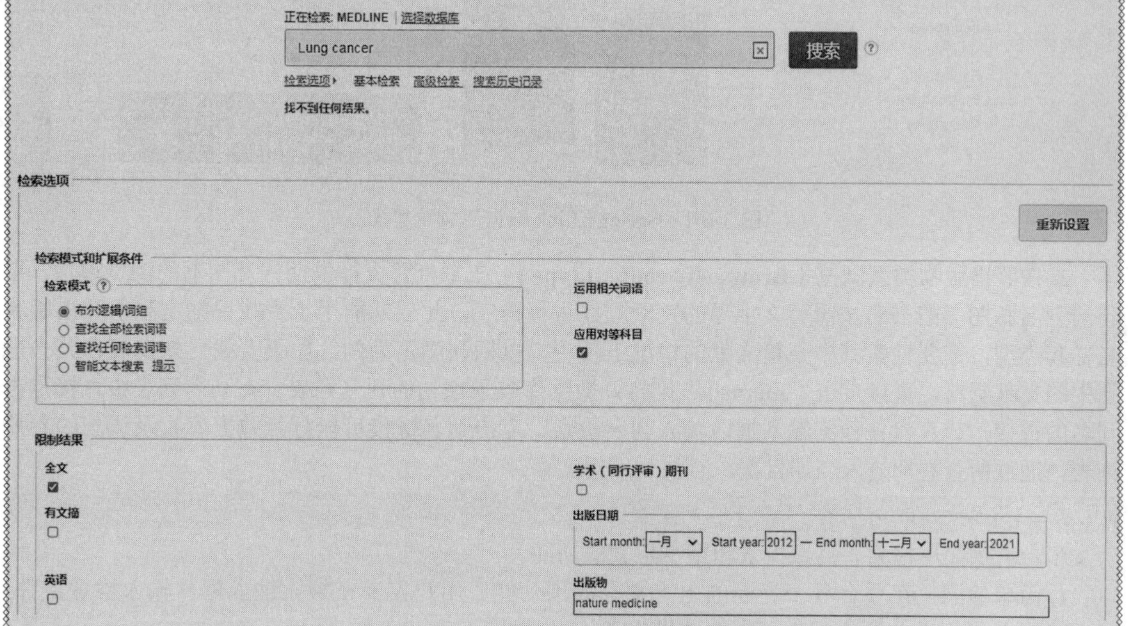

图 3-5-4 EBSCOhost 数据库检索案例

第六节 SpringerLink

一、概 况

　　SpringerLink 数据库由德国施普林格（Springer）出版社出版，Springer 成立于 1842 年，是目前全球最大的科学、技术和医学图书出版商之一。通过与世界各地 300 余家学术学会和专业协会的合作，提供一系列的在线产品和服务。Springer 每年还出版 1 900 余种学术期刊和 3 500 种新书。2004 年底，Springer 与 Kluwer Academic Publisher 合并。现在，SpringerLink 数据库提供包括原 Springer 和原 Kluwer 出版的全文期刊、图书、科技丛书和参考书的在线服务。具体学科涉及数学、物理与天文学、化学、生命科学、医学、工程学、计算机科学、环境科学、地球科学、经济学、法律。Springer 的电子期刊、电子图书、电子参考工具书和电子丛书均可通过 SpringerLink 平台访问。

二、检 索 方 法

　　SpringerLink 平台提供浏览及检索功能，并且可以在先得到一个较为宽泛的检索结果后，再按照主题、期刊来源、语种、出版时间等检索条件进行筛选，直至检索到所需文献。

（一）浏览

　　系统提供了按照学科分类浏览和按照出版物类型浏览。

　　1. 按照学科分类浏览（Browse by discipline） 学科分类浏览在平台主页的左侧（图 3-6-1）。平台资源分成 24 个学科大类，通过学科名称链接至文献列表。利用在文献记录列表左侧所提供的二次检索功能（Refine Your Search），用户可通过主题、出版物名称、文献类型、原文语种等对浏览结果进行筛选。

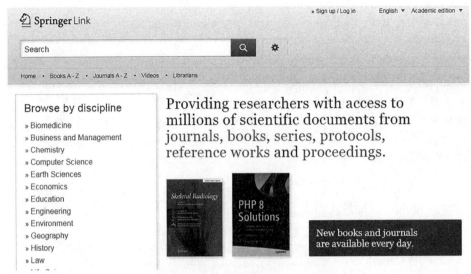

图 3-6-1　SpringerLink 数据库浏览界面

2. 按照出版物类型浏览（Browse by content type）　在平台首页提供期刊及图书的浏览选项，期刊的刊名和图书的书名按照英文字母的字顺顺序进行排序，此项功能用于查找已知文献所在出版物名称和类型，需要检索其中某篇文献的情况下使用。以期刊浏览为例，如果查找已知发表在某一期刊中的文献资料，直接点击"Journals"则打开数据库收录期刊的刊名列表。在刊名列表中直接点击刊名的链接，或直接在检索输入框内输入刊名检索。点击刊名链接可以打开数据库收录该刊的卷期列表，通过所查卷期进入当期目次，查找到所需文章。

（二）检索

平台提供简单检索、高级检索和指令检索的功能。

1. 简单检索　在平台各个界面的上方都有此项功能。用户仅需在检索输入框内输入检索条件，点击"Go"即可获得所查文献记录的结果列表。

2. 高级检索　点击简单检索输入框右侧的齿轮图标，选择"Advanced Search"即可进入高级检索界面。在高级检索界面中系统提供了包括篇名（where the title contains）、著者/编者（where the author/editor is）、出版时间等字段的输入框，以达到精确检索的目的。此外，高级检索还提供了逻辑检索和词组检索的输入框，"with all of the words"进行逻辑"与"运算，"with the exact phrase"进行词组检索，"with at least one of the words"进行逻辑"或"运算，"without the words"进行逻辑"非"运算。

3. 指令检索　在简单检索框内直接输入各种运算符构建的较为复杂的检索表达式，让检索结果更为精确。检索表达式中可以使用布尔算符 AND、OR、NOT，分别表示逻辑"与"、逻辑"或"及逻辑"非"，运算顺序为 NOT、OR、AND，可以用括号改变顺序。如果输入 2 个以上检索词，词之间使用空格，系统默认的逻辑关系是 AND。加入检索词组或短语，需要加上引号，确保该词组或短语作为一个整体来参与逻辑关系运算。检索系统支持位置检索符"NEAR"，表示两词相隔不超过 10 个词。可以使用英文双引号进行词组检索，如"liver cancer"。本检索系统支持通配符检索，使用"*"代表零个或若干个字符，"？"代表一个字符。

三、检索结果管理

检索完成后检索结果以文献题录列表的形式列出，每一条检索结果前面都标明了其文献类型，如 Article、Chapter、Book 等。凡是有全文下载权限的，在条目下面会有"Download PDF"的链接。检索结果可按照相关度、出版时间升序或降序排列。系统默认按照相关度进行排序。检索结果可以进行精细化筛选，可以按照出版日期、全文访问权限、文献类型、学科、语种等进行限定。

点击任意一条题录的标题，可以进入该条记录的详细内容界面。如果是一篇期刊文章或某一图书章节，则界面中显示该文献的出处、DOI、文献类型、标题、作者、摘要、关键词等信息，并提供 PDF 全文下载、相关文献、参考文献等的链接；如果是一种期刊，则界面中显示期刊最近一期发表的文章目录、该期刊的编辑出版单位、ISSN 号以及是否开放存取等出版信息，并提供特定卷期的搜索框和浏览全部卷期的命令；如果是一种图书，则显示该书的著者、章节目录、ISSN 等信息。

SpringerLink 平台的题录可以批量下载也可以单篇下载，全文只能单篇下载。点击文献题录列表上方的下箭头标识可以输出文献题录信息，文件格式为 CSV，每次最多可输出 1000 条文献题录数。

四、个性化功能与服务

SpringerLink 平台为用户提供免费注册个人账号的功能。在主页点击"Sign up/Log in"，打开登录界面，原有用户直接输入用户名、密码即可登录，初始用户需要进行注册，按要求输入相关信息后即可申请到个人账户。登录个人账户后，可以进行个性化订阅（图 3-6-2）。

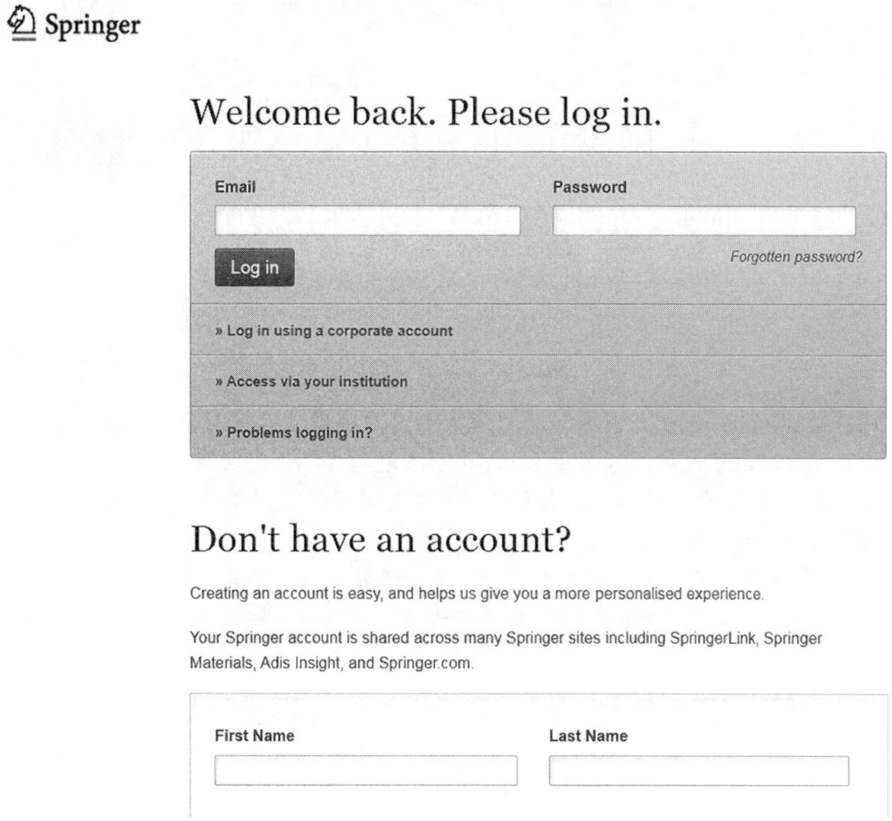

图 3-6-2　SpringerLink 数据库个人账号注册界面

案例 3-6-1

　　某位肝病科医生想了解国外近年来关于替比夫定在慢性乙肝治疗的临床应用中采用的治疗方案、耐药的监控与管理等研究情况，并需要获取全文。

　　分析过程：该课题包含以下检索条件。药物名称替比夫定（telbivudine，LdT）；疾病名称慢性乙型肝炎（chronic hepatitis B，CHB）和病毒名称乙型肝炎病毒（hepatitis B virus，HBV）。该读者要获取国外的相关文献，有多个外文数据库可以选择，作为一个全文数据库，SpringerLink 平台提供免费检索、浏览文献题录、摘要服务，只是在获取全文时才涉及权限问题，是一个不错的选择。故可以利用 SpringerLink 平台的检索功能完成检索。为了查全，每个概念的全称和缩写都要用来检索，全称和缩写之间为逻辑"与"的关系，为了保证系统不将短语拆成单词进行检索，需要采用强制检索，因此检索表达式设计为：telbivudine or LdT and "chronic hepatitis B" or CHB or "hepatitis B virus" or HBV。像这种涉及主题概念较多、每个概念又有多种表达形式、概念之间逻辑关系复杂的检索要求，即使高级检索功能也难以胜任，建议采用指令检索的方式。

检索过程：打开检索界面，在检索词输入框中输入检索表达式：telbivudine or LdT and "chronic hepatitis B" or CHB or "hepatitis B virus" or HBV，点击搜索按钮即可获得检索结果，点击题录下面的 Download PDF 即可下载全文（图 3-6-3）。

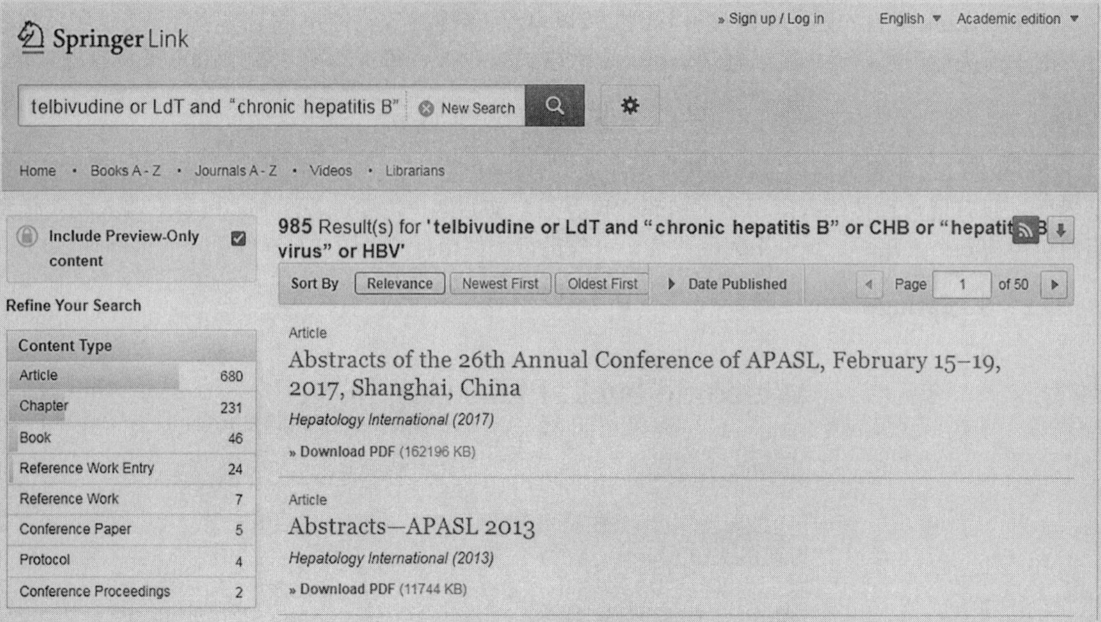

图 3-6-3　SpringerLink 数据库检索案例界面

本例也可使用 PubMed 进行检索，得到的检索结果会带有出版机构的标志，并链接到相应的数据库或网站。可通过链接到 SpringerLink 平台的题录文摘信息获取到全文。像本例中的 3 个概念均有全称和缩写两种表达形式，需要一一列举才能尽可能地查全。而 PubMed 检索，可以利用其辅助工具 Mesh 词表进行主题词检索，以求得较好的查全率和查准率。这种将书目数据库 PubMed 和全文数据库 SpringerLink 互相配合检索并获取文献的方式，既可以发挥 PubMed 数据库强大的检索功能，避免因 SpringerLink 本身检索功能局限而漏检，又可以方便地获取全文。

第七节　ProQuest Health & Medical Collection

一、概　　况

ProQuest Health & Medical Collection（PHMC）是由美国 ProQuest 公司出版的网络全文期刊论文数据库，通过 ProQuest 平台为用户提供服务，检索方法简单快捷，并提供多种语言的翻译功能。该数据库收录了 4 500 多种专业期刊，提供基础医学、临床医学、公共卫生方面的专业论文，主题领域包括解剖学、生理、生物化学、药理、微生物学、免疫学、寄生虫学、病理、传染病、心血管疾病、肌肉骨骼疾病、呼吸疾病、血液病、淋巴疾病、消化系统疾病、泌尿生殖系统疾病、内分泌疾病、神经系统疾病、精神病学、手术、妇科、产科、皮肤科、儿科、老年病学、牙科、耳鼻喉科、眼科等。

二、检索方法

PHMC 提供了简体中文的检索界面，读者可以根据自己的需要选择中文、英文或其他语种的检索界面。该检索平台提供基本检索、高级检索和出版物检索等途径（图 3-7-1）。

（一）基本检索

检索词输入框中可以输入单个检索词或短语或检索式，系统默认在全部字段中进行检索。基本检索还可以在表达式中限定字段检索，如 TI（prevention and control）表示获取标题字段中含有 prevention 与 control 的文档。系统还可以限定在全文文献、同行评审或学术期刊中进行检索。

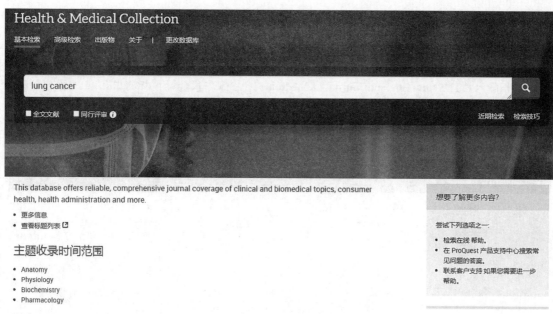

图 3-7-1　PHMC 数据库检索界面

（二）高级检索

高级检索比基本检索更为全面，除基本检索能实现的检索功能外，还提供多个检索输入框、字段限制选择和逻辑组配。检索选项可以选择限定条件、出版日期、MeSH 主题词、年龄段、出版物类型、文档类型、语言等内容。高级检索中"以引文查找全文"可以以引文信息快速查找文档。"命令行"检索相当于专业检索，用户使用命令行语法构建检索表达式进行检索。"查找相似内容"能够在用户输入的文本中识别关键词，并使用它们检索相关文档。

（三）出版物检索

出版物检索界面列出了当前数据库中的所有出版物。可以按标题字母浏览期刊，使用右侧栏"收窄出版物列表"范围下的筛选器根据关注焦点或内容确定特定出版物类型、出版物主题、语言、出版商和数据库等。

三、检索结果管理

（一）检索结果显示

检索结果界面显示检索结果数量、检索结果列表和结果聚类分析等信息。在当前结果界面上方重新输入检索词，可进行"重新检索"。检索结果可以依据相关性、出版日期进行排序。通过界面右下方选择全文文献、同行评审、出版物类型等条件缩小检索结果。界面右侧还可以对检索的结果按照"一级学科"、"发表年度"、"出版物类型"、"出版物名称"及"文档类型"等进行聚类分析。

（二）检索结果输出

系统提供多种结果输出方式，有查看（包括"详细查看"和"查看 PDF 全文"两种）、发送电子邮件、保存检索结果列表（保存文件格式为.xls）等方式。

四、个性化功能与服务

PHMC 提供个性化设置，可以保存、管理和组织用户在 ProQuest 中发现和创建的内容和辅助材料。在"我的检索"中有文档、图和表、检索、提醒、RSS、标签、共享列表、检索插件、账户等内容。进行个性化设置需用户免费注册个人账户。

> **案例 3-7-1**
>
> 　利用 ProQuest Health & Medical Collection 数据库检索杂志 *The New England Journal of Medicine* 在 Dec 9, 2021; Vol. 385 (24) 这一期发表的所有论文。

笔记栏

分析过程：PHMC 提供了出版物检索的功能，可以输入期刊刊名进行检索，也可以按照字顺顺序，去浏览 T 开头的期刊信息。

检索过程：打开基本检索界面，点击页面上方的出版物，进入出版物检索的界面。在检索词输入框输入"The New England Journal of Medicine"，检索字段选择"标题中"，点击检索按钮，即可进入该期刊的界面（图 3-7-2）。进入期刊界面后，在"选择一期以查看"功能栏下，可以对期刊的年卷期进行选择。选中 Dec 9, 2021; Vol. 385 (24)，点击"查看期刊"，即可获取该期期刊的文献信息。

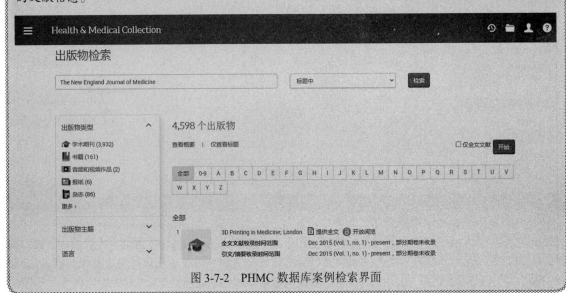

图 3-7-2　PHMC 数据库案例检索界面

第八节　其他外文全文数据库

一、Wiley Online Library

（一）概况

John Wiley & Sons 出版公司于 1807 年在美国创建，是知名的学术出版商。其在线多学科资源平台 Wiley Online Library 覆盖了生命科学、健康科学、自然科学、社会与人文科学等全面的学科领域。

（二）检索方法

该数据库提供了按出版物主题浏览、字顺浏览、简单检索和高级检索 4 种检索功能。该数据库按学科分成 17 个学科主题，主题下细分专题，共 127 个专题，点击主题或专题名称，则进入浏览界面。点击主页下方的"Browse All Titles"，则可浏览该数据所有的出版物，并可直接按照字顺顺序进行浏览。在主界面的检索词输入框中输入检索词，即可进行简单检索。点击"Advanced Search"，则进入高级检索界面。高级检索功能提供多个检索词输入框，输入检索词后，可进行字段限定检索，检索词之间可进行逻辑运算，还可进行时间范围的限定（图 3-8-1）。

（三）检索结果管理

1. 检索结果的显示　检索结果以文献题录列表的形式列出，可以选择按相关度或出版日期排序。点击文献题目链接，可进入文献细览界面。

2. 检索结果的输出　点击文献题录列表的"Export Citation"选项，可以将选中的题录输出保存。用户可以在免费注册后获得 Wiley Online Library 提供的 RSS 订阅、跟踪提醒等个性化服务。

二、Science Online

Science Online 由美国科学促进会（American Association for the Advancement of Science，AAAS）出版，提供 *Science* 周刊、*Science Signaling* 等在线电子期刊及相关科学新闻如 *Science Now*（《今日科学》）等内容。

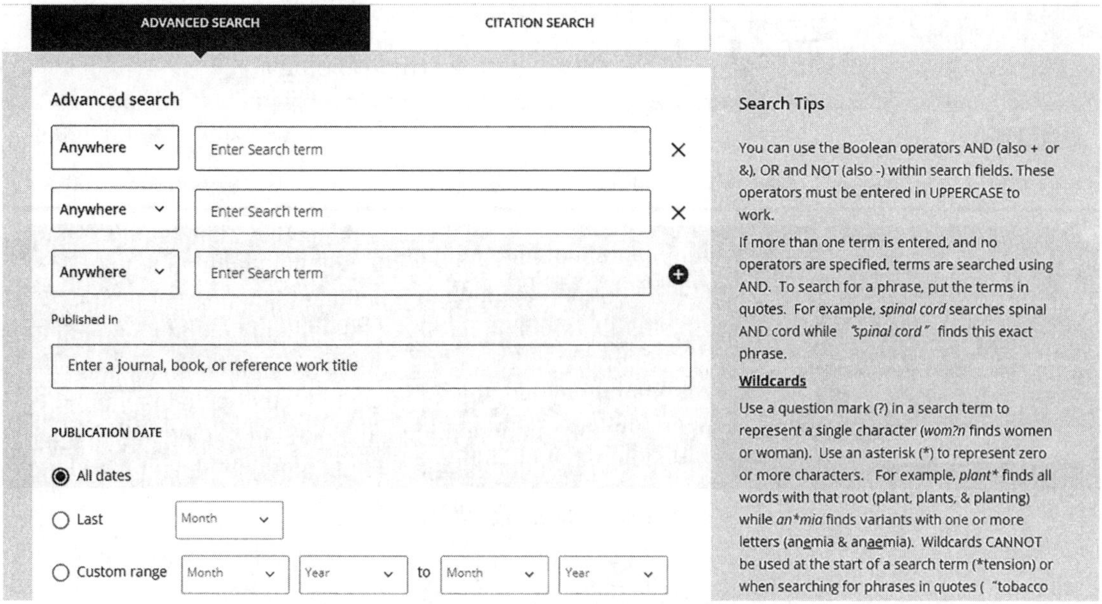

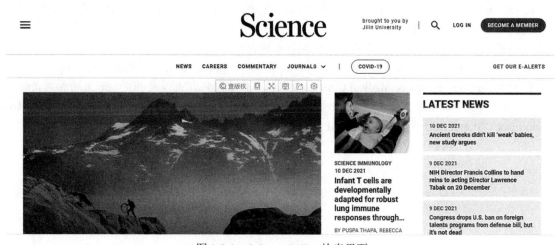

图 3-8-1　Wiley Online Library 数据库高级检索界面

Science 周刊创刊于 1880 年，是在国际学术界享有盛誉的综合性科学周刊，它是 Science Online 最主要的部分，每周出版，每年出版 51 期。*Science* 现在有 15% 的内容通过 Science Express 预先出版，平均每周 3 篇。6～8 周后，这些文章将以在线和纸本形式同时出现在 *Science* 周刊上（图 3-8-2）。

图 3-8-2　Science Online 检索界面

Science Now（《今日科学》）是 *Science* 周刊的新闻组，每日为网上用户提供有关科研成果或科学政策的最新消息。这些消息短小精练，使读者花不多的时间就能及时了解世界各地各科研领域的最新进展。

三、Nature

Nature 是世界上最著名的科技期刊之一，是在英国发表的周刊，创刊于 1869 年，涵盖各学科领域，已连续 10 年名列多学科领域影响因子排名第一。*Nature* 期刊一直致力于出版最优质的、在科学技术各领域经同行评审的研究成果，贯彻并坚持其原创性、重大性、跨学科影响力、时效性、读者亲和力，发表全球最前沿的学术成果。Nature 主站点不仅提供相关电子全文，还可以浏览所有期刊的出版、投稿信息、最新热点文章介绍等，并提供多种检索途径，可按学科领域分类浏览查询所有 NPG 出版物的内容（图 3-8-3）。

nature

View all journals   Search   Login

Explore content ∨   About the journal ∨   Publish with us ∨   Subscribe   Sign up for alerts   RSS feed

Your Privacy

We use cookies to make sure that our website works properly, as well as some 'optional' cookies to personalise content and advertising, provide social media features and analyse how people use our site. By accepting some or all optional cookies you give consent to the processing of your personal data, including transfer to third parties, some in countries outside of the European Economic Area that do not offer the same data protection standards as the country where you live. You can decide which optional cookies to accept by clicking on 'Manage Settings', where you can also find more information about how your personal data is processed. Further information can be found in our privacy policy.

Accept All Cookies   Manage Preferences

图 3-8-3   Nature 检索界面

思 考 题

1. 中国知网主要提供了哪些检索方法？

2. 利用中国知网检索《中华内科杂志》的期刊信息，写出其 ISSN 号、CN 号及出版地。

3. 利用中国知网检索清华大学职工所发表的期刊文献。

4. 万方数据知识服务平台的检索途径有哪些？

5. 维普信息资源系统的期刊数据库中提供了哪些检索方法？

6. 利用 Elsevier Science Direct 平台检索 2020 年发表的 *KRAS* 基因突变与结直肠癌关系的相关全文（要求文章的标题中含有 *KRAS*）。

7. 利用 EBSCOhost 数据库检索瘦素与肥胖关系的相关全文。

8. 利用 SpringerLink 数据库检索近 3 年高血压与心肌纤维化相关关系研究方面的文献。

9. 利用 ProQuest Health & Medical Collection 数据库检索类风湿关节炎并发心肌炎的相关文献。

10. 利用 Wiley Online Library 数据库检索题目为 "Human natural Treg microRNA signature: Role of microRNA-31 and microRNA-21 in FOXP3 expression" 的文献全文。

第四章 文摘型数据库

文摘型数据库是以单篇文献为记录单元，对其收录的一次文献（期刊论文、会议论文、专利文摘、学位论文和技术报告等）的外部特征（题名、作者、来源等）、内容特征（主题词、分类号、关键词等）进行著录和标引，提供题录和文摘等二次文献信息的数据库。文摘数据库收录信息全、检索功能强、更新迅速、专业性强，并且随着计算机技术、语言学以及人工智能技术的发展，在资源集成、检索技术、全文链接及个性化服务方面的功能不断完善，成为系统检索科研信息的首选检索工具。

每个文摘型数据库的收录范围、检索方法和结果处理各有特色，只有充分了解各个数据库的特色功能，才能高效地利用这一类检索工具。本章将介绍常用的生物医学文摘型数据库及其检索方法。

第一节 中国生物医学文献服务系统

一、概 况

中国生物医学文献服务系统（SinoMed）由中国医学科学院医学信息研究所开发研制，2008 年 7 月首次上线服务，是集文献检索、引文检索、开放获取、原文传递及个性化服务于一体的生物医学中西文整合文献服务系统。SinoMed 由 5 个子库构成，各子库的收录范围及特点介绍如下。

1. 中国生物医学文献数据库（CBM） 收录 1978 年至今我国出版的生物医学学术期刊 2900 余种，其中 2019 年在版期刊 1890 余种，文献题录总量 1080 余万篇。全部题录均根据美国国立医学图书馆最新版《医学主题词表》（MeSH）（中译本）、中国中医研究院中医药信息研究所《中国中医药学主题词表》进行主题标引，并根据《中国图书馆分类法·医学专业分类表》进行分类标引，同时对作者、作者机构、发表期刊、所涉基金等进行规范化加工处理；2019 年起，新增标识 2015 年以来发表文献的通讯作者，全面整合中文 DOI（数字对象唯一标识符）链接信息，以更好地支持文献发现与全文在线获取。CBM 数据库建库早、收录面广，并且与 PubMed 数据库具有良好兼容性，它具有检索入口多、检索方式灵活，以及主题、分类、期刊、作者等多种词表辅助查询功能，可获得良好的查全率和查准率，是目前我国查找中文生物医学文献的首选数据库。

2. 中国生物医学引文数据库（CBMCI） 收录 1989 年以来中国生物医学学术期刊文献的原始引文 2000 余万篇，经归一化处理后，引文总量达 640 余万篇。所有期刊文献引文与其原始文献题录关联，以更好地支持多维度引文检索与引证分析。

3. 西文生物医学文献数据库（WBM） 收录世界各国出版的重要生物医学期刊文献题录 2900 余万篇，其中协和馆藏期刊 6300 余种，免费期刊 2600 余种；年代跨度大，部分期刊可回溯至创刊年。全部题录均进行主题标引和分类标引。

4. 北京协和医学院博硕学位论文库（PUMCD） 收录 1981 年以来北京协和医学院培养的博士、硕士学位论文全文，涉及医学、药学各专业领域及其他相关专业，内容前沿丰富。全部题录均进行主题标引和分类标引。

5. 中国医学科普文献数据库（CPM） 收录 1989 年以来近百种国内出版的医学科普期刊，文献总量达 43 万余篇，重点凸显养生保健、心理健康、生殖健康、运动健身、医学美容、婚姻家庭、食品营养等与医学健康有关的内容。全部题录均进行主题标引和分类标引。

SinoMed 涵盖资源丰富、专业性强，能全面、快速地反映国内外生物医学领域研究的新进展；学科范围广泛，年代跨度大，更新及时，数据深度揭示、准确规范，检索功能强大、方便易用；全文服务方式多样、快捷高效，并提供多种个性化服务，是用户检索查新的重要工具之一。

二、检 索 方 法

（一）检索规则

1. 布尔运算组配检索 SinoMed 系统常用的逻辑运算符有 3 种，分别为"AND"（逻辑"与"）、

"OR"（逻辑"或"）和"NOT"（逻辑"非"），三者间的优先级顺序为：NOT＞AND＞OR，可以使用圆括号"（ ）"改变运算次序，圆括号中的检索式优先运算。

2. 截词检索　截词检索即通配符检索，指在检索词中使用通配符的一种检索方式，可用于提高检索效率。SinoMed 系统支持单字通配符"？"和任意通配符"%"，通配符的位置可以置首、置中或置尾。每个单字通配符"？"替代任何一个字符，如检索式"血？动力"，可检索出含有血液动力、血流动力等的文献。任意通配符（%）替代任意字符，如检索式"肝炎%疫苗"，可检索出含有肝炎疫苗、肝炎病毒基因疫苗、肝炎减毒活疫苗、肝炎灭活疫苗等的文献。

3. 模糊检索/精确检索　模糊检索也称包含检索，即输入的检索词包含在命中文献的检索字符串中。模糊检索能够扩大检索范围，提高查全率。精确检索是检索词与命中检索字符串完全相同的检索，适用于特征词、分类号、作者、第一作者、通讯作者、刊名、期和 ISSN 字段。如无特殊说明，SinoMed 系统中默认进行的是模糊检索。

4. 短语检索　又称强制检索，即将检索词用英文半角双引号进行标识，SinoMed 系统将其作为不可分割的词组、短语在数据库的指定字段进行检索，也可用于检索含"–""（ ）"","等特殊符号的词语，如"1,25-$(OH)_2D_3$"。

（二）检索方式

SinoMed 提供文献检索、引文检索和期刊检索 3 种检索方式。

1. 文献检索　按检索资源不同，文献检索分为跨库检索和单库检索。

（1）跨库检索：同时在 SinoMed 平台集成的 CBM、WBM、PUMCD 和 CPM 资源库进行检索。跨库检索支持快速检索、高级检索、主题检索和分类检索等功能，可以根据来源浏览不同数据库的检索结果。

在 SinoMed 首页，默认检索方式是跨库快速检索（图 4-1-1），点击检索框右侧的"高级检索"按钮可进入跨库高级检索界面，选择检索字段和逻辑算符编制复杂的检索式。

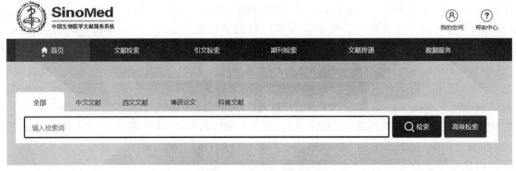

图 4-1-1　SinoMed 首页

（2）单库检索：SinoMed 的单库检索提供快速检索、高级检索、主题检索、分类检索等四种检索途径。下面以 CBM 数据库为例进行介绍。

1）快速检索：快速检索（图 4-1-2）默认在全部字段内执行检索，系统将执行智能检索。智能检索是基于词表系统，自动实现检索词及其同义词（包含主题词及其下位词）的同步扩展检索，提高检索查全率。例如，在检索词输入框中输入"IgA 缺乏"，系统会自动检索出"IgA 缺乏、IgA 缺乏症、免疫球蛋白 A 缺乏、免疫球蛋白 A 缺乏症"等检索词的文献。

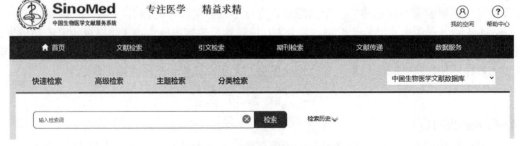

图 4-1-2　CBM 快速检索界面

快速检索支持逻辑算符"AND""OR""NOT"检索，如"肝炎 AND 预防"。输入多个检索词，词间用空格分隔，检索词之间默认为"AND"关系。

2）高级检索：高级检索支持多个检索入口、多个检索词之间的逻辑组配检索，方便用户构建复杂检索表达式（图 4-1-3）。

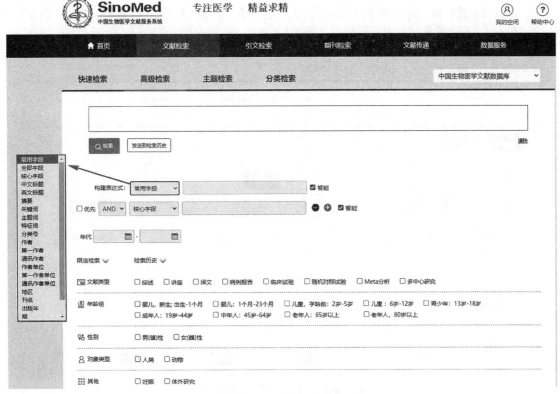

图 4-1-3　CBM 高级检索界面

使用高级检索构建检索表达式的步骤如下。

A. 选择检索字段：点击字段下拉菜单，根据检索需要选择合适的检索字段。CBM 包括 22 个可检索字段：常用字段、全部字段、核心字段、中文标题、英文标题、摘要、关键词、主题词、特征词、分类号、作者、第一作者、通讯作者、作者单位、第一作者单位、通讯作者单位、地区、刊名、出版年、期、ISSN 和基金，其中全部字段指在所有字段中检索，常用字段是中文标题、中文摘要、关键词和主题词的组合，核心字段由最能体现文献内容的中文标题、关键词、主题词三部分组成，与"常用字段"相比，剔除了"摘要"项，以进一步提高检索准确度。

B. 构建检索表达式：在检索框中输入检索词，每次允许输入多个检索词。根据所选字段的属性，系统会自动显示该字段相对应的检索选项，如智能检索、精确检索等，用户根据自己的检索需要选择合适的检索选项。多个检索框之间选择逻辑算符，检索表达式实时显示，并可进行编辑以及可直接发送至"检索历史"。

C. 限定检索：限定检索用于对检索结果的进一步限定，包括文献类型、年龄组、性别、对象类型和其他等常用限定条件，可减少二次检索操作，提高检索效率。一旦设置了限定条件，除非用户取消，否则在该用户的检索过程中，限定条件一直有效。

D. 检索：点击"检索"按钮执行检索，获取检索结果。在检索结果界面，可以直接在上方的检索框中重新输入检索式执行快速检索，或进行年代及其他条件的限定检索。

E. 二次检索：是指在已有检索结果的基础上再次进行检索，新的检索词或表达式与前一次的逻辑关系为"AND"。二次检索可以缩小检索范围，保证了查准率。

F. 检索历史：全程记录用户的整个检索过程及结果（所采用的检索策略），检索序号由上至下逆序显示。用户既可以查看检索结果，也可实现一个或多个历史检索表达式的逻辑组配检索。检索历史中的检索表达式可以保存、删除和推送，最多能保存 200 条检索表达式，检索策略可以保存到"我的空间"和邮箱订阅。

3）主题检索：是基于主题概念检索文献，较自由词检索有更高的查全率和查准率，是 CBM 的特色检索功能。输入检索词后，系统将在《医学主题词表》（MeSH）（中译本）及《中国中医药学主题词表》中查找对应的中英文主题词，也可通过"主题导航"浏览主题词树查找主题词。

主题检索的步骤如下。

A. 点击"主题检索"进入主题检索界面，在主题词输入框键入中/英文检索词，点击"查找"按钮，系统显示含有该检索词的主题词列表（图 4-1-4）。

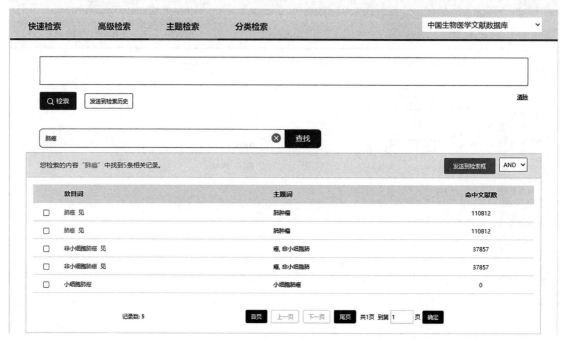

图 4-1-4　CBM 主题词列表界面

B. 列表中带有"见"字的词条，左侧为主题词的款目词（入口词），中间为规范化主题词，右侧显示主题词命中文献数；词条中无"见"时，前后均为规范化主题词。浏览该列表，选择所需要的主题词。

C. 点击该词，进入主题词注释详细界面（图 4-1-5）。该界面显示了该主题词可组配的副主题词、主题词的详细注释和所在的树状结构。可以根据检索需要，选择是否"加权检索""扩展检索"，然后点击"发送到检索框"。CBM 支持多主题词检索，分别查找多个主题词，并使用逻辑运算符"AND""OR"和"NOT"发送到主题词检索框进行组配检索。

加权检索选项：加权检索表示仅对主要主题词（加星号表示）检索，不加权检索指对所有主题词检索。

扩展/不扩展选项："扩展"检索是对当前主题词及其所有下位词进行检索，"不扩展"检索则仅限于当前主题词的检索。系统默认扩展检索。

D. 点击"检索"获取检索结果。

4）分类检索：即从文献所属的学科角度进行的检索。相对于主题检索，其更适用于学科范畴明确的概念，充分发挥族性检索优势。在《中国图书馆分类法·医学专业分类表》中查找分类号和分类名，并且通过是否扩展、是否复分来提高检索准确性。由于分类体系变更频次少（分类表更新慢），难以及时反映新兴学科词汇，又由于分类检索不能反映交叉学科概念，故在新颖性和专指性方面不如主题检索。

分类检索步骤如下。

A. 在分类检索界面，输入学科类名，点击"查找"按钮，从系统返回的命中类名列表中选择准确的类名。

B. 点击所选类名进入分类词注释详细界面（图 4-1-6），显示当前类目可组配的复分号、扩展检索选项、类目注释和所在树状结构。复分号类似于副主题词，作用是对主类号进行限制。扩展检索

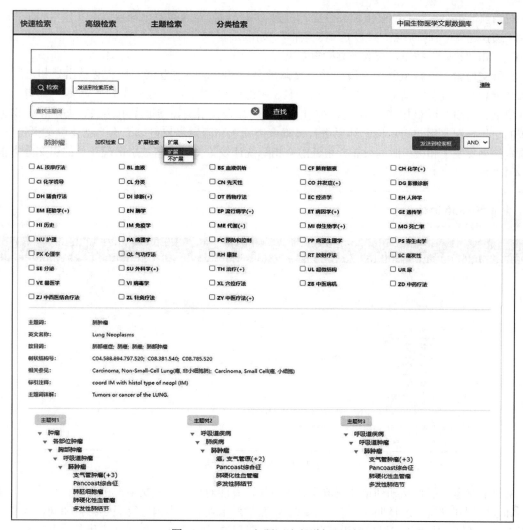

图 4-1-5　CBM 主题词注释详细界面

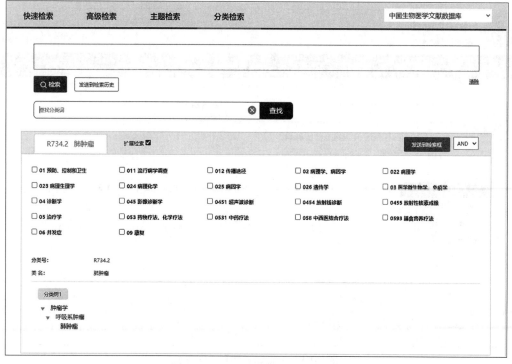

图 4-1-6　CBM 分类注释详细界面

表示对当前分类类目及其所有下位类目进行检索。用户根据检索需要选择合适的复分号和是否扩展检索，选择逻辑运算符后点击"发送到检索框"按钮。

C. 点击"检索"按钮，获取分类检索结果。

2. 引文检索 支持从常用字段（被引文献题名、关键词、主题词、被引文献出处和出版社）、被引文献题名、被引文献主题（被引文献题名、关键词和主题词）、被引文献作者/第一作者、被引文献出处、被引文献机构/第一机构、被引基金等途径查找引文，帮助了解感兴趣文献在生物医学领域的引用情况。用户可对检索结果进行多维聚类筛选和限定，也可以点击"创建引文报告"，获取检索结果集发文和被引时间分布、引证综合指标统计及论文近 5 年被引情况统计的引文分析报告（图 4-1-7）。

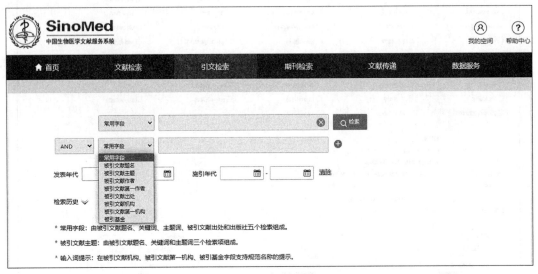

图 4-1-7　SinoMed 引文检索界面

3. 期刊检索 提供从期刊途径获取文献的方法，并能对期刊的发文情况进行统计与分析。通过 SinoMed 的期刊导航，选择期刊类别（中国生物医学学术期刊、中国生物医学科普期刊、西文生物医学学术期刊），从"首字母导航"逐级查找浏览期刊的详细信息，也可以从刊名、出版地、出版单位、期刊主题词和 ISSN 途径查找某一期刊被收录的文献（图 4-1-8）。

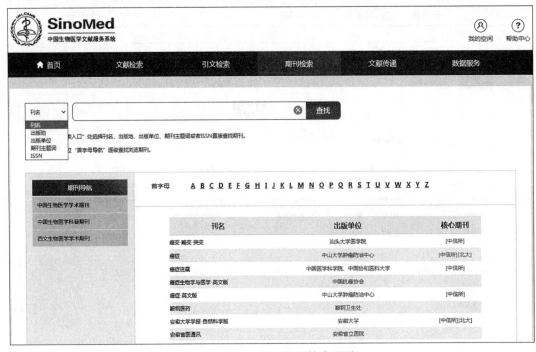

图 4-1-8　SinoMed 期刊检索界面

三、检索结果管理

SinoMed 系统提供检索结果显示、结果聚类筛选、检索结果分组、检索结果输出、全文链接展示等多种结果处理方式。

1. 检索结果显示 检索结果概览页（图 4-1-9）可以设置检出文献的显示格式（题录，文摘）、每页显示条数（20 条、50 条、100 条）、排序规则（入库、年代、作者、期刊、相关度、被引频次），以及翻页操作和页面跳转操作。点击文献标题，即可进入该篇文献细览页（图 4-1-10），显示文献的详细信息。中文文献细览页还显示其施引文献、共引相关文献、主题相关文献、作者相关文献等。

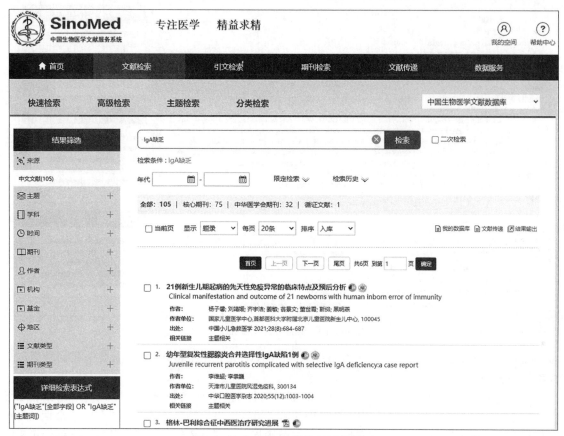

图 4-1-9 SinoMed 检索结果概览页

2. 检索结果输出 在检索结果概览页，用户可根据需要选择结果输出方式、输出范围和保存格式。输出方式有 SinoMed、NoteExpress、EndNote、RefWorks 和 NoteFirst。输出的范围有全部记录（最多 500 条）、标记记录、当前页记录和指定记录号 4 种方式。保存格式有题录、文摘、自定义、参考文献和查新。

3. 检索结果聚类筛选 SinoMed 支持对检索结果进行多维度聚类筛选，聚类维度包括来源、主题、学科、时间、期刊、作者、机构、基金、地区、文献类型、期刊类型等，不同资源库的聚类维度略有不同。点击每个维度右侧"+"，展示其下具体的聚类结果，除时间维度外，各聚类结果均按由多到少排序显示，默认显示前 10，点击"更多……"后显示前 50。可勾选一个或多个聚类项进行过滤操作，根据需要对检索结果进行筛选精练。

主题聚类：依据 2017 版《中文医学主题词表》（CMeSH）进行，展示二级主题树聚类结果，包含所有下位主题。

学科聚类：依据《中国图书馆分类法·医学专业分类表》进行，展示一级类目聚类结果，包含所有下级类目。

期刊类型聚类：CBM 与 CBMCI 结果筛选中的"期刊类型"维度，"PKU"表示中文核心期刊要目总览收录的期刊，即北大核心期刊；"ISTIC"表示中国科技期刊引证报告收录的期刊，即中信所核心期刊；"CMA"表示中华医学会主办的期刊；"CMPA"表示预防医学会主办的期刊。

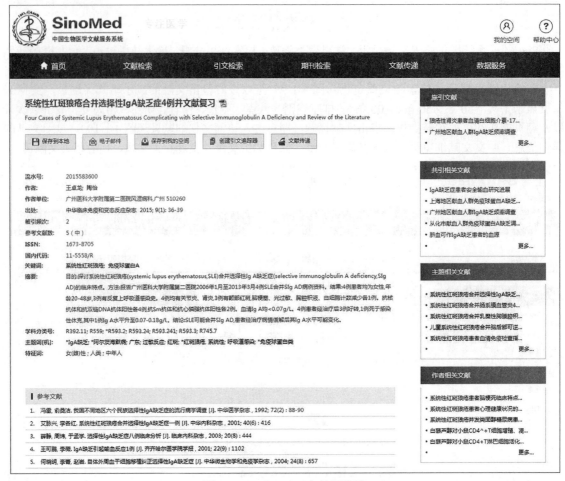

图 4-1-10 SinoMed 文献细览页

4. 检索结果分组 为方便用户查看检索结果，CBM、CBMCI 和 WBM 数据库支持对检索结果的多维度分组显示。

CBM 重点对核心期刊、中华医学会期刊及循证方面文献分组集中展示。其中，"核心期刊"指被《中文核心期刊要目总览》或《中国科技期刊引证报告》收录的期刊文献；"中华医学会期刊"指由中华医学会编辑出版的医学期刊文献；循证文献则指系统对检索结果进行循证医学方面的策略限定结果。

CBMCI 从文献类型方面对引文检索结果进行分组展示，包括期刊、图书、专利、标准及其他（会议论文、学位论文、网络资源、报纸资源等）。

WBM 重点对免费全文、协和馆藏、SCI 收录、F1000、循证文献五个方面进行了分组。免费全文是指被网络生物医学免费期刊出版发行的西文全文文献；协和馆藏是指被北京协和医学院图书馆收录的西文文献；SCI 收录是指被最新版《科学引文索引》（*Science Citation Index*，SCI）收录的文献；F1000 是指被 Faculty of 1000 Medicine 和 Faculty of 1000 Biology 收录的文献。

5. SinoMed 原文获取 在整合各类原文链接信息的基础上，SinoMed 借助协和医学院图书馆丰富的馆藏资源和与维普等数据服务商的合作，同时依托国家科技图书文献中心（NSTL），建立起强大全文传递服务系统。

（1）全文链接：无论检索结果概览页还是细览页，均在文献标题后或"原文链接"处显示全文链接图标，包括 PDF 图标、DOI 链接图标或各数据库服务商图标等。中文期刊文献全文可以利用 SinoMed 提供的维普中文全文链接功能（PDF 图标）获取，或通过 DOI 链接至万方医学网、万方知识服务平台或编辑部网站进行全文获取。西文生物医学期刊文献全文可通过检索结果页面的"免费全文"分类导卡获取免费全文，也可通过"原文链接"字段展示的各数据库服务商图标，从中选择本单位拥有的电子馆藏直接获取该篇文献原文。

（2）文献传递：是 SinoMed 提供的一项特色服务，对于没有订购维普科技期刊数据库的单位，可通过点击文献标题下方的"文献传递"按钮，登录 SinoMed 文献传递服务系统申请所需要的文献全文，一般需要付费获取全文。SinoMed 将在用户发出原文请求后 24 小时内，以电子邮件、传真或特快专递方式，提供所需原文。

四、个性化功能与服务

"我的空间"是 SinoMed 为用户提供的一项非常重要的功能。用户在线注册后便能拥有 SinoMed 的"我的空间"，享有检索策略定制、检索结果保存和订阅、检索内容主动推送及邮件提醒、引文跟踪等个性化功能与服务。

1. 注册"我的空间"　点击界面右上方的"我的空间"，进入登录界面（图 4-1-11），点击"立即注册"，即可注册。

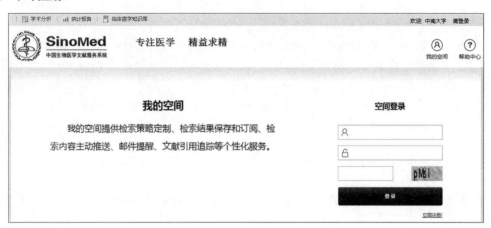

图 4-1-11　SinoMed 我的空间

2. 我的检索策略　登录"我的空间"后，从检索历史界面，勾选一个或多个记录，保存为一个检索策略。保存成功后，可以在"我的空间"里对检索策略进行重新检索、导出和删除操作。点击策略名称进入策略详细页面，可对策略内的检索表达式进行"重新检索""删除"和"推送到邮箱"。通过策略详细页面的"重新检索"，可以查看不同检索时间之间新增的数据文献。

3. 我的数据库　在已登录"我的空间"前提下，从检索结果界面，可以把感兴趣的检索结果添加到"我的数据库"。在"我的数据库"中，可以对每条记录添加标签和备注信息，并且按照标题、作者和标签查找文献。

4. 引文追踪器　对于单篇文献，在登录"我的空间"后，可以"创建引文追踪器"，并发送到"我的空间"，追踪该文献的最新被引情况。当有新的论文引用此论文时，用户将收到登陆提示和邮件提示。在"我的引文追踪"界面，可以对创建的引文追踪进行"重新检索"和"删除"操作。

案例 4-1-1

某大学附属医院医生接诊一位患者，女，27 岁，因反复上呼吸道感染 3 年前来就诊，经实验室检查发现患者 IgA 缺乏，临床并不多见，这位医生想检索一下这方面的中文文献资料，以了解本病的发病机制、治疗方法和预后情况，搜集 2012 年至今的中文文献，明确机制，以便更好地指导临床应用。

问题：

1. 该课题研究的范围是什么？应该选择什么数据库获得所需要的中文文献？

2. 该课题涉及哪些主题概念？这些概念的同义词、近义词有哪些？

3. 选择何种检索途径？

4. 如何制定检索策略？

分析：

1. 该课题研究的重点是 IgA 缺乏的患者如何提高其免疫力，预防各种并发症，特别是上呼吸道感染、胃肠道感染的问题，属于临床医学的研究范围。目前我国收录医学文献最全、标引最规范、检索功能最完备的中文数据库是中国医学科学院医学信息研究所研制的中国生物医学

笔记栏

文献服务系统（SinoMed），CBM 是其中最重要的期刊文献数据库，所以检索这个课题，可以选择它进行检索。

2. 该课题包含的主题概念有"IgA 缺乏""上呼吸道感染"；同义词有"免疫球蛋白 A 缺乏""IgA 缺乏症""免疫功能缺陷""感冒""鼻炎"等。

3. 选择检索途径。选择常用的自由词和主题词两条检索途径。

4. 根据 CBM 的特点，将课题中所涉及的主要概念、次要概念、显性概念、隐性概念及其同义词用布尔算符进行组合，或者借助于检索历史进行组合检索。

（1）利用 CBM 的高级检索功能，选择自由词途径检索案例 4-1-1"IgA 缺乏导致上呼吸道感染的文献"。方法如下。

1）分析课题，确定主要概念，拟定检索词。该课题包含的主题概念有"IgA 缺乏""上呼吸道感染"；同义词有"免疫球蛋白 A 缺乏""IgA 缺乏症""免疫功能缺陷""感冒""鼻炎"。

2）制定检索策略，实施检索。先用与课题相关度最大的概念进行试检。首先用"IgA 缺乏"进行检索。在高级检索界面，选择"常用字段"，在检索词输入框中输入"IgA 缺乏"，勾选"智能检索"，限定检索年代"2012-2022"，点击"检索"进行检索，检索到 29 篇文章，检出的文献量太少，用该检索词显然不够理想。

3）调整检索策略。用其所有同义词进行检索，共检索到 327 篇文章，经浏览阅读发现查出文献与课题要求吻合。

4）根据课题要求，将另外一个重要概念"上呼吸道感染"，及其同义词"感冒""鼻炎"加入到检索式中进行检索，检索到 199 110 篇文献。

5）在检索历史界面将前 2 个检索式进行 AND 组配，最终获得 68 篇符合课题要求的文章（图 4-1-12）。

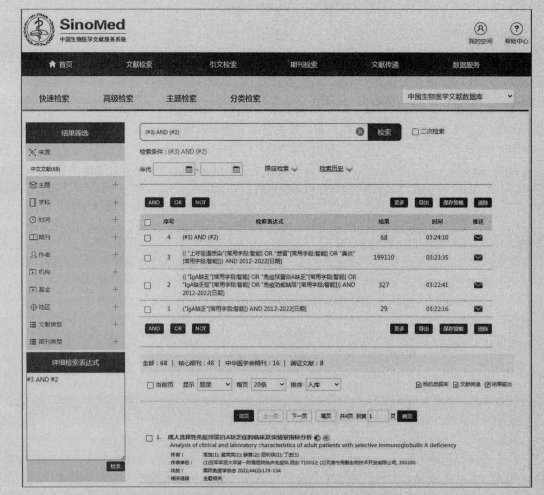

图 4-1-12 案例 4-1-1 高级检索结果界面

（2）利用 CBM 的主题检索功能，选择主题词检索案例 4-1-1 "IgA 缺乏导致上呼吸道感染的文献"，方法如下。

1）选择主题词检索，首先要拟定主题词，将分析出的主题概念逐一进行主题词转换。查询 CBM 主题词表的结果是：IgA 缺乏、感冒、鼻炎都是主题词，上呼吸道感染转换为主题词呼吸道感染。

2）进行组配检索。分别用 IgA 缺乏、呼吸道感染、感冒、鼻炎进行主题词检索，为了查全率，选择扩展检索，不组配副主题词，然后在检索历史界面进行逻辑组配：（"IgA 缺乏"［不加权：扩展］）AND（"呼吸道感染"［不加权：扩展］OR "感冒"［不加权：扩展］OR "鼻炎"［不加权：扩展］），限定检索年代 "2012-2022"，点击 "检索"，最后的检索结果是 1 篇文献（图 4-1-13）。CBM 主题检索结果比高级检索结果的 68 篇少很多，其原因之一可能是 CBM 主题词检索查准率过高，滤掉了不相关的文献；另一种原因，可能是 CBM 主题标引不规范，导致漏检文献。而 CBM 高级检索得到的 68 篇文献包含了主题检索的结果，这是因为高级检索使用了智能检索功能，相当于主题词和自由词相结合进行检索，因此高级检索的结果一般包含了主题检索的结果，查全率较高，但是查准率比主题检索低。

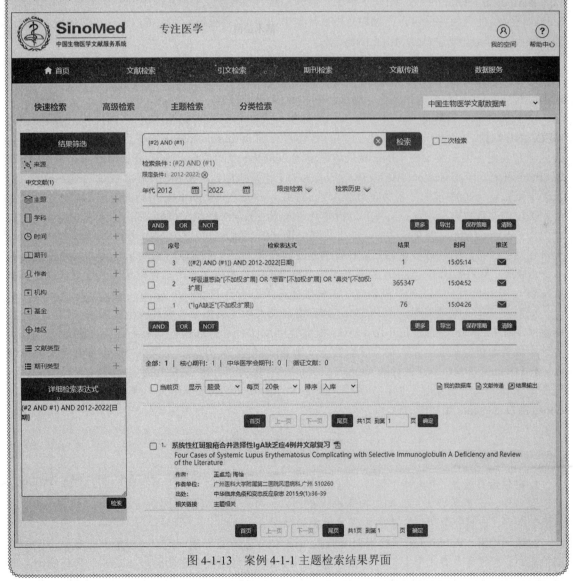

图 4-1-13　案例 4-1-1 主题检索结果界面

第二节 PubMed

一、概　况

PubMed（https://pubmed.ncbi.nlm.nih.gov/）是美国国立医学图书馆（NLM）所属的美国国立生物技术信息中心（National Center for Biotechnology Information，NCBI）于 1996 年开发维护的免费的生物医学和生命科学文献检索系统，并与 NCBI 平台上的 PMC、Bookshelf、核酸序列、蛋白质序列等生物信息学资源及外部相关网站相链接。它收录 1946 年至今来自 MEDLINE、生命科学期刊和在线图书的文献记录 3 300 多万条，数据最早回溯至 1781 年，学科范围包括医疗、护理、牙科、兽医、卫生保健系统和临床前科学的各个领域。

PubMed 收录的文献数据主要包括以下几类。

（1）MEDLINE 数据（1946 年至今，包括 OLDMEDLINE 数据）：均经过 MeSH、出版物类型、物质名称等各种标引，是 PubMed 数据的主体部分，记录的 Status（STAT）字段标识 [MEDLINE]。

（2）OLDMEDLINE 数据（1946～1965）：包括 Cumulated Index Medicus（CIM）和 the Current List of Medical Literature（CLML）2 个印刷版索引的期刊文献。OLDMEDLINE 已完成所有记录的 MeSH 词标引的更新并已包含在 MEDLINE 数据中，STAT 字段标识 [MEDLINE]。在 PubMed 中可使用"jsubsetom"搜索 OLDMEDLINE 记录。

（3）PreMEDLINE 数据：是一个过渡性数据集合，收录待标引加工的文献数据，记录的 STAT 字段标识为 [In-Data-Review] 或 [in process]：[In-Data-Review] 记录是由出版商以电子方式提交给 NLM，并且正在核查期刊名称、出版日期和卷/期等源数据；[in process] 记录进一步核查作者姓名、文章标题和页码等信息，并进行 MeSH 标引。大部分记录完成 MeSH 词等各种标引后即转为 MEDLINE 数据，不属于 MEDLINE 范围的文献标记 [PubMed-not-MEDLINE]。

（4）其他各类未被 MEDLINE 收录但保留在 PubMed 中的数据，标记 [PubMed-not-MEDLINE] 或 [Publisher]。[PubMed-not-MEDLINE] 记录包括：①某些期刊在被 MEDLINE 收录之前的卷期上发表的文献数据（2003 年 7 月之后提交纳入 PubMed）；②来自 MEDLINE 期刊的超出 MEDLINE 收录原则范围的文献数据；③发表文章的分析摘要（如循证医学类评论和概要等）；④未被 MEDLINE 收录但向 PubMed Central 提交全文的一些生物医学期刊的文献数据（最早回溯至 1781 年）。[Publisher] 记录包括：①某些期刊在被 MEDLINE 收录之前的卷期上发表的文献数据（2003 年 7 月之前提交纳入 PubMed）；② NCBI Bookshelf 的图书或图书章节的书目数据等出版社以电子形式提交（先于印刷版发表）、未进行任何加工的文献数据，这种数据记录还带有 [Epub ahead of print] 标识。

虽为文摘型文献数据库，但 PubMed 的数据记录大都提供相应出版商或全文服务机构的图标及链接（或在 LinkOut 下面的 Full Text Links 提供链接），方便用户在检索到所需文献的题录和文摘后，进一步免费或付费获取全文。免费获取的全文主要来自 NCBI 开发的免费生物医学期刊全文数据库 PubMed Central（PMC）、开放存取（Open Access）期刊及各期刊网站免费提供的期刊全文或图书等。这些记录作为检索结果显示时，分别带有 Free PMC article、Free Article（或 Free full text）或 Free Books & Documents 等字样的标注。

二、检索方法

（一）检索规则

1. 布尔运算检索　PubMed 支持 AND、OR、NOT 三种布尔算符，遵循从左至右，括号内优先的运算顺序，运算符要大写。如果检索框中直接输入几个检索词，系统默认这些词之间是 AND 逻辑组配关系。支持括号"（）"中的检索式优先运算。

2. 截词检索　PubMed 采用检索词尾加截词符"*"方式实现截词检索，以提高查全率。使用截词检索时，* 前至少有 4 个字符。例如，输入"cardi*"，可以检索出所有以"cardi"开头的词，如"cardiac""cardial""cardiogenic""cardiology""cardiovascular""carditis"等。截词检索时，系统关闭"Automatic Term Mapping"及主题词自动扩展检索功能。

3. 短语检索　又称强制检索，将检索词用英文半角双引号（" "）括起来进行检索，这时 PubMed 关闭自动词语匹配功能，直接将该短语作为一个检索词进行检索，避免了自动词语匹配时将短语拆分可能造成的误检，可提高查准率。例如，输入"gene therapy"，PubMed 在所有可检索字段中查找含有短语"gene therapy"的文献，实际检索表达式为："gene therapy"［All Fields］。

■（二）检索方法

PubMed 的检索方法包括基本检索、高级检索、主题词检索和其他辅助检索。

1. 基本检索　位于 PubMed 首页，如图 4-2-1 所示，在检索框中直接输入检索词进行检索。基本检索支持自动词语匹配、字段检索、布尔运算检索、截词检索和短语检索等功能。另外，在检索框中输入词进行检索时，PubMed 还具有智能拼写检查及词语自动提示功能，帮助用户正确选词。点击"Search"执行检索，点击"×"清除检索框中的内容。

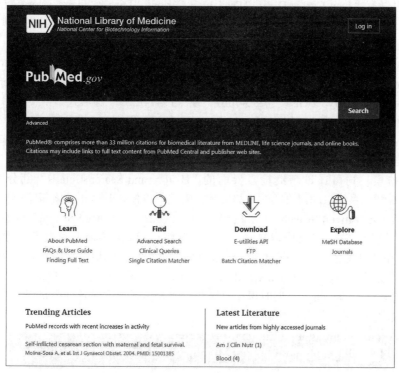

图 4-2-1　PubMed 首页

（1）自动词语匹配（automatic term mapping，ATM）：是 PubMed 最具特色的检索功能之一，是一种智能化的检索。其基本原理是：对输入的检索词，系统会依次在 MeSH 转换表、刊名转换表、著者索引或研究者（合作者）索引中进行搜索，如果在相应的转换表中找到匹配的词或词组，该词或词组会被用于检索，匹配过程即告结束，不再向下进行。如果在上述转换表中都找不到匹配的词，系统会将词组或短语拆分成单词并重复上述自动词语匹配过程，直到找到匹配项。如果仍找不到匹配项，则将单个词用 AND 组合在一起并在所有字段（All Fields）中查找。检索时，PubMed 会忽略禁用词（stopwords），如 about、if、by 等。通过高级检索界面的 Details 可以查看每个检索词的详细转换情况。但如果将检索词限定字段、使用截词符或进行短语检索时，系统将关闭自动词语匹配功能。

输入的检索词如果在 MeSH 转换表找到匹配项，则该术语将作为 MeSH 词（同时自动扩展它的所有下位概念主题词）来检索，同时还将 MeSH 词和输入的检索词的不同形式（如单复数、英美拼写等）在所有字段中进行检索，如果 MeSH 词和检索词是词组或短语，系统还会将它们拆分成单词在所有字段范围检索。例如，输入检索词"anemia AND lung cancer"，经 MeSH 词转换表匹配到对应的 MeSH 词是"anemia"和"lung neoplasms"，系统转换的检索表达式为（"anaemia"［All Fields］OR "anemia"［MeSH Terms］OR "anemia"［All Fields］OR "anaemias"［All Fields］OR "anemias"［All Fields］）AND（"lung neoplasms"［MeSH Terms］OR（"lung"［All Fields］AND "neoplasms"［All Fields］）OR "lung neoplasms"［All Fields］OR（"lung"［All Fields］AND "cancer"［All Fields］）OR "lung cancer"［All Fields］）。需要注意的是，上述表达式中的 MeSH 词检索，如"anemia"［MeSH Terms］或者"lung neoplasms"［MeSH Terms］，都是对该主题词及其所有下位概念主题词进行扩展检索。

（2）字段检索：PubMed 的 MEDLINE 显示格式中共有 84 个字段（Fields），而 PubMed 可以用于

检索的字段有 51 个。字段检索的检索语法为"检索词[字段标识符]"。一般只限定在某一个字段范围内检索，如 asthma[ti]，即检索篇名中含有"asthma"的文献。但有时需要限定同时在若干个字段范围内检索，为此 PubMed 设置了合成字段[tiab]（包括 Title，Abstract 字段）和[all]（代指除出版地、经翻译的篇名，以及数据入库、加工、修改日期等字段之外的所有可检索字段）。例如，前述自动词语匹配转换功能，就用到[all]（[All Fields]）字段。

（3）作者检索：在检索框中输入作者姓名，PubMed 会自动执行作者检索。作者检索时，一般采用姓在前用全称，名在后用首字母缩写的形式，2002 年起可以采用作者全称进行检索。如果只知道作者姓氏，或者作者姓名中含有禁用词，建议使用作者字段[au]。如检索作者"Juan Carlos Diaz"，输入的检索词可以有"Juan Carlos Diaz""Diaz Juan Carlos""Diaz""Juan Carlos""Diaz JC""Diaz J"等多种形式。但是相同姓氏、名的首字母缩写也相同的著者可能很多，为提高查准率，可结合著者单位、文章主题等信息进行筛选和判断。

（4）刊名检索：可以直接用刊名全称、MEDLINE 格式的标准缩写、ISSN（国际标准连续出版物号）和 Electronic ISSN（电子出版物国际标准连续出版物号）进行检索，如"American journal of hypertension"或"Am J Hypertens""0895-7061"或"1941-7225"等形式。中文刊名直接输入汉语拼音，如中华内科杂志，输入"Zhonghua Nei Ke Za Zhi"。当刊名与 MeSH 词相同时，如"Brain injury""Pain management"等，会因为自动词语匹配功能，首先匹配上 MeSH 主题词，造成误检，建议直接采用刊名字段[ta]限定检索。

上述各种检索，均可通过高级检索界面的"History and Search Details"部分每条检索式的"Details"项查看经过系统自动词语匹配后的实际检索式，以便随时修正检索策略。

2. 高级检索（Advanced Search） 在 PubMed 首页点击"Advanced Search"或检索输入框下面的"Advanced"链接，进入高级检索界面。高级检索将检索式构建和检索史整合于同一页面，如图 4-2-2 所示。检索式构建（Advanced Search Builder）部分可借助检索字段和索引功能来辅助构建检索式；检索历史及检索详情（History and Search Details）部分则记录用户检索的每一个表达式，并可查看每个检索式的 Details，需要时可以对这些检索表达式再次做各种逻辑组合检索，还可以进行清除或保存检索表达式的管理操作。

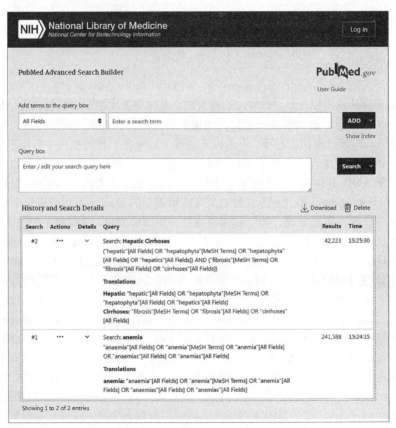

图 4-2-2　PubMed 高级检索页面

（1）检索式构建（Search Builder）：在检索词输入框（Add terms to the query box）部分选择检索字段，输入检索词，选择 Add with AND/OR/NOT，在检索式显示框（Query box）同步显示构建的检索式，可以直接进行编辑。PubMed 的每一个可检索字段都有该字段全部词汇的字顺表，即索引列表（Index List），可供浏览选词。例如，在输入框左侧选择"MeSH Subheading"字段，点击输入框右侧的"Show index"，检索框下方即可提供 MeSH 中全部 78 个副主题词以供选择，点击选择一个或多个副主题词。如果选择 All Fields，则显示所有索引列表的全部词汇。索引列表中每个词后面都有一个圆括号括起的数字，提示用该词可以检索到的文献记录的数量。在检索显示框中构建好检索式后，点击"Search"即可执行检索；点击"Add to History"可以在下面 History and Search Details 部分预览该项检索的结果数量，点击该数字，即可看到检索结果。

（2）检索历史及检索详情（History and Search Details）：记录检索过程中每一步的检索式、检索时间和检索结果数量，最多可保留 100 个检索式，若超量，系统会自动删除最早的检索式，而且用户停止对数据库的检索操作达 8 小时后系统自动清空检索历史。点击检索式右侧的数字链接即可浏览该组结果的内容。

在"History"部分，可以根据检索的需要，点击所需检索式"Actions"部分，在弹出的快捷菜单中选择"Add query"将它发送到"Builder"部分的输入框中；或点击"Add with AND/OR/NOT"进行多条检索式的逻辑关系再组合的检索。此外，在弹出的快捷菜单中，还可以选择删除检索式（Delete）、创建跟踪（Create alert）等操作。其中，创建跟踪要用到 PubMed 提供的个性化服务 My NCBI。

在"History"列表的右上角，点击"Delete"可以清空检索历史，点击"Download"可以将检索历史下载保存为 CSV 文档，便于离线查看。

3. 主题词检索（MeSH Database）《医学主题词表》（Medical Subject Headings，MeSH）是美国国立医学图书馆（National Library of Medicine，NLM）编制的用于生物医学文献标引和检索的专业受控词表，包括 2.9 万多个主题词及 78 个副主题词。MeSH 主题词根据学科属性和词义范畴分为16 个大类，类目下再层层划分、逐级展开，形成体现主题词的等级隶属关系的树状结构，比当前主题词更广义或更专指的主题词称为当前主题词的上位词或下位词。主题词在树状结构中的位置用树状结构号表示，主题词可以有一个或多个树状结构号，如"Breast Neoplasms"既属于肿瘤类主题词又属于皮肤疾病，因此在 MeSH 表中具有 2 个树状结构号 C04.588.180 和 C17.800.090.500。

在 PubMed 首页点击"MeSH Database"，进入主题词检索界面。在"MeSH Database"输入检索词，检索得到可供查询匹配的主题词（图 4-2-3），从中选择相匹配的主题词，点击进入该主题词详细信息界面。

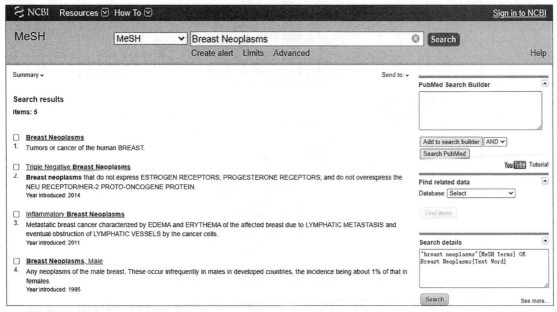

图 4-2-3　PubMed 主题词检索界面

　　MeSH Database 提供 MeSH 主题词的定义、注释、可组配的副主题词（Subheadings）、树状结构号（Tree Numbers）、款目词（Entry Terms）、相关主题词参见（See Also）和树状结构等内容信息（图 4-2-4，图 4-2-5）。

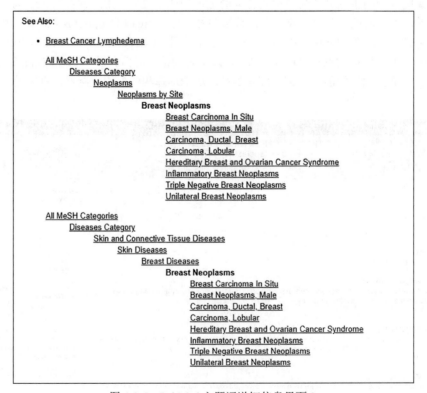

图 4-2-4　PubMed 主题词详细信息界面 1

图 4-2-5　PubMed 主题词详细信息界面 2

　　PubMed 主题词检索支持主题词扩展检索、加权检索和主题词组配副主题词等功能。主题词扩展检索是对当前主题词及其树状结构中的所有下位主题词进行检索，提高查全率；加权检索是将所选主题词作为主要主题词（加 * 表示）来检索；副主题词是对主题词作进一步限定的词，主题词组配相应的副主题词可以提高查准率。

在图 4-2-4 所示界面，选择所需副主题词、是否加权检索（勾选"Restrict to MeSH Major Topic"即执行加权检索）、是否扩展检索（默认不勾选"Do not include MeSH terms found below this term in the MeSH hierarchy"进行主题词扩展检索），点击"Add to search builder"将检索表达式添加到检索框，进行多个主题词检索时，可以用 AND、OR、NOT 选项进行逻辑组合，然后再点击"Search PubMed"执行检索。

如果不做上述任何一项选择，直接点击"Add to search builder"和"Search PubMed"，就意味着对该主题词进行全面检索（包括所有副主题词）、不加权、扩展检索；与在界面右侧的 Related information 中点击第一项"PubMed"作用相同。但如果选第二项"PubMed-Major Topic"则进行加权检索，作用与勾选"Restrict to MeSH Major Topic"选项一样。此外款目词（Entry Terms）也称入口词，是主题词的同义词或相关词，有助于对主题词的辨义和选择。

在图 4-2-5 所示界面中，相关主题词参见（See Also）为用户提供了与当前所选主题词内容有关联的其他主题词，而树状结构是为用户提示与当前主题词的上位词或下位词。两者作用相同，都是提供参考，便于用户根据课题检索的要求来决定是否进一步选用这些相关主题词或上、下位主题词去检索。

此外，主题词检索还可以直接在基本检索中用 [mh] 及 [majr] 字段限定，或用高级检索界面的限定字段（"MeSH Terms"或"MeSH Major Topic"字段）检索。需要注意的是，主题词检索只对来源于 MEDLINE 的文献记录有效，PubMed 中其他来源的文献记录（如 [publisher]、[PubMed-not-MEDLINE] 等）不支持主题词检索。

4. 其他辅助检索　PubMed 首页还提供了期刊检索、临床咨询和特定文献检索等特色检索服务。

（1）期刊检索（Journals）：是在 NLM Catalog（包括超过 140 万条的 NLM 馆藏期刊、图书、音像、计算机软件、电子资源和其他材料的书目数据）中检索 NCBI 全部数据库涉及的 3 万余种期刊，提供每种期刊的刊名全称、缩写、ISSN 号（包括印刷版和电子版）、创刊年、是否被 MEDLINE 收录、所属子集、出版商、语种、出版地、主题词、NLM ID 等信息。可以通过主题（Topic）、刊名全称、MEDLINE 刊名缩写、ISSN 等进行检索。需要注意的是，在该库中检索所得只是期刊信息，不是期刊所刊载的文章。要进一步查找该刊被 PubMed 收录的文章，只要选中该刊，点击界面右侧的"Add to search builder"和"Search PubMed"即可。

（2）临床咨询（Clinical Queries）：临床咨询是专门为临床医生设计的检索服务，帮助用户更快捷地检索 PubMed 中属于临床研究范畴（Clinical Studies）的文献，包括两类检索：Clinical Studies 专门对临床疾病的诊断、治疗、病因、预后及临床预测指南进行查询，并提供敏感性（Broad）和特异性（Narrow）选项，以便调节检索结果的查全率和查准率。

（3）特定文献检索（Single Citation Matcher 或 Batch Citation Matcher）：是根据文献的某些已知特征（如刊名、出版日期、作者和篇名词等），检索该特定文献的详细信息。单篇引文匹配（Single Citation Matcher）是采用填写表单的形式，输入刊名、出版日期、期刊的卷、期、首页码、作者和篇名关键词，作者可限定在第一作者或最后一位作者。批量引文匹配（Batch Citation Matcher）可供同时查找多篇文献的 PMID，主要用于批量核对文献信息。但须按照特定格式输入书目信息（刊名、卷、首页等）创建引文字符串（Citation strings）：journal_title|year|volume|first_page|author_name|your_key|。可以在检索框直接输入引文字符串，也可以上传为文本文件。检索结果发送到用户电子邮箱。

三、检索结果管理

1. 检索结果显示　PubMed 检索结果的显示可通过 Display options 下拉菜单设定，包括显示格式（Format）、排序（Sort by）和每页显示数量（Per page）的设定。此外，在检索结果界面还提供了其他相关功能的链接（图 4-2-6）。

（1）检索结果显示格式：有 Summary、Abstract、PubMed、PMID 共 4 种格式。① Summary：是系统默认的显示格式，包括篇名（非英文篇名英译后加方括号）、作者、团体作者、期刊出处（刊名缩写、年、卷、期、页码）、DOI 标识码、电子版优先出版（Epub ahead of print）提示、无文摘（No abstract available）提示、综述（Review）提示、非英文文献的原文语种标识、PMID 号、免费

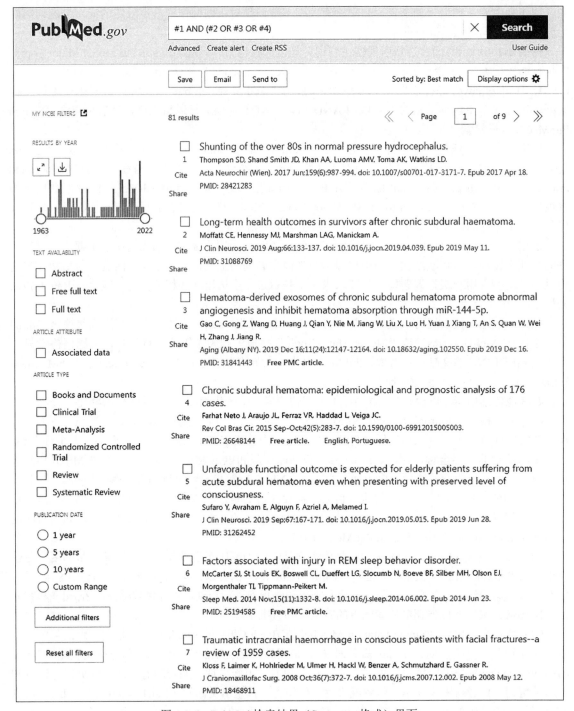

图 4-2-6　PubMed 检索结果（Summary 格式）界面

全文（Free Article 或 Free PMC Article）链接、该文献引用格式（Cite）链接、分享（Share）链接（图 4-2-6）。② Abstract：包括期刊出处、DOI 标识码、电子版优先出版提示、篇名、非英文文献的原文语种注释、作者、协作者、团体作者、作者单位地址、PMID、PMCID、文摘、关键词、利益披露申明（conflict of interest statement）、参考文献链接、文献中的图链接、评论文章及出处的参见信息、引用文献链接、出版物类型（Publication Types，但一般仅标注 Review、Meta-Analysis 等，期刊论文作为最常见类型不予标注）、MeSH 主题词（MeSH terms）、人名主题词、化学物质名词、补充概念、PMC 免费全文链接（Free PMC Article）、全文来源机构（包括免费和付费）的图标及链接该文献引用格式（Cite）和分享（Share）链接。③ PubMed 格式：包括全部字段，字段标识符采用 2～4 个字符，这种格式适于将记录输出到参考文献管理软件中。④ PMID：分行列出所有文献的 PMID 号。

　　此外，在 Summary 格式和 Abstract 格式界面点击文献篇名，或在 Abstract 格式界面点击"Proceed to details"显示单篇文献记录的文摘格式,详细列出文献中的图、相关文献(Similar articles)、引用文献(Cited by)、参考文献(References)、相关数据库链接(Related information),如果该文献可获取全文(无论是付费还是免费)或相关信息,在其文摘下面还会出现 LinkOut-more resources,提示不同的全文或相关信息的来源网站(包括各出版商、集成商、图书馆和数据库等)。

(2)检索结果显示数量:系统默认每屏显示 10 条。也可根据浏览的需要选择每屏显示 10 条、20条、50 条、100 条或 200 条。

(3)检索结果排序:PubMed 的检索结果默认按最佳匹配(Best match)排列。用户可根据需要,选择按记录入库的时间(Most Recent)、出版时间(Publication Date)、第一作者(First Author)、期刊名称(Journal)的升序或降序排序。最佳匹配排序方法是根据检索词与文献的术语匹配数量、匹配字段、出版类型和出版时间等计算文献的"权重",再结合机器学习算法进行排名,以获得更好的相关性。

2. 检索结果的筛选 在检索结果页面的左侧,PubMed 设置了过滤器(Filters)供用户对检索结果按不同条件进行筛选(图 4-2-6)。筛选条件有文献类型(Article types)、文本可获得性(Text availability)、论文特征(Article attribute)、出版日期(Publication date)、生物物种(Species)、语种(Languages)、性别(Sex)、期刊类别(journal category)和年龄组(Ages)。

系统默认显示的筛选条件有:① Text availability,有 Abstract、Free full text 和 Full text 共 3个选项;② Article attribute,默认显示的选项是 Associated data,指有相关数据库链接(Related information)的文献;③ Article types,默认显示的选项是 Clinical Trial 和 Review,如要选择其他文献类型,点击下面的"Customize..."命令;④ Publication date,选项有 1 years、5 years、10 years 和自定义时间范围(Custom range)。如果需要显示其他更多的条件,点击"Additional filters",从中勾选所需条件,点击"Show"按钮完成设置。

需要注意的是,一旦设置了过滤选项,后续所有的检索都会采用该过滤选项,可以通过点击"Clear all"来清除过滤项。

3. 检索结果输出 点击 PubMed 检索结果界面的"Save",可将选中文献记录、当前页面文献记录或全部文献记录以文件的形式保存,格式可以选择 Summary(txt)、Abstract(txt)、PubMed、PMID或 CSV。点击"Email"可以将检索结果发送到指定的邮箱中,一次最多可发送 200 条,格式可以选择 Summary、Summary(txt)、Abstract 和 Abstract(txt)。点击"Send to",可选择 Clipboards、My Bibliography、Collections 和 Citation manager 4 种输出方式。① Clipboard 是剪贴板,是供临时存储检索结果的一个免费空间,可多次存入以便集中打印或存盘,在检索结果显示界面,被存入剪贴板的这些记录会出现"Item in Clipboard"字样,同时检索框下方会出现 Clipboard(n),提示有多少条记录存入了剪贴板,可以随时点击该数字进入剪贴板查看保存的内容,也可以在剪贴板界面点击"Remove all"或"Remove from clipboard"删除部分记录或彻底清空剪贴板。剪贴板存储的最高限量为 500 条,而且在停止对 PubMed 或任何 NCBI 其他数据库的操作达 8 小时后,系统会自动清空剪贴板;② My Bibliography 是将 PubMed 中检索得到的文献记录保存到 My NCBI 账户中的 My Bibliography 存储空间,一次最多可保存 500 条;③ Collections 是将检索结果保存到 My NCBI 账户中的 Collections 存储空间,一次最多可保存 1000 条;④ Citation manager 是将检索结果保存为适用于导入 EndNote、NoteExpress 等文献管理软件的文件格式,一次最多可保存 200 条。

四、个性化功能与服务

My NCBl 是 PubMed 为用户提供的免费个性化服务功能。用户可以使用 NCBI 或第三方账户(如谷歌、ORCID、Microsoft、Facebook 等)创建账户,登录后用户还可以选择进入 My NCBI 界面、添加自己的出版物或设置账户信息。

在 My NCBI 界面,可直接检索 NCBI 数据库、对账户内保存的检索式(Saved Searches)、检索结果(Collections)、个人书目记录(My Bibliography)、过滤器(Filters)等进行个性化设置,并显示最近 6 个月用户的检索操作(Recent Activity)。

通过点击"Create alert"可将检索式保存到 My NCBI 账户,并选择是否需要用 E-mail 定期发送最新检索结果,可以设定发送周期、发送的格式、数量等,设置后系统会按照用户的设定自动运行已保存的检索式并向用户发送检索结果,为用户提供定题检索服务。检索式可以永久保存或限期保存，可以对保存的检索式进行编辑、修改、删除等管理。通过点击 PubMed 检索结果页面检索框下的 Create RSS 享受 RSS 推送服务，实现检索结果的定期更新。

检索结果保存到 My NCBI 账户，可以是永久的、多次的，不同检索式的结果，形成多个 collections，可以进行归并、下载到本地、删除等管理。

此外，还可以对过滤器进行个性化设置，选择自己最常用的筛选条件，如 Review、Free Full Text 等，设置为每次显示检索结果的同时系统自动从中筛选出符合这些条件的文献记录，但是这个功能要在进行 PubMed 检索前预先登录 My NCBI 账户才能实现。

案例 4-2-1

创伤性颅脑损伤（traumatic brain injury，TBI）是致残率最高的外伤性疾病，常导致患者终身感觉、行为、认知、情感等方面的功能障碍。流行病学研究显示，我国每年约有 28.7%（约 3.7 亿）的人口发病，将近 10% 的发病患者死亡。其中创伤性颅内出血（traumatic intracranial hemorrhage，TICH）是致死的最重要原因。在此认识基础上，某科研小组拟对"创伤性颅内出血患者认知改变及执行功能障碍"有关问题做进一步的研究，需要检索国外相关研究的文献。

问题：

1. 该研究小组应该选择哪个外文数据库进行检索？

2. 该课题中蕴含的主题概念是什么？

3. 该课题可通过哪些检索方法检索？

4. 如何构建检索表达式？

分析：

1. PubMed 是一个免费的外文生物医学文献检索系统，涵盖了 MEDLINE 数据库的全部数据，其数据总量已经超过 3 300 万篇，覆盖了世界上不同语种的生物医学期刊 5 600 多种，并提供部分免费全文的链接，可以说是检索国外生物医学文献最重要的数据库，因此本案例应首选 PubMed 进行检索。

2. 该课题中蕴含的主题概念表面看就是"创伤性颅内出血"、"认知"和"执行功能障碍"这 3 个，但实际上创伤性颅内出血还有 4 个下位主题概念："颅内硬膜外血肿"、"硬膜下血肿"、"创伤性脑出血"和"创伤性蛛网膜下腔出血"，认知范畴又包括"认知不协调""理解力""意识"等 9 个主题概念，而研究执行功能障碍，"执行功能"这一概念也应该选用。

3. PubMed 提供基本检索、高级检索和主题词检索等功能，因此本研究中的主题概念凡有对应主题词的应该选用主题词进行检索，没有对应主题词的可以直接采用自由词检索，然后用布尔算符组合，或借助于检索历史进行组合检索。

（1）利用 PubMed 基本检索方法检索"创伤性颅内出血患者认知改变及执行功能障碍"。

在 PubMed 首页（网址为 https://pubmed.ncbi.nlm.nih.gov/）基本检索框中输入课题检索式 "traumatic intracranial hemorrhage AND (Cognition OR Executive Function OR "executive dysfunction*")"，得到 255 篇文献（图 4-2-7）。在检索结果界面设置显示格式为 "Abstract"，排序方式为 "Publication data"，浏览文献摘要下载所需文献的题录或全文。

基本检索执行自动词语匹配功能，输入的检索词经 MeSH 词转换表匹配到对应的 MeSH 词是"创伤性颅内出血"（intracranial hemorrhage，traumatic）、"认知"（Cognition）和"执行功能"（Executive Function）。为避免系统执行自动词语匹配时将该短语拆分并表达为 "executive AND dysfunction"，这里加双引号进行短语检索，作为强制短语进行检索，并将检索词 "dysfunction" 加上截词符 *，以提高查全率和查准率。

在高级检索界面点击该检索式的 "Details"，系统转换的检索表达式为（"traumatic intracranial hemorrhage"[All Fields] OR "intracranial hemorrhage, traumatic"[MeSH Terms] OR ("intracranial"[All Fields] AND "hemorrhage"[All Fields] AND "traumatic"[All Fields]) OR "traumatic intracranial hemorrhage"[All Fields] OR ("traumatic"[All Fields] AND "intracranial"[All Fields] AND "hemorrhage"[All Fields])) AND ("cognition"[MeSH Terms] OR "cognition"[All Fields] OR "cognitions"[All Fields] OR "cognitive"[All Fields] OR "cognitively"[All Fields] OR "cognitives"[All Fields] OR ("executive function"[MeSH Terms] OR ("executive"[All Fields] AND "function"[All Fields]) OR "executive function"[All Fields]) OR "executive dysfunction*"[All Fields])。

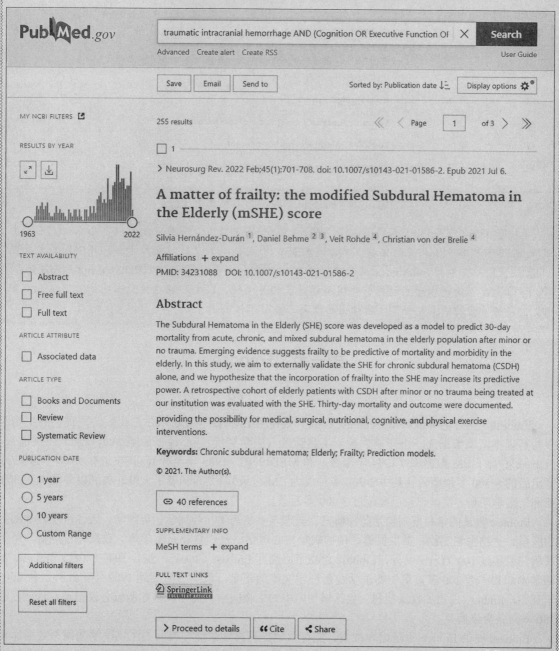

图 4-2-7　PubMed 案例 4-2-1 检索结果（Abstract 格式）界面

（2）利用 PubMed 主题检索方法检索案例 4-2-1。

案例 4-2-1 中"创伤性颅内出血"和"认知"在 MeSH Database 中分别可以匹配到相应的主题词"颅内出血"、"创伤性"（Intracranial Hemorrhage，Traumatic）和"认知"（Cognition），通过树状结构可看到它们各自有若干下位主题词，并可利用主题词扩展检索功能分别完成对这 2 个主题词及它们各自的下位主题词的检索。"执行功能障碍"（executive dysfunction）没有对应的主题词，在 MeSH Database 中可用主题词"执行功能"（executive function）进行检索，并在基本检索中用"执行功能障碍"（"executive dysfunction*"）作为检索词进行检索，然后在检索历史里以逻辑关系 OR 将这两者进行组合。最后在检索历史中以逻辑关系 AND 将"创伤性脑出血""认知"和"执行功能障碍"这三部分的检索结果进行组合，得到 81 篇文献。

在高级检索界面的"History and Search Details"中查看上述操作（图4-2-8）。

Search	Actions	Details	Query	Results	Time
#5	···	∨	Search: **#1 AND (#2 OR #3 OR #4)** "intracranial hemorrhage, traumatic"[MeSH Terms] AND ("Cognition" [MeSH Terms] OR "Executive Function"[MeSH Terms] OR "executive dysfunction"[All Fields])	81	08:24:06
#4	···	›	Search: **"executive dysfunction*"**	3,593	08:22:24
#3	···	›	Search: **"Executive Function"[Mesh]** Sort by: **Most Recent**	17,836	08:22:08
#2	···	›	Search: **"Cognition"[Mesh]** Sort by: **Most Recent**	181,922	08:21:41
#1	···	›	Search: **"Intracranial Hemorrhage, Traumatic"[Mesh]** Sort by: **Most Recent**	13,304	08:21:07

History and Search Details ↓ Download 🗑 Delete

图4-2-8　PubMed案例4-2-1检索历史界面

主题词检索结果的81篇比高级检索结果的255篇少很多，原因可能有以下几点：①由于主题检索排除了部分不相关的文献，查准率较高；②主题词检索只对来源于MEDLINE的文献记录有效，因此会漏掉PubMed中其他来源的文献记录（如[publisher]、[PubMed-not-MEDLINE]等）；③也有可能是由于主题标引错误而漏掉了相关文献。在主题词转换正确的情况下（如本案例），高级检索的结果包含了主题检索的结果，查全率较高。

第三节　Embase

一、概　况

Embase（网址为http://www.embase.com/）是荷兰Elsevier（爱思唯尔）出版公司提供的生物医学与药理学文摘数据库，由印刷性检索工具荷兰《医学文摘》（*Excerpta Medica*，EM）发展而来。Embase整合了EM数据库（1974年至今）和MEDLINE（1966年至今），共收录有90多个国家/地区出版的8 500多种期刊（其中2 700多种仅为EM收录），尤其涵盖了大量北美洲以外的（欧洲和亚洲）医学期刊，文献记录已经超过3 000多万条。

Embase收录的学科范围包括药物研究、药理学、制药学、药剂学、毒理学、人体医学、基础生物医学、生物医学工程、卫生保健、精神病学与心理学、替代与补充医学等。数据每日更新，每年新增记录超过100万条。另外，Embase建立了回溯库Embase Classic，包含1947~1973年3 400多种学术期刊中近200多万篇生物医学及药理学文献的记录，最早可回溯到1907年。此外，从2009年开始，Embase还增加收录期刊（包括增刊）中的生物医学、药物和医疗器械会议记录，目前已有380多万条会议摘要。

Embase提供Emtree主题词表检索，能有效地提高检索效能。与同类生物医学文摘型数据库相比，Embase收录期刊量大，突出药物文献、医疗设备和临床疾病信息，是检索医药学证据来源的必备检索工具。

二、检 索 方 法

（一）检索规则

Embase使用自然语言检索，检索词之间默认逻辑关系为AND，进行词组检索时需加单（双）引号或短横线；可用逻辑运算符AND、OR、NOT进行组配检索；支持使用截词符检索："*"表示0至多个字符，"？"表示1个字符，"$"表示0或1个字符，截词符均可置于单词词尾或词间；支持邻近算符检索，邻近算符NEAR/n和NEXT/n均表示两个检索词的间隔小于*n*个单词，用NEAR/n连接的两个词出现的次序可变，而用NEXT/n连接的两个词出现次序是不可变的；支持字段检索，Embase共有43个可检索字段，字段限制符有"："和"/"两种。其中"："可用于所有字段；"/"仅用于个别字段进行精确匹配检索，这些字段包括 de（Emtree 主题词）、dd（药物标引词）、dm（医学标引词）、au（著者）、jt（刊名）、ta（刊名缩写）、exp（扩展词）和 mj（主要主题词），如 'carbon nanotube'/de（将 carbon nanotube 限定在 Emtree 主题词字段进行检索）。

（二）检索方法

Embase 提供多种检索途径，包括检索（Search）和浏览（Browse）检索。检索又细分为快速检索（Quick）、高级检索（Advanced）、PICO 检索、PV Wizard、药物检索（Drug）、医疗设备检索（Medical Device）、疾病检索（Disease）、设备检索（Device）及文章检索（Citation Information）；Browse 包括主题浏览（Emtree）和期刊浏览（Journals）。

1. 快速检索（Quick） 是 Embase 首页（图 4-3-1）默认的检索界面，简单易用，注重查全。快速检索可选择 "Quick search"、"All fields"、"Title"、"Emtree term-exploded" 和 "Author name" 等 37 个检索字段，按检索规则输入单词、词组或检索表达式，若要查找特定词组或短语要加引号。当用户在输入框中输入第一个检索词时，系统会启动 autocomplete 功能，利用后台 EMtree 词表为用户推荐合适的主题词。选择 "Quick search" 检索字段时，系统默认对其进行宽泛检索（Search as broadly as possible），即对检索词自动在 Emtree 词表中找到相关主题词及其下位词进行主题词扩展检索，再将检索词在全字段作关键词检索，与主题检索结果进行"逻辑或"运算，获得查全率高的检索结果。如果不想转换为主题词进行检索，可在下拉菜单选择 "All fields" 字段，此时仅作为自由词进行检索。

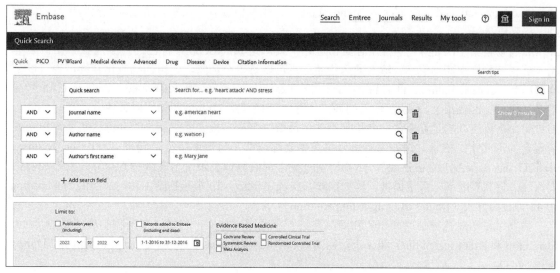

图 4-3-1　Embase 首页

快速检索还可利用检索限定区（Limit to）限定出版时间和循证医学特定证据类型（Cochrane Review、Systematic Review、Meta Analysis、Controlled Clinical Trial 和 Randomized Controlled Trial）。

2. 高级检索（Advanced Search） 检索界面如图 4-3-2 所示，按检索规则及字段限制（field limits）编制复杂的检索式，如 'cancer gene therapy'/exp OR ((treatment OR therapy) NEAR/5 fluorouracil):ab，再选择选项进行限制，包括匹配（Mapping）、出版日期（Date）、记录来源（Sources）、字段（Fields）、快速限定（Quick Limits）、循证医学类型（EBM）、文献类型（Pub.types）、语种（Languages）、性别（Gender）、年龄组（Age）和动物研究类型（Animal）等 11 个选项。可依检索课题需求选择一项或几项来提高查全率或查准率。与其他数据库比较，在字段检索中，Embase 提供了几个独特的与药物相关的字段，如药物制造商名（Drug manufacturer:mn）、药物商品名（Drug trade name:tn）、仪器制造商名（Device manufacturer:df）、仪器商品名（Device trade name:dn）等，进行药物相关检索时，可利用这些特有的药物字段进一步限制，如 "glaxo:mn"（表示用"葛兰素"在药物制造商字段检索），"dupont:df"（表示用"杜邦"在仪器制造商字段检索）。

高级检索界面的检索词匹配项分为 5 个选项。① Emtree 主题词对照检索（Map to preferred term in Emtree）：系统将检索词自动转换成主题词进行检索。如检索 "Mad Cow Disease"，术语对照为 Emtree 主题词 "bovine spongiform encephalopathy"；②也作自由词在全字段中进行检索（Search also

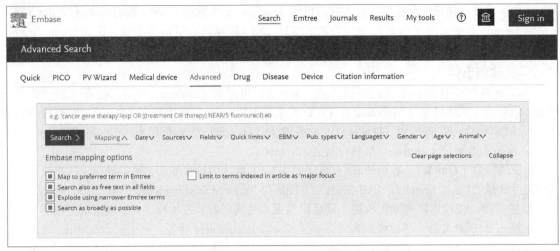

图 4-3-2　Embase 高级检索界面

as free text in all fields）；③扩展下位词及派生词（Explode using narrower Emtree terms）：对检索词对应主题词的下位词进行扩展检索；④对检索词进行宽泛检索（Search as broadly as possible）：对检索词对应主题词进行扩展检索并同时对检索词的同义词进行检索，提高查全率；⑤主题词加权检索（Limit to terms indexed in articles as 'major focus'）：仅检索检索词是主要主题词或反映核心内容的文献，提高查准率。

3. 药物检索（Drug）　专门针对药物进行检索，是 Embase 最具特色的检索途径。在检索框中输入药物名称检索药物信息。输入的药物名称既可以是单个药物、一组药物或化合物，也可以是药物通用名（generic name）、商名品（proprietary name）、实验室代码（laboratory code）、CAS 号或化学名（chemical name）。系统对输入的检索词强制转换匹配 Emtree 药物主题词检索，同时默认为扩展检索。需要注意的是许多药物名称带有非字母数字字符，检索此类药物时要将这些字符转换成系统规定的形式才能检索，例如用双引号将药物名称与非字母数字字符括起来："1(1,4 benzodioxan 5 yl)4(2(1 indanyl)ethyl)piperazine"。药物检索对检索词的修饰及限定与高级检索类似。为增加药物检索深度，提高查准率，系统提供了药物字段（Drug fields）、19 个药物副主题词（Drug Subheadings）和 47 种投药方式（Routes of Drug Administration）。

药物字段是对药物制造商和药物商品名进行字段限定检索，包括 2 个药物制造商字段（Phrase search:mn 和 Exact search/mn）和 3 个药物商品名字段（Phrase search:tn、Exact search/tn 和 Mapped to Emtree/de）。

药物副主题词是对药物某一或某几方面做进一步的限制，如药物不良反应（Adverse Drug Reaction）、临床试验（Clinical trial）、药物监管（Drug administration）、药物分析（Drug Analysis）、药物配伍（Drug Combination）、药物对照（Drug Comparison）、药物浓度（Drug Concentration）、药物开发（Drug Development）、药物剂量（Drug Dose）、药物相互作用（Drug Interaction）、药物疗法（Drug Therapy）、药物毒性（Drug Toxicity）、内源性物质（Endogenous Compound）、药剂学（Pharmaceutics）、药物经济学（Pharmacoeconomics）、药代动力学（Pharmacokinetics）、药理学（Pharmacology）、药物警戒的特殊情况（Special situation for pharmacovigilance）、药物治疗的意外临床结果（Unexpected outcome of drug treatment）等；检索时还可按下 Ctrl 键选中多个副主题词，并可选择它们之间的布尔算符 AND 或 OR。

投药方式分类详细，如口腔给药（Buccal drug administration）、硬膜外给药（Epidural drug administration）和吸入给药（Inhalational drug administration）等，共 47 种（图 4-3-3）。检索时还可按下 Ctrl 键同时选中多个投药方式，并可选择布尔算符 AND 或 OR。

4. 疾病检索（Disease）　可通过疾病名称或与疾病症状相关的检索词进行检索。对检索词的修饰及限定与高级检索类似。为加深疾病信息检索的深度，提高查准率，疾病检索界面提供了 14 个疾病副主题词（Disease Subheadings）：疾病并发症（Complication）、先天性缺陷（Congenital disorder）、诊断（Diagnosis）、疾病处理（Disease management）、抗药性（Drug resistance）、药物

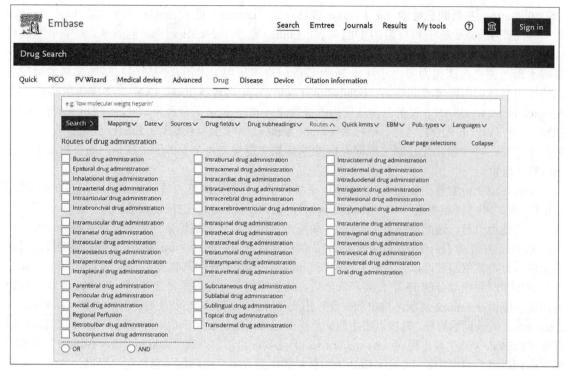

图 4-3-3　Embase 药物检索界面（给药方式）

治疗（Drug therapy）、流行病学（Epidemiology）、病因学（Etiology）、预防（Prevention）、放射治疗（Radiotherapy）、康复（Rehabilitation）、不良反应（Side effect）、外科手术（Surgery）和治疗（Therapy），能更精确地检索疾病的某一类或几类分支的相关文献。

5. 设备检索（Device） 在主页的 Search 菜单下选择 Device 进入设备检索页面。设备检索提供从医疗器械和设备入手查找医学文献，其检索界面、检索式匹配和限定与高级检索基本相同，只是针对设备检索的需要而增设了设备字段和设备副主题词。设备字段（Device fields）是对设备制造商和设备商品名进行字段限定检索，包括 2 个药物制造商字段（Phrase search:df 和 Exact search/df）和 3 个药物商品名字段（Phrase search:dn、Exact search/dn 和 Mapped to Emtree/de）。设备副主题词（Device subheadings）包括设备不良反应（Adverse Device Effect）、对照（Device Comparison）、设备经济学（Device Economics）和临床试验（Clinical Trial）共 4 个方面的限定。

6. PICO 检索（PICO Search） 是从临床医学问题的多个要素，即 Population、Intervention、Comparision、Outcome 和 Studey Design（or miscellaneous）入手查找循证医学证据，这些要素不需要一定全部输入。此过程中可借助 Emtree 来优化检索词（Find best term），并可选择检索词匹配项：/mj（主题词加权检索）、/de（主题词对照检索）、exp（扩展下位词及派生词）、/br（对检索词进行宽泛检索）、/exp/mj（主题词加权/扩展检索）。

7. 医疗设备检索（Medical Device） Embase 设计的专门用于医疗设备的表单搜索功能，用于医疗设备临床评估报告和上市后监管中的相关文献监测。在搜索表单中可选择设备名称（Device name）和不良反应（Adverse effects），两者之间是 AND 关系。并可通过限定选项（Limit options）对研究对象（Study）、出版时间（Publication years）、记录添加到 Embase 时间（Records added to Embase）进行限定。

8. PV Wizard 搜索药物信息用于药物警戒中的文献监测。搜索表单包括 5 个关键元素：药物名称（Drug name）、替代药物名称（Alternative drug names）、药物不良反应（Adverse drug reactions）、特殊情况（Special situations）和人类限制（Human limit）。

9. 文章检索（Citation Information） 用于快速查找某篇或某类具体文献。在文章篇名、作者、期刊名称及其缩写、DOI 号、CODEN 号（统一刊名缩写代码）、ISSN 号（国际标准连续出版物编号）期刊卷、期及文章首页数和出版时间等限制项中输入一项或多项检索词，在 "Show results" 处直接显示结果数，点击可获取检索结果。

笔记栏

10. Emtree 主题浏览检索 在 Embase 首页点击"Emtree"进入 Emtree 浏览检索页面。Emtree 是一种用于 Embase 标引和检索的主题词表，Emtree 整合了 MeSH 词表，包含 8.2 万多个主题词（Preferred terms）和 37 万多个同义词（synonyms），每年更新 3 次。Emtree 在药物、疾病和医疗器械术语的覆盖范围尤为突出，包含 20 万多条药物和药剂学术语及同义词，涵盖药品术语在多国的通用名称如国际非专利药名（International Non-Proprietary Names，INN）、美国通用药名（US Adopted Names，USAN）和美国食品药品监督管理局 FDA 批准的新药申请（New Drug Approvals，NDAs）等，以及其化合物名称、商标名（Trade names）和实验室代码等。Emtree 还提供有 19 个药物副主题词、47 个给药途径副主题词、14 个疾病副主题词和 4 个设备副主题词，用于组配主题词进行精细检索。

Emtree 浏览检索界面如图 4-3-4 所示，系统提供 2 种查询浏览主题词的方法，即"查找术语"（Find Term）和"浏览术语"（Browse by Facet）。在"Find Term"的检索词输入框中输入单词或词组（不要使用引号、通配符或布尔算符），系统按字顺显示包含该检索词的同义词（synonyms）和首选 Emtree 主题词（preferred Emtree term），黑色为款目词，通过"use"指引到带有超链接的蓝色主题词，点击蓝色超链可以查看该主题词在 Emtree 树状结构表中的位置；"浏览术语"显示 Emtree 主题词按学科领域划分的 15 个大类，依分类点击层层展开，选取所需主题词。Emtree 树状结构表可浏览主题词在 Emtree 树状结构中的位置、历史注释及其同义词，以及道兰医学词典（Dorland's dictionary）对该词的解释。直接点击主题词后面的记录条数超链接，可显示检索结果；还可勾选扩展检索（Explode）或主要主题词（As major focus）选项；也可以点选"Add to Query Builder"将选中的主题词送进检索框构建（Query Builder）检索式，组合多个主题词（包括副主题词）并结合检索规则构建较为复杂的检索式；或点选"将主题词送到药物（或疾病或高级）检索中"（Take this query to Drug/Disease/Advanced Search），对所选的主题词作进一步的修饰和限定。

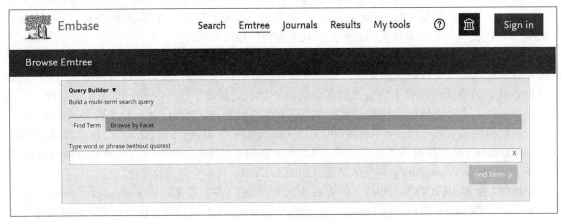

图 4-3-4 Emtree 浏览检索界面

11. 期刊浏览（Journals）检索 提供期刊浏览和检索功能，仅限于 Embase 收录的期刊，不包括 MEDLINE 独有刊。按刊名字顺浏览期刊，选中某一期刊名称，按卷、期显示某期的文章。浏览某本期刊时，可按刊内检索（Search within this Journal）和卷内检索（Search within this Volume）至高级检索界面进行相关检索；刊名后的"About"超链接提供期刊和出版商信息，有出版商、联系信息及出版周期等信息。

三、检索结果管理

当系统执行检索以后自动进入检索结果界面，也可以在其他界面下直接点击页面上方的 Results 菜单进入检索结果界面（图 4-3-5）。检索结果界面分为左右两部分，左栏显示结果过滤器（Results Filters），可对检索结果作进一步限制和提炼，结果的过滤器有数据来源（Sources）、药物（Drug）、疾病（Disease）、医疗设备（Devices）、年龄（Age）、性别（Gender）、研究类型（Study type）、出版类型（Publication type）、刊名（Journal title）、出版时间（Publication year）、作者（Authors）、会议摘要（Conference Abstracts）、药物商品名称（Drug Trade Names）、药物制造商（Drug Manufacturers）、设备商品名称（Device Trade Names）和设备制造商（Device Manufacturers）等。

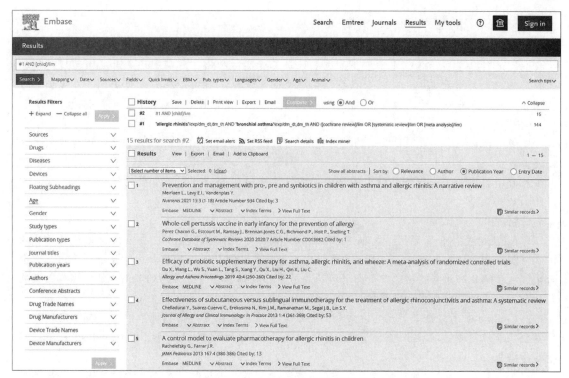

图 4-3-5　Embase 检索结果界面

右栏为检索史区（History）和检索结果显示区（Results）。检索史区显示检索式及其命中条数。可通过组合（Combine）按钮，对检索式进行逻辑运算，如：((#1 OR #2) AND #3) NOT #4；也可对检索式进行保存（Save）、删除（Delete）、打印（Print view）、导出（Export）、发送到邮箱（Email）、设置电子邮件提示（Set email alert）、设置 RSS 推送（Set RSS feed）和查看检索详情（Search details）等操作，点击"Index miner"进行当前检索结果的主题词词频分析。

检索结果显示区显示命中的记录，默认显示文献题录和数据来源（MEDLINE 或 Embase），点击"Show all abstracts"展开显示所有记录的文摘。Embase 提供按相关度（Relevance）、作者（Author）、出版年（Publication Year）和入库日期（Entry Date）对检索结果进行排序（Sort by）。对选中记录，Embase 提供浏览（View）、导出（Export）、发送到邮箱（Email）、添加至剪贴板（Add to Clipboard）等输出方式。在每条记录中，点选文章题名可进入该文章的全记录格式，显示所有字段的信息，并提供相关文献"Related Articles"链接。在结果显示区每条记录下点选"Abstract"显示相应的文摘，点选"Index Terms"可展开显示该篇文献的主题词，点选"Similar records"显示该篇文献的相似文献，点选"View Full Text"链接全文，Embase 通过 STM（国际科学、技术和医学出版商联合会）提供全文链接，如 Elsevier ScienceDirect、Springer-Verlag、Thieme、Cell Press、Catchword 和 Karger Online Journals 等，若用户具备相应数据库的使用权，即可直接获取全文。

四、个性化功能与服务

在 Embase 主页点击按钮 Sign in 可免费注册获得用户账号，登录后在 My tools 菜单下可使用 Embase 的个性化服务。My tools 的 Clipboard 显示剪贴板中的记录（不需登录），点击"Save this Clipboard"可将记录保存至剪贴板。"Saved Clipboards"显示保存在剪贴板中的记录。"Saved Searches"显示已保存检索式，并可进行编辑、重运行、删除、设置电子邮件提示（Set email alert）和设置 RSS 推送（Set RSS feed）等操作。对选中的检索式设置电子邮件提示（Set email alert），可选择更新频率、发送内容和格式，系统将定期以电子邮件方式发送最新检索结果，一次最多发送 500 条记录。"Email Alerts"显示已设置电子邮件提示的检索史，"Preferences"设置导出（Export）的格式和内容。

案例 4-3-1

　　过敏性鼻炎（allergic rhinitis）和支气管哮喘（bronchial asthma）是儿童最常见的呼吸道过敏性疾病。流行病学显示哮喘儿童中合并过敏性鼻炎者高达 80%，发病率逐年升高，其规范化的诊断与治疗尤为重要。小儿呼吸专科黄医生想全面系统地了解国外有关儿童支气管哮喘合并过敏性鼻炎的治疗进展，特别希望能找到可靠的临床证据，并能长期跟踪获取最新的信息。

　　问题：

　　1. 想全面系统地检索某种疾病的治疗进展，除了常用的 PubMed 数据库，还可以考虑用什么文摘型数据库？

　　2. 希望利用文摘型数据库强大的检索功能，又能够快速地找到高质量的临床证据，应考虑用什么数据库？

　　分析：

　　1. Embase 是整合荷兰医学文摘 Embase 和美国医学文摘 MEDLINE 去重后合并而成的生物医学与药理学文摘型数据库；与 PubMed 相比，含较多欧洲和亚洲的生物医学刊物；黄医生想全面系统地了解某一疾病药物治疗最新进展及高质量临床证据，除了常用的 PubMed 数据库，还要充分利用检索医药学证据的重要数据库 Embase。

　　2. Embase 在高级检索、疾病检索和药物检索等检索途径中提供循证医学（EBM）选项，可按需要快速限制检索词，如选择 Cochrane Review、Systematic Review 和 Meta Analysis 获取高质量临床证据。

　　（1）利用 Embase 的快速检索查找"儿童支气管哮喘合并过敏性鼻炎的治疗进展"的文献。

　　本案例中，在 Embase 的快速检索界面，检索词输入框中输入 'allergic rhinitis' AND 'bronchial asthma' AND 'therapy'，系统自动进行宽泛检索，获得查全率高的检索结果。检索式为（'allergic rhinitis'/exp OR 'allergic rhinitis'）AND（'bronchial asthma'/exp OR 'bronchial asthma'）AND（'therapy'/exp OR 'therapy'），再在结果界面勾选"Child(1-12 years)"限制 1～12 岁儿童，得到 3 025 条检索结果。

　　（2）利用 Embase 的高级检索查找"儿童支气管哮喘合并过敏性鼻炎的治疗进展"的高质量临床证据。

　　本案例中，黄医生若要了解该课题高质量的临床证据，可以利用高级检索的循证医学（EBM）选项。在高级检索界面中，输入 'allergic rhinitis' AND 'bronchial asthma' AND 'therapy' 检索词，检索词匹配项默认选择前 4 项（Map to preferred term in Emtree、Search also as free text in all fields、Explode using narrower Emtree terms、Search as broadly as possible）提高查全率。在 EBM 选项中，选择"Cochrane Review"、"Systematic Review"和"Meta Analysis"，在 Age 选项中，选择 1～12 岁年龄组，得到 61 条检索结果。

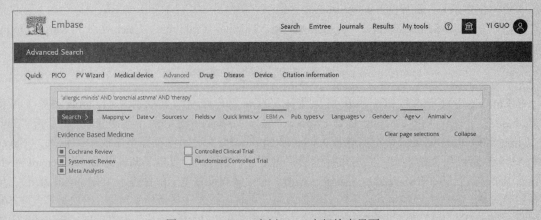

图 4-3-6　Embase 案例 4-3-1 高级检索界面

　　本次检索详细检索策略为：（'allergic rhinitis'/exp OR 'allergic rhinitis'）AND（'bronchial asthma'/exp OR 'bronchial asthma'）AND（'therapy'/exp OR 'therapy'）AND（[cochrane review]/lim OR [systematic review]/lim OR [meta analysis]/lim）AND [child]/lim。

（3）利用 Embase 的疾病检索查找"儿童支气管哮喘合并过敏性鼻炎的治疗进展"的高质量临床证据。

本案例中，在 Embase 首页选择疾病检索（Disease），在检索框中输入 'allergic rhinitis' AND 'asthma'，检索词匹配项默认选择"Map to preferred term in Emtree"和"Explode using narrower Emtree terms"。在"Disease Subheadings"中选择"drug therapy"和"therapy"，逻辑关系选项为 OR；在 EBM 选项中选择"Cochrane Review"、"Systematic Review"和"Meta Analysis"（图 4-3-7），得到 145 条检索结果，在检索结果界面的 Age 选项中选择 1~12 岁年龄组，得到 15 条检索结果。本次检索详细检索策略为：'allergic rhinitis'/exp/dm_dt,dm_th AND 'bronchial asthma'/exp/dm_dt,dm_th AND ([cochrane review]/lim OR [systematic review]/lim OR [meta analysis]/lim) AND [child]/lim。

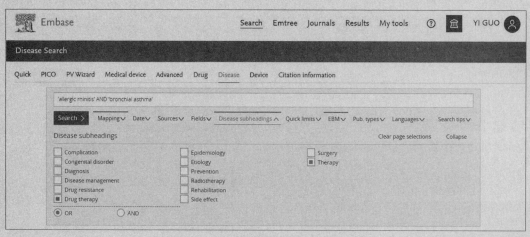

图 4-3-7　Embase 案例高级检索界面

疾病检索的结果比高级检索的 61 条少，其原因之一在于疾病检索将检索词作为疾病主题词进行了扩展检索，排除了部分不相关的文献，提高了查准率；也有可能是主题标引错误导致漏检文献。

（4）利用 Embase 的 Emtree 主题词浏览检索。

本案例中，在 Emtree 的 Find Term 界面输入检索词"bronchial asthma"，点击"Find Term"，进入主题词检索结果界面（图 4-3-8）。系统按字顺显示包含该检索词的同义词和首选 Emtree 主题词，通过"bronchial asthma use preferred term: asthma"可以确定系统匹配的主题词为"asthma"，

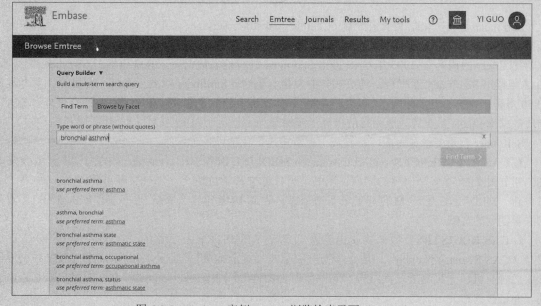

图 4-3-8　Embase 案例 Emtree 浏览检索界面（asthma）

点击该主题词超链接可以查看该主题词在 Emtree 树状结构表中的位置（图 4-3-9）。点选"Take this query to disease Search"，按前面"疾病检索"所述方法限制副主题词、循证医学，得到"bronchial asthma"的 Emtree 主题词检索结果。按照同样的步骤利用 Emtree 主题词检索获取"allergic rhinitis"的检索结果，再在结果界面将两次主题检索结果用 AND 组合（Combine）起来，同时在结果界面左栏 Age 下限定 1～12 岁年龄组，得到 15 条检索结果。

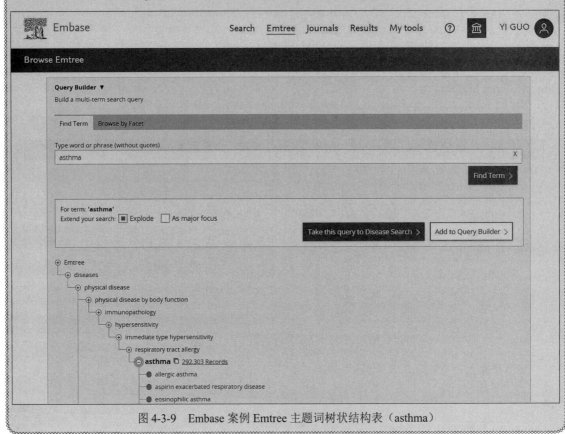

图 4-3-9　Embase 案例 Emtree 主题词树状结构表（asthma）

第四节　SciFinder

一、概　　况

　　SciFinder 是美国化学文摘服务社（Chemical Abstract Service，CAS）开发的权威研发应用平台，其前身 CAS 出版的《化学文摘》（Chemical Abstracts，CA）。CA 创刊于 1907 年，被誉为"打开世界化学化工文献的钥匙"。1995 年 CAS 推出 SciFinder 联机检索数据库，2007 年推出 SciFinder 网络版，2021 年推出 SciFinder^n 新平台，经过多年的发展与整合，SciFinder 综合了全球 180 多个国家和地区的 50 多种语言的 5 万多种期刊，以及欧美等国 64 家专利机构的全文专利资料，并拥有世界上最大的物质数据库和反应数据库，成为目前世界上应用最为广泛、最为重要的化学及相关学科的检索工具。

　　SciFinder 收录资源覆盖面广、权威、更新迅速，包括以下子库：

　　1. CAS REFERENCES　包括 CAplus 和 MEDLINE 2 个子库。CAplus 收录 1907 年至今来自 180 多个国家的 50 多个语种的期刊、图书、会议论文和学位论文，部分文献可回溯至 1800 年。每日更新。MEDLINE 是 NLM 创建的书目数据库，收录 1946 年至今来自 80 多个国家的 5 600 多种生物医学期刊的文献。

　　2. CAS REGISTRY　收录物质由美国 CAS 的 REGISTRY 系统确认，具有唯一对应的 CAS 登记号（CAS Registry Number），是化学物质信息的"黄金标准"。收录 1800 年以来出版物中公开的 1.93 亿种有机和无机物质及其结构、属性数值和图谱等相关信息，以及约 7 000 万蛋白质和核酸序列，并链接到相关出版物、反应和化学品供应商等。每日更新。

　　3. CAS REACTIONS　世界上最大的、最权威、更新速度最快的化学反应数据库。收录 1840

年以来，在期刊、专利、学位论文和其他来源中发表的超过 1.42 亿个单步和多步反应信息，并链接到相关出版物、物质和供应商等。每日更新。

4. CAS PATENTS 收录来自 64 个全球专利发行机构的专利文献，涵盖化学、制药、消费品、工艺、材料、工程、农业等多学科领域，提供专利全文并与 SciFinder 其他相关数据相关联。每日更新。

5. CAS COMMERCIAL SOURCES 即可商用化学品的最新供应商目录。提供可商用化学物质及其全球供应商的信息，包括数量、价格和供应商联系信息等，目前已收录来自 900 多家供应商的 1 000 多种目录的超过 8 600 余万个商业化学品。

6. CAS FORMULATIONS 最大的综合配方详细信息数据库。收集来自期刊、专利和产品插页的数百万种配方的详细信息，并链接到相关出版物、物质和供应商等，可为研究人员、配方设计师和知识产权专业人员提供更快地将安全有效的产品推向市场所需的关键信息。

7. CHEMLIST 即管制化学品目录，汇集 1980 年至今全球主要市场受管制的化学物质。包括物质的特征、详细目录、来源及许可信息等，目前已收录超过 41.7 万种化合物的详细清单，来自 13 个国家和国际性组织，每周更新。

8. MARPAT 包含 1988 年至今 CAplus 文献涵盖的专利及 INPI（Institute National de la Propriete Industrielle）1961～1987 年数据中超过 130 万个可检索的马库什（Markush）结构。每日更新。

二、检 索 方 法

SciFinder 检索功能强大，支持同时或单独检索文献、物质、反应和供应商等信息，并新增生物序列检索和逆合成检索功能，是科研人员获取化学信息的首选数据库。SciFinder 提供全部检索（All）、文献检索（References）、物质检索（Substances）、反应检索（Reactions）、供应商检索（Suppliers）、生物序列（Biosequences）和逆合成路线（Retrosynthesis）等检索方法。

1. 全部检索（All） 可以同时检索文献、物质、反应和供应商，可以输入文本词或绘制/导入结构检索（图 4-4-1）。

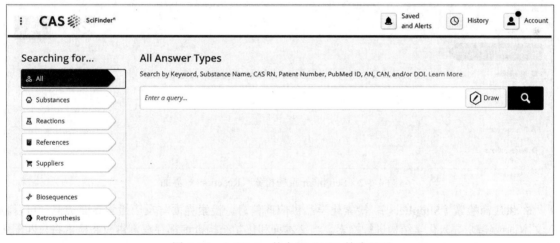

图 4-4-1 SciFinder 的全部（All）检索界面

（1）文本词检索（Search Terms）：在检索框中输入关键词、物质名称、CAS 登记号和文献标识符（文献号、PubMed ID、DOI 号和专利号等）进行检索。支持使用 AND、OR、NOT、括号（）、引号" "和通配符（* 和？）构建检索式。

（2）绘制结构（Chemical Structure）检索：点击搜索框右边的"Draw"按钮以打开结构编辑器，绘制或导入化学结构检索，检索结果包含绘制结构的完整结构或子结构的所有记录。如果在结构编辑器中勾选"Patent Markush Search"，则可以执行专利马库什结构检索。

SciFinder 支持 CAS Draw 或 ChemDoodle 两种结构编辑器，并提供反应查询功能（Reaction Query Features）和亚结构查询功能（Substructure Query Features）。反应查询功能可以指定反应角色、标记反应位点和映射反应物和产物中的相应原子对。亚结构查询功能可用来缩小或扩大对嵌入在化学结构中的亚结构的搜索，如使用可变 X/R 基团、锁定环或原子等工具绘制结构进行检索。

（3）检索词和绘制结构组合检索（Search Terms and Chemical Structure）：同时输入检索词并利用结构编辑器绘制结构进行检索，所得检索结果包含输入检索词及绘制的物质（反应）结构。但反应检索和供应商检索将只匹配化学结构查询（检索词查询被忽略）。

2. 文献检索（References） 检索期刊、图书、学位论文和专利等文献信息，可以输入文本词、绘制/导入结构或两者组合进行检索。

在文献检索界面，点击"Add Advanced Search Field"可以限定检索字段，包括作者名、期刊名称、机构名称、标题、摘要/关键词、概念、化学物质（化学物质登记号或化学物质名称）、出版年、文献标识符、专利号、出版商等检索字段。

3. 物质检索（Substances） 检索化学物质及其相关信息，可以输入文本词、绘制/导入结构或两者组合进行检索。在物质检索界面，点击"Add Advanced Search Field"可以限定化学物质名称、化学物质登记号、分子式、物质属性和实验谱图等字段检索。物质检索选择分子式字段时，需要按照 HILL 排序方式输入分子式，具体规则如下。

（1）单一组分物质：①对于不含 C 的物质，按照字母顺序排序；②对于含 C 的物质，CH 写在前面，其他的按照字母顺序排列；③区分大小写 [单个字母的元素符号大写；多个字母的元素符号首字母大写，其他字母小写（如 Ca、Fe）]。

（2）多组分物质：包含盐、水合物、合金、混合物等。使用点将组分分隔开，如 C22H26CuN2O5. C2H3N。

4. 反应检索（Reactions） 检索化学反应式及其相关信息，可以输入文本词或绘制/导入化学结构查找反应（图 4-4-2）。当文本词和化学结构查询都存在，反应将只匹配化学结构查询（文本词查询被忽略）。

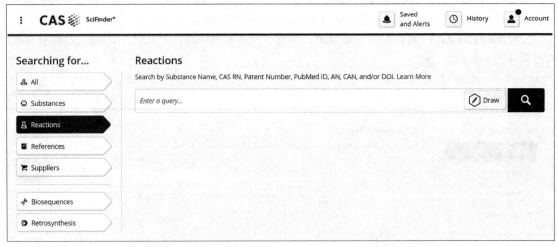

图 4-4-2 SciFinder 反应检索（Reactions）界面

5. 供应商检索（Suppliers） 检索化学品供应商信息，检索界面与反应检索界面类似。可以输入文本词或绘制/导入化学结构进行检索。当文本词和化学结构查询都存在，供应商检索将只匹配化学结构查询（文本词查询被忽略）。

6. 生物序列检索（Biosequences） 直接输入蛋白质/核酸序列或导入序列文件（txt 或 fasta 格式）查找匹配的生物序列或模体（Motif）（图 4-4-3），包括 3 种生物序列搜索类型：

（1）BLAST（基本局部比对搜索工具）：使用一组局部比对算法（BLASTn、MegaBlast、BLASTp、tBLASTn、BLASTx）搜索蛋白质和核苷酸。

（2）CDR（互补决定区）：搜索抗体和 t 细胞受体。

（3）Motif：搜索 DNA、RNA 或蛋白质中的短模体。

选择 BLAST 和 Motif 搜索类型时，点击"Advanced Biosequence Search"可设置序列相似性、是否空格、空位罚分、字段长度、匹配算法、E 值等匹配参数。

7. 逆合成路线（Retrosynthesis） 根据已知反应化学创建物质的可行合成步骤。检索界面即打开的结构编辑器，绘制或导入化学结构式，点击"Start Retrosynthetic Analysis"开始逆合成路线分析。

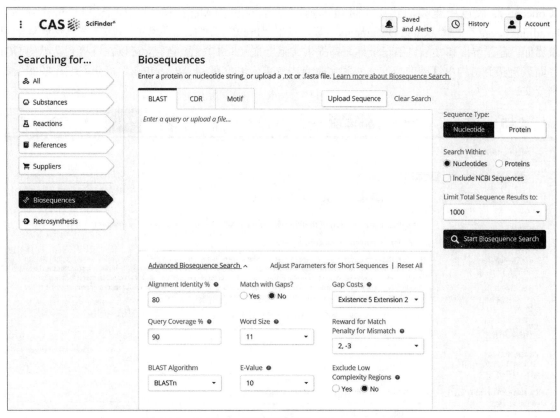

图 4-4-3 SciFinder 生物序列检索（Biosequences）界面

三、检索结果管理

SciFinder 系统提供检索结果显示、检索结果排序、结果聚类筛选、检索结果输出、全文链接展示等多种结果处理方式。

1. 检索结果的显示

（1）全部检索结果界面会列出与查询匹配的物质、反应、参考和供应商的结果数，每种结果类型的两个最佳结果显示在页面上。

（2）文献检索结果题录界面（图 4-4-4）包括无摘要（No Abstract）、部分摘要（Partial Abstract）和全部摘要（Full Abstract）三种显示方式。点击文献篇名进入单篇文献详细记录界面（Reference Detail）（图 4-4-5）。文献详细记录界面包括获取文献中的物质（Substances）、反应（Reactions）、被引用文献（Cited）、引文图谱（Citation Map）、文献题录信息、摘要信息、文献中重要的概念

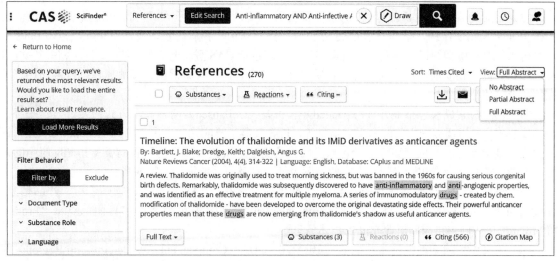

图 4-4-4 文献检索结果题录界面（Full Abstract）

（Concepts）、文献中重要的物质（Substances）、文献标引的 MeSH 词（MEDLINE Medical Subject Headings）、参考文献（Cited Documents）等。点击"Prev"或"Next"可进入上/下一篇文献详细记录界面。题录界面和文献详细记录界面都提供文献全文（Full Text）链接，可以在链接到文献的 DOI 界面或链接到机构内订购的全文，专利文献点击单篇专利文献的"PatentPak"可获取或在线阅读专利全文。

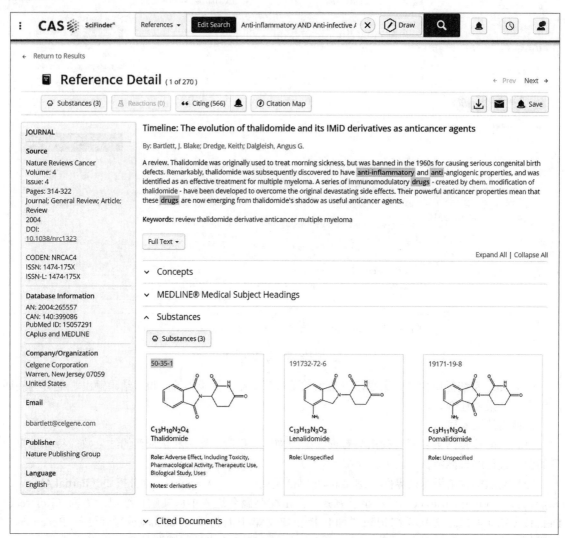

图 4-4-5　文献详细记录界面

（3）物质检索结果包括部分（Partial）和全部（Full）两种显示方式，部分仅显示每种物质的 CAS 登记号和物质结构，全部显示 CAS 登记号、物质结构、物质的物理属性信息等。点击 CAS 登记号进入单个物质详细记录界面。物质详细记录界面包括 CAS 登记号、物质结构、物质相关的文献、反应和供应商、物质的物理属性信息、物质名称、实验属性、实验谱图、预测属性、预测谱图、管控信息及其他补充细节等。

（4）反应检索结果包括展开（Expanded）和折叠（Collapsed）两种显示方式：展开显示每种反应的反应式、参与反应物质信息和文献信息等，折叠仅显示反应式。点击"View Reaction Detail"进入反应详细记录界面。反应详细记录包括反应相关文献、实验中涉及的所有物质及其在反应中的角色、实验中涉及的所有实验步骤、产物的谱图表征信息及属性特征、产物的形态。

（5）供应商检索结果界面（图 4-4-6）包括供应商名称、CAS 登记号、物质名称、产品信息、纯度、价格、运送时间等。点击"order from suppliers"直接访问产品订购界面；点击"Product Information"访问该供应商对此产品的描述信息。

（6）生物序列检索根据搜索类型分为 BLAST、CDR（Complementarity-Determining Region）和模体（Motif）结果界面，可获取序列的相关文献、对序列结果进行下载和可视化分析。如图 4-4-7 为

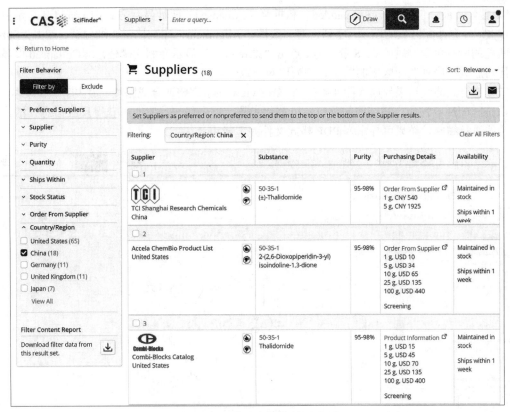

图 4-4-6 供应商检索结果界面

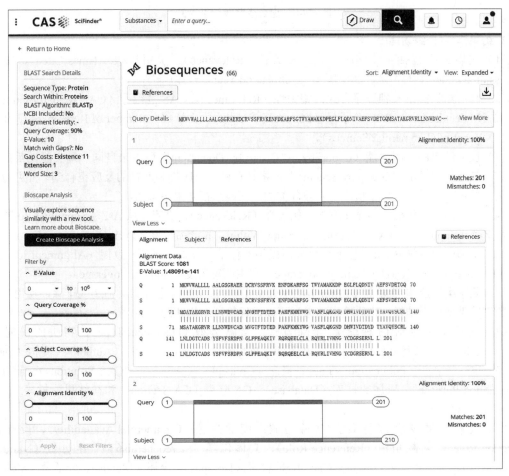

图 4-4-7 生物序列检索结果界面（BLAST）

BLAST 搜索界面，包括展开（Expanded）和折叠（Collapsed）两种显示方式：Expanded 显示提交的比对序列、序列匹配区域的图示、序列比对一致性、"Alignment"序列比对详细位置、点击"Subject"列出匹配的所有化学物质的 CAS 登记号、点击"Reference"显示专利文献信息。Collapsed 仅显示提交的比对序列、序列匹配区域的图示、序列比对一致性。

（7）逆合成路线结果界面（图 4-4-8）的 Overview 显示完整逆合成路线，预估产率和成本。Step 查看精确匹配反应物和产物结构的反应及可替代步骤，点击任一反应即可获得反应信息详情。可对合成路线进行编辑，结果可导出为 PDF 格式文件并下载。

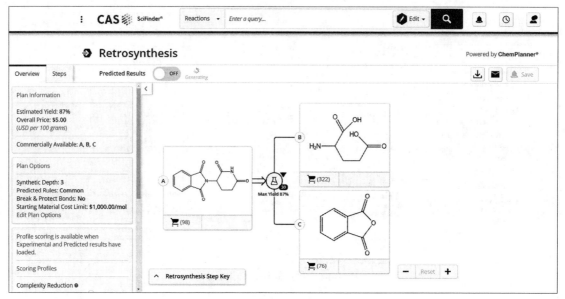

图 4-4-8　逆合成路线结果界面

2. 结果排序/分组功能

（1）文献结果包括 4 种排序方式：相关性（Relevance）、引用次数（Times Cited）、文摘号（Accession number）升序/降序和出版年（Publication Year）升序/降序。

（2）物质结果提供 6 种排序方式：相关性（Relevance）、CAS 登记号（CAS Registry Number）、分子式（Molecular Formula）、分子量（Molecular Weight）、文献数（Number of References）、供应商数量（Number of Commercial Sources）。

（3）反应结果的分组功能（Group by）："Group by Document"可将来自同一篇文献的反应都被整合到一起并集中显示。"Group by Scheme"可将具有相同反应物和产物的反应整合到一起并以通式结构集中显示，仅适用于单步反应，未被分类的反应显示在结果集最后。

（4）供应商结果包括 5 种排序方式：相关性（Relevance）、供应商从 A-Z（Supplier:A to Z）、供应商从 Z-A（Supplier:Z to A）、发货时间（Ships Within）和产品纯度（Purity）。

（5）生物序列生物 BLAST 检索结果界面提供 4 种排序方式：序列一致性（Alignment Identity）、E 值（E-Value）、序列覆盖度（Query Coverage）和主题覆盖度（Subject Coverage）。

3. 结果聚类筛选/排除功能（Filter by/Exclude） 对检索结果进行聚类筛选或排除，使用户能根据需要浏览重要检索结果。物质检索结果还可以进行物质结构匹配分类。

（1）文献结果包括 13 种聚类/排除方式：文献类型（Document Type）、物质的研究角色（Substance Role）、语种（Language）、出版年（Publication Year）、作者（Author）、机构（Organization）、出版物名称（Publication Name）、概念（Concept）、CAS 方法（CAS Solutions）、配方用途（Formulation Purpose）、所属数据库（Database）、CA 分类（CA Section）和在结果中检索（Search Within Results）。

（2）物质结果包括 17 种聚类/排除方式：商业来源（Commercial Availability）、反应角色（Reaction Role）、文献角色（Reference Role）、立体化学（Stereochemistry）、组分数（Number of Components）、物质类型（Substance Class）、同位素（Isotopes）、金属（Metals）、分子量（Molecular Weight）、实验属性（Experimental Property）、实验谱图（Experimental Spectrum）、按国家/地区划分

的管制信息（Regulatory Data by Country/Region）、管制数据清单（Regulatory Data by List）、生物活性（Bioactivity Indicator）、靶点（Target Indicator）、在结果中搜索（Search Within Results）和结构相似性（Similarity）。

SciFinder 的物质结果还提供 3 种物质结构匹配分类（Structure Match）：精确（As Drawn）、亚结构（Substructure）和相似结构（Similarity）（表 4-4-1），用户可以选择需要查看的类型。在相似结构的检索中，SciFinder 会用 Tanimoto 程序来进行检索与查询物质相似的结构，并给予相似度评分，分值越高则与搜索查询更相似。

表 4-4-1 化学物质结构匹配分类

匹配类型	能检索得到的结果	不能检索得到的结果
精确结构（As Drawn）	• 与已绘制结构完全相同，以及其多元物质（盐、聚合物、化合物） • 互变异构体	• 含取代基的物质
亚结构（Substructure）	• 与已绘制结构完全相同，以及其多元物质（盐、聚合物、化合物） • 互变异构体 • 含取代基的物质	• 两者的结构相似，但并不是其亚结构，如乙烷基（甲基的结果便不会出现）
相似结构（Similarity）	• 与已绘制结构完全相同，以及其多元物质（盐、聚合物、化合物） • 有相似结构的物质，但其元素成分、取代基和其位置与检索的结构不同 • 两者结构相似，但并不是其亚结构，如乙烷基（甲基的结果便不会出现） • 物质含有的环数目和检索的结构不同（输入 6-5 环时，有可能获得 6-6 环的结果）	• 结果的结构有较大的取代基（相似程度低）

（3）反应结果包括 15 种聚类/排除方式：物质角色（Substance Role）、产率（Yield）、反应步数（Number of Steps）、排除不参与反应的官能团（Non-Participating Functional Groups）、反应映射（Reaction Mapping）、实验方案（Experimental Protocols）、反应类型（Reaction Type）、立体化学（Stereochemistry）、试剂（Reagent）、催化剂（Catalyst）、溶剂（Solvent）、商业来源（Commercial Availability）、反应注释（Reaction Notes）、在结果中检索（Search Within Results）和文献来源（Source Reference）。

（4）供应商结果包括 8 种聚类/排除方式：优选供应商（Preferred Suppliers）、供应商名称（Supplier）、产品纯度（Purity）、产品数量（Quantity）、发货时间（Ships Within）、库存状态（Stock Status）、从供应商处订购（Order From Supplier）和国家/地区（Country/Region）。

（5）生物序列检索结果可根据 E 值（E-Value）、序列覆盖度（Query Coverage）、主题覆盖度（Subject Coverage）和序列一致性（Alignment Identity）的区间值筛选。

4. 检索结果输出 系统提供检索结果的保存和自动提醒（Save And Alerts）、下载（Download Results）和邮件分享（Share Results）等功能。

SciFinder 的保存功能不是把检索结果保存到个人电脑，而是保存到 CAS 的服务器上。在保存时可以选择只保存检索式、保存选择的结果、同时保存检索式和检索结果，并且可以选择开启或不开启自动提醒功能（Alert）。查看已保存的结果必须进入 SciFinder 数据库。如果需要将检索结果保存到个人电脑中，需要使用 SciFinder 的下载功能保存为 pdf、rtf、excel、txt 等格式文件用于脱机浏览，或保存为 Citation（.ris）格式用于导入 EndNote 等文献管理工具。

四、个性化功能与服务

SciFinder 必须在订购单位的 IP 范围内用机构邮箱注册，注册后用邮箱激活账号才能检索 SciFinder。登录 SciFinder 平台可对账户内保存的检索式、检索结果等做个性化设置，并开启 Alert 功能。

SciFinder 自动保存检索历史，在 SciFinder 首页下方会显示最近的检索历史，或点击 SciFinder 右上方的"View Search History"图标可以进入检索历史页面，可以根据检索方式或检索日期筛选检索历史，也可以重新（Rerun Search）执行或编辑（Edit Search）之前的检索历史。

点击 SciFinder 右上方的"View Saved Results"可以进入保存的检索结果界面，可以根据检索方法筛选检索结果。界面右边的组合功能（Combine）可允许用户对多个已保存的文献结果集进行 Add（AND）、Intersect（OR）、Substract（NOT）等操作。对每条保存的检索式或检索结果，可以重新设置 Alert 功能，定期将最新资讯推送到用户的邮箱中；也可以添加自定义标签，方便用户对检索结果进行分类。

案例 4-4-1

发现先导化合物是指有独特结构且具有一定生物活性的化合物。一般而言，识别先导化合物是新药开发的第一步。先导化合物发现通常包括同系物结构修饰、高通量筛选和药物重利用等。沙利度胺（thalidomide，CAS 登记号 50-35-1）为谷氨酸衍生物。早期被用于镇静止痛、催眠和治疗妇女孕期反应，随后被发现对孕妇的严重致畸作用而撤市，近年来人们又发现其具有抗炎、免疫调节和抗肿瘤等生理活性。搜集近 10 年的沙利度胺的相关文献、结构同系物及其制备反应的专利信息，为开发这一类型新药提供参考。

问题：

1. 该课题应该选择哪个外文数据库进行检索？

2. 该课题可通过哪种检索方法获取沙利度胺的相关文献？

3. 如何找到沙利度胺的结构同系物？

4. 如何获取沙利度胺的结构同系物的制备反应的专利信息？

分析：

1. SciFinder 是一个全面权威的化学及相关学科的检索系统，收录期刊论文、图书、专利等多语种文献信息，同时也包含世界上最权威的化学物质和化学反应数据库，是检索化学及相关学科信息最重要的数据库，因此本案例应首选 SciFinder 进行检索。

2. SciFinder 提供文献检索、物质检索、反应检索等功能，并提供文本词和绘制的化学结构检索方式。该课题可以从沙利度胺这种物质来获取它的文献、结构同系物和反应等信息，并可对检索结果进行聚类筛选/排除、排序等处理后以进一步满足检索需要。

3. 在绘制沙利度胺的母核结构时，可以考虑略去非必要功能团，并灵活利用结构编辑器中相关功能来获取更全面准确的信息。

（1）利用 SciFinder 的文献检索方法获取沙利度胺（thalidomide）具有抗炎和免疫调节效果的文献。

使用 IE 10.0 以上或 Chrome 和 FireFox 浏览器进入 SciFinder 网页（http://scifinder.cas.org/）登录后进入文献检索（References）界面（图 4-4-9）。

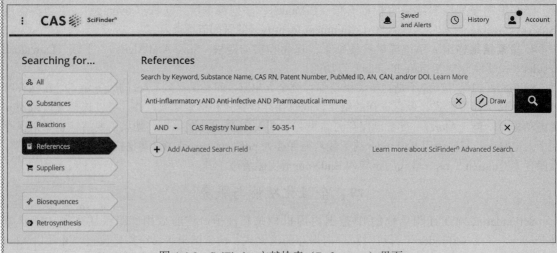

图 4-4-9　SciFinder 文献检索（References）界面

在检索框输入抗炎和免疫调节的相关检索词并用 AND 组配："Anti-inflammatory AND Anti-infective AND Pharmaceutical immune",在高级检索输入框选择"CAS Registry Number"字段,输入沙利度胺的CAS登记号50-35-1,逻辑组配算符选择AND,点击放大镜图标进行检索,得到270篇文献。

（2）在SciFinder的物质检索方法获取沙利度胺（thalidomide）的结构同系物。

1）在SciFinder首页选择物质检索（Substances），点击检索框右边的"Draw"按钮以打开结构编辑器（图4-4-10），绘制沙利度胺的母核结构检索。如图4-4-10所示，当绘制母核结构时，可以考虑略去非必要功能团，使用环锁定功能键去除结果中的并环结构，使用不确定键（虚线）获得饱和或不饱和的环系。

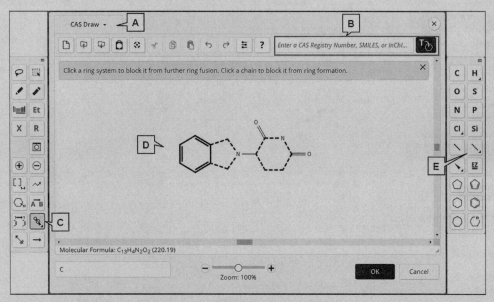

图4-4-10　SciFinder结构编辑器

A.选择CAS Draw或ChemDoodle结构编辑器；B.输入CAS登记号导入化学结构；C.环锁定功能键；D.绘制的化学结构；
E.不确定键（虚线），可以指单键、双键或三键

2）结构绘制完成，点击"OK"返回物质检索界面（图4-4-11），点击"Edit"可以对结构进行编辑或重新绘制。在物质检索界面，点击放大镜按钮执行检索，即可获取沙利度胺的母核结构的化学物质检索结果。

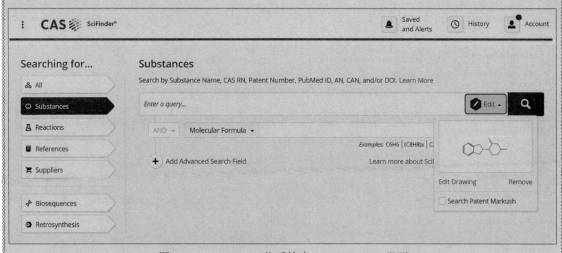

图4-4-11　SciFinder物质检索（Substances）界面

3）获得的化学物质检索结果分为3种匹配方式：精确、亚结构和相似结构，本例需要获取沙利度胺的结构同系物，因此选择亚结构匹配检索结果。在左侧聚类筛选栏的生物活性（Bioactivity Indicator）类下勾选抗炎和免疫调节相关选项（"Anti-inflammatory agents"、"Anti-infective agents" 和 "Pharmaceutical immune agents") 进一步筛选结果。浏览结果集，可以发现沙利度胺具有抗炎和免疫调节效果的结构同系物 11 603 个（图 4-4-12），如 lenalidomide 和 pomalidomide 等。

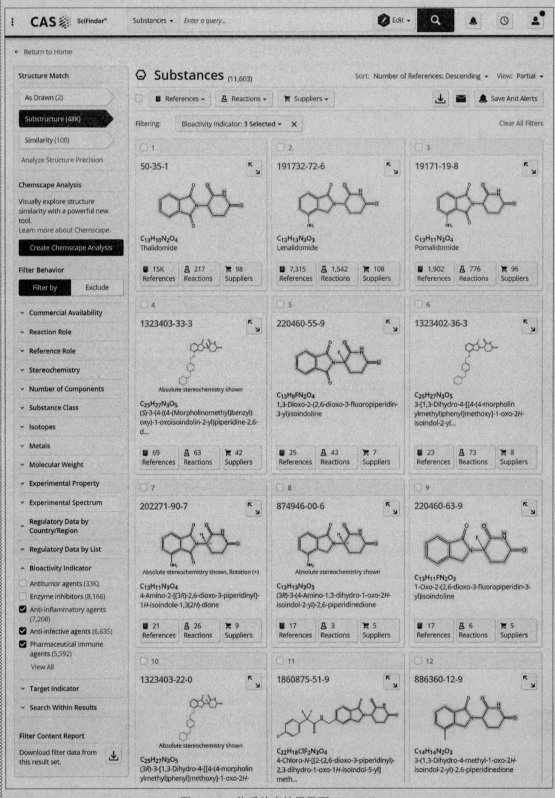

图 4-4-12　物质检索结果界面（Partial）

4) 获取物质制备反应。在图 4-4-12 中点击第二条记录的 "Reaction" 链接，得到 lena-lidomide 的所有反应结果。在反应结果界面聚类筛选部分的物质作用下勾选 "Product"，在 "文献来源（Source Reference）"下勾选"Patent"，得到该物质作为产物反应的专利文献 438 条（图 4-4-13）。

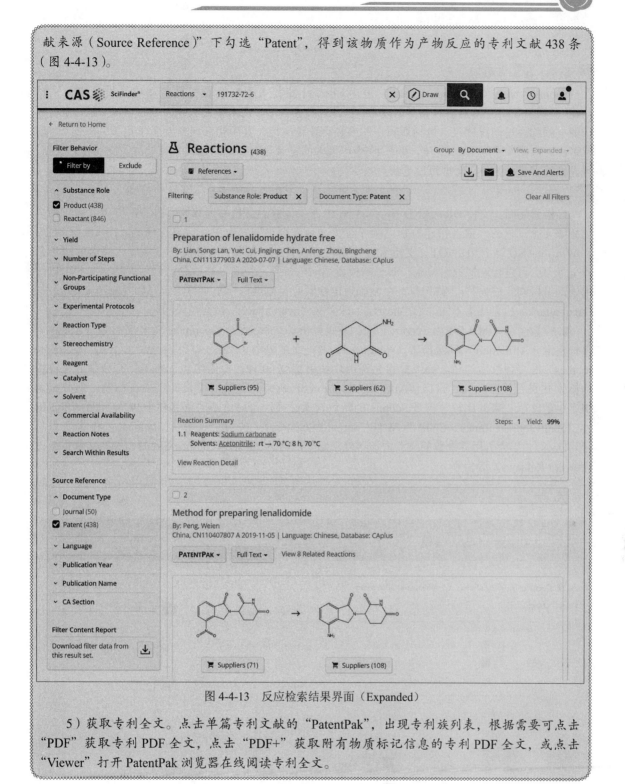

图 4-4-13 反应检索结果界面（Expanded）

5）获取专利全文。点击单篇专利文献的"PatentPak"，出现专利族列表，根据需要可点击"PDF"获取专利 PDF 全文，点击"PDF+"获取附有物质标记信息的专利 PDF 全文，或点击"Viewer"打开 PatentPak 浏览器在线阅读专利全文。

第五节 其他生物医学文摘型数据库

文摘型数据库是系统、全面检索文献信息的重要检索工具，深受用户的欢迎和出版机构的重视，除本章前 4 节介绍的数据库外，还有其他许多著名的文摘型数据库，如带有引文检索功能的 Web of Science（SCI，参见第五章第三节）和 Scopus 数据库，包含生命科学及医学信息的 BIOSIS Citation Index（生物学文摘引文网络版），包含生物医学工程、生物材料、食品等信息的 Engineering Village（EV）（工程索引网络版），还有其他文种的文摘型数据库如俄罗斯《医学文摘杂志》和日本《医学中央杂志》等。下面简单介绍 Scopus、BIOSIS Citation Index 和 Engineering Village 数据库的使用。

一、Scopus

（一）数据库概况

Scopus（https://www.scopus.com/）是由 Elsevier 开发大型文摘和引文数据库，收录来自全球 7 000 多家出版商 25 000 多种科学、技术、医药、社会科学、艺术和人文等领域的学术文献信息，收录的文献均经过同行评议，包括期刊、图书和会议论文集，其中生命科学及医学相关领域出版物 1 万多种。数据库回溯至 1788 年，其中 1996 年以来的记录含文摘（84% 包括摘要）及文后参考文献，可提供引文分析服务。数据每日更新。

（二）检索方法

1. 检索规则　支持 OR、AND 和 AND NOT 布尔运算。支持邻近算符，PRE/n 和 W/n 表示两个词相隔 n 个词以内，前者指定检索词顺序有关，后者则与词序无关。运算次序为（ ）＞OR＞PRE/n 和 W/n ＞ AND ＞ AND NOT。支持截词检索，？代替 1 个字母，* 替代任意字母。检索词加半角双引号"" 可进行近似词组检索，即忽略检索词间的符号，使其不被拆分；利用大括号 ｛ ｝可进行精确词组检索。连词符-、截词符？在精确短语检索时会被当作一个字符检索，如｛heart-attack｝与｛heart attack｝检索结果不同，但 "heart-attack" 与 "heart attack" 检索结果相同。

2. 检索途径　图 4-5-1 为 Scopus 首页，系统提供了文献检索（Document）、作者检索（Author）、机构检索（Affiliation）、高级检索（Advanced）及浏览出版物（Sources）和来源比较分析（Compare sources）等多种检索途径。高级检索允许用户使用超过 60 种的检索字段、布尔算符和邻近算符构建检索式进行检索，如 "TITLE-ABS-KEY（prion disease）" 将返回检索词出现在标题、摘要或关键字中的文献。来源比较分析是 Scopus 的特色检索途径，可对比不同期刊自 1996 年起每年的 SJR（SCImago Journal Rank）、SNIP（CWTS Journal Indicators）、被引总次数（Citations）、收录文章总量（Docs）、年度引用零次数的文章占该年度总篇数的百分比（Percent Not Cited）、综述文章百分比（Percent Reviews）等信息。

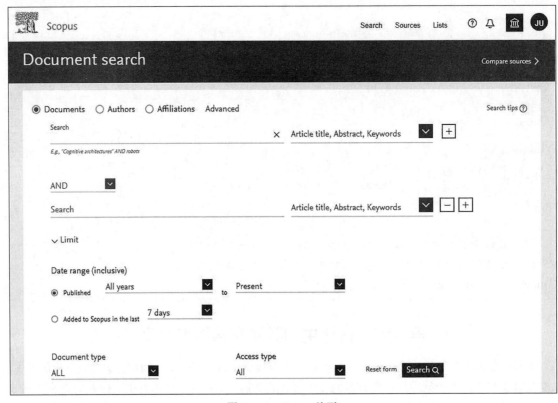

图 4-5-1　Scopus 首页

（三）检索结果管理

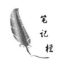检索结果可打印、发送邮件及导出到本地盘或文献管理软件，可设置 Alert 推送服务。此外，通

过分析及精练检索结果，可从开放存取、出版年、作者、主题、文献类型、刊名、出版阶段、关键词、机构、基金和国家等方面对结果进行图示分析；还可查看论文被其他文献引用的情况；通过引文分析功能，发现研究热点并判断发展趋势；提供拥有权限的全文访问链接。

二、BIOSIS Citation Index

（一）数据库概况

BIOSIS Citation Index（BCI）是由世界著名的生命科学文摘型数据库 BIOSIS Previews（BP）发展而来，整合在 Web of Science 平台及 OVID 平台上提供的检索服务，在 WOS 平台上运行的 BP 因为增加了具有特色的引文索引因而称之为 BCI。BP 由美国生物科学信息服务社（BIOSIS）编辑出版，由生物学文摘（Biological Abstracts，BA）和生物学文摘/技术报告、综述、会议（Biological Abstracts/Reports，Reviews and Meeting，BA/RRM）两部分内容组成。

BP 收录了来自世界上 90 个国家和地区的 6 000 多种生物学和生命科学期刊，以及 260 多万条会议记录和 21 000 多条美国专利信息。涵盖的学科范围主要包括三方面：一是传统生物学，包括分子生物学、植物学、生态与环境科学、微生物学、医学、药理学和动物学等；二是交叉学科，包括农业、生物化学、生物医学、生物技术、实验医学、临床医学、兽医学、遗传学、营养学、药物学和公共卫生等；三是相关领域，包括仪器、实验方法等。内容偏重基础和理论方法的研究。最早文献可回溯至 1926 年，数据每周更新。

（二）检索方法

BP 主要通过 Web of Science（WOS）平台或 Ovid 平台提供检索服务，本节以 WOS 平台上的 BCI 为例简介其使用方法。

BCI 的检索规则与 WOS 的检索规则相同，参见第五章第三节。

BP 主页如图 4-5-2 所示，提供文献检索和被引参考文献检索两种检索途径。

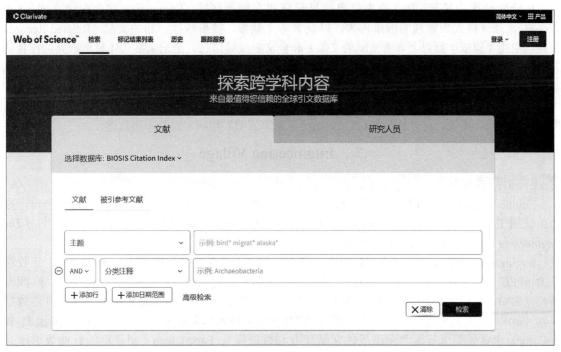

图 4-5-2　BIOSIS Citation Index 主页

1. 文献检索（Dcuments） 是 BCI 的默认检索途径，检索其收录的文献。选择检索字段，直接输入检索词。提供检索的字段有主题（Topic）、标题（Title）、作者（Author）和会议信息（Meeting Information）等 23 个字段。与其他文摘型数据库相比，与生物学专业相关的特色字段有以下几个。

（1）化学和生化物质（Chemical and Biochemical）：通过输入化学物质名称、基因名称、序列名称或化学物质登记号 CAS 等对化学数据表、基因名称数据表和序列数据表进行检索。

（2）概念代码（Concept Codes）：是一个五位数的编码，每一个编码对应一个学科名称，用于反映文献的学科领域，它相当于主要概念之下的次级概念，比主要概念的专指度更高，BP 共有 571 个概念代码。检索时可用代码或名称，其结果相同。

（3）主要概念（Major Concepts）：通过输入学科主要概念名称进行相关领域的大范围检索，主要概念是涉及生命和生物学领域的相关词汇，反映了文献所涉及的较大范围的学科领域，BP 中的主要概念共有 168 个。

（4）生物分类注释（Taxa Notes）：即对生物体的分类进行解释说明，输入自然分类系统中界、门、纲、目、科的名称。

（5）分类数据（Taxonomic Data）：采用自然分类系统反映每种生物体的生物分类信息，即按照界、门、纲、目、科、属、种对生物体进行分类。通过输入生物分类名称或生物分类代码等对生物分类数据进行检索，也可点击检索框右边的"检索辅助选项"进入生物体分类（Organism Classifiers）进行关键词检索，或浏览上位生物体分类等级表（Super Taxa Hierarchy）和生物分类系统编码表（Biosystematic Code），选择某一类目，点击"Add"添加到检索框中。

在文献检索界面（图 4-5-2），点击"Advanced"进入高级检索界面。高级检索使用字段标识（Field Tags）、布尔算符、括号和检索结果集来创建检索式，如检索式"TS=（lung cancer）AND ORG=（Humans）"，其中 TS 表示 topic，ORG 表示 Taxa Notes。高级检索可以对先前用过的检索式进行逻辑组配检索，或者进行编辑和删除等操作。在 WOS 平台注册登录后，可创建定题跟踪服务（Create Alert），WOS 将定期检索该课题并发送到用户的邮箱。

2. 被引参考文献检索（Cited References） 查找引用个人著作的文献。被引参考文献检索字段有被引作者、被引著作、被引 DOI、被引标题、被引年份、被引卷、期和页，可单项检索，也可多项同时检索。限定被引作者、被引著作时，可点击检索框右边图标选择检索辅助选项"从索引中选择"或"查看缩写列表"辅助检索。

（三）检索结果管理

1. 检索结果的显示 BCI 检索结果的显示格式有题录格式（Summary）和全记录格式（Full Record）。题录格式为常规的题录内容，以及参考文献数、被引频次、相关文献（Related Record，指共同引用 1 篇或 1 篇以上参考文献的文献）和全文链接等信息。全记录格式还显示摘要、作者信息、研究方向、主要概念、概念代码、分类数据、疾病数据、期刊信息、JCR 影响因子、参考文献篇数、引证关系图、创建引文跟踪和相关记录链接等。

2. 检索结果的输出、分析和精练 BCI 基于 WOS 检索平台，同样可输出检索结果并对检索结果进一步分析、提炼。其方法与 WOS（参见第五章第三节）相同，此处不再叙述。

三、Engineering Village

（一）数据库概况

Engineering Village（EV）是荷兰 Elsevier（爱思唯尔）出版公司提供的工程类检索平台，原为由美国工程信息公司（The Engineering Information Incorporation）编辑出版的《工程索引》（*The Engineering Index*，EI），创刊于 1884 年。

Engineering Village 检索平台提供了多种工程数据库，除核心数据库 Ei compendex 外，还收录了 INSPEC（英国电气工程师学会 IEE 出版）、Ei Patents（美国专利和商标局（USPTO）、欧洲专利局（EPO）和世界知识产权组织（WIPO）和日本所登记的专利）、GEOBASE（地球科学数据库）、GeoRef（美国地球科学研究所出版）、NTIS（国家技术信息服务数据库）、EnCompassLIT 和 EnCompassPAT（美国石油学会出版的文献和专利数据库）、PaperChem（制浆造纸行业数据库）、CBNB（化工商业新闻库）、Chimica（化学工程文献数据库）和（爱思唯尔针对中后期研发的工程解决方案）等 14 个数据库。

Ei compendex 涵盖了工程和应用科学领域的各学科，收录了 1969 年至今的选自 5600 多种工程类期刊、会议论文集和技术报告的 1770 多万篇论文的摘要；90% 的文献语种是英文，1992 年开始收录中国期刊。数据每周更新。另有回溯 1884~1968 年超过 174 万条记录的工程索引（Ei Backfile）。

（二）检索方法

1. 检索规则 EV 支持逻辑运算 OR、AND、NOT。支持截词检索，? 代替 1 个字母，* 替代任意字母。支持邻近算符，NEAR/n 和 ONEAR/n 表示两个词相隔 *n* 个词以内，前者与词序无关，后者则相关。检索词加半角双引号 " " 或大括号 {} 可进行精确词组检索。另外，EV 具有自动提取输入词的词根的功能，若要取消该功能，需在 "Autostemming" 下勾选 "Turn autostemming off"。

　　2. 检索途径　通过网址 https://www.engineeringvillage.com/ 进入 EV 检索界面（图 4-5-3），系统提供快速检索（Quick Search）、专家检索（Expert Search）、叙词检索（Thesaurus Search）、作者检索（Author）、机构（Affiliation）。快速检索与其他文摘型数据库检索相似，专家检索需自编检索式，叙词检索即是主题词检索，要先通过叙词表（Compendex 和 Inspec）确定主题词再进行检索。

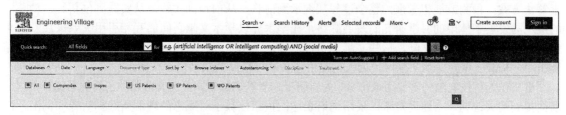

图 4-5-3　Engineering Village 首页

（三）检索结果管理

　　检索结果可打印、发送邮件及导出到本地盘或文献管理软件，可保存检索式，设置 Alert 提醒服务。如果同时检索 Compendex 和 Inspect 数据库，两个数据库的文献可能会有重复，EV 在检索的界面提供了 "Remove duplicates" 功能，可对前 1000 条文献去重。此外，系统还提供对检索结果做进一步精练（Refine），包括作者、作者机构、主题词、分类号、国家、文献类型、语种、出版年、来源文献名及出版商等选项。系统提供记录在 Scopus 数据库中的被引次数，点击 "Full text" 获取全文。

思　考　题

　　1. CBM 的检索方法有哪些？

　　2. 简述 CBM 主题检索步骤。

　　3. 用 CBM 检索小儿侵袭性流感嗜血杆菌感染的临床研究的文献（分别用高级检索和主题检索，并对比其检索结果）。

　　4. 用 CBM 检索白细胞介素 12（IL-12）对慢性乙型肝炎的治疗意义的文献（分别用快速检索、高级检索和主题检索，并对比其检索结果）。

　　5. 在 CBM 中检索由马泽发表的脑外伤引起的尿崩症的文献。

　　6. PubMed 包含哪些文献数据库？

　　7. PubMed 的主要检索方法有哪些？各有何特点？

　　8. 利用 PubMed 检索血透（hemodiafiltration）引起丙型肝炎传播的相关文献，要求显示结果包括文献的摘要和主题词。

　　9. 利用 PubMed 检索近 10 年发表的有关阿司匹林预防心血管疾病的英文综述文献。查看检索结果中是否有免费全文。如有，下载一篇全文。

　　10. 用 PubMed 检索近 10 年在临床核心期刊上发表的，以消化性溃疡穿孔（peptic ulcer perforation）为主题词的文献（要求：检出文献的原文语种为英文，且有免费全文）。

　　11. 与 PubMed 相比，Embase 数据库有什么特色？

　　12. 利用 Embasc 数据库检索 "近 5 年米干细胞治疗克罗恩病" 的循证医学的相关文献。

　　13. 在 Embase 中结合药物检索及疾病检索两种检索途径，检索 "免疫抑制剂西罗莫司在肾移植中的应用" 的相关文献。

　　14. 在 SciFinder 中获取喜树碱（camptothecin）的抗肿瘤方面的文献信息。

　　15. SciFinder 的物质检索中精确、亚结构和相似结构 3 种匹配类型的结果有何异同？

　　16. 在 SciFinder 中检索青蒿素的结构同系物，并获取其制备的专利文献。

第五章 引文数据库

科学研究是一个渐进发展的过程，具有明显的累积性、继承性，并在继承的基础上实现发展、突破、跨越、创新。我们研究问题的过程通常也是了解过去、认识现在，从而选择最科学可行的方法探索解决方案，预测或展望未来，整个过程从继承到前瞻，从前瞻到实践，从实践到创新。这种不断的继承与发展中体现的科学研究的发展脉络，在学术界以学术文献之间的互相引用关系来展示。全世界每年发表大量学术文献，这些文献不是孤立的，学术研究之间相互影响、相互联系导致文献相互引用，构成一个巨大的文献网，为人们提供了关联度极高的文献资源空间。

引文作为科技文献的重要组成部分，为科研工作者获取知识，查找信息提供了新的思路。不同于前面提到的关键词、主题词检索，采用词语表达的检索依赖于对概念的理解所选择的专业词汇，由于概念表达与内涵的复杂性，即使最有经验的研究人员也不免遗漏许多重要文献资料。引文角度的检索对传统检索方式提供了一种补充与创新，可以获取研究主题的延续、科研方法的借鉴、学科领域的交叉等信息。

本章简要介绍引文与引文索引的基本概念、引文分析与评价工具——期刊引证报告和基本科学指标，重点通过实例对 Web of Science 核心合集、中国科学引文索引数据库、NSTL 国际科学引文数据库、CNKI 中国引文数据库、德温特专利引文索引等常用引文数据库的检索方法、检索结果分析等功能做详细说明。

第一节 引文概述

一、基本概念

引文（citation）是指被引用的文献，又称被引文献（cited paper）、参考文献（reference），是为撰写或编辑论文和著作而引用的理论、观点、方法、数据等信息的来源，旨在提供佐证，通常被附在论文或著作章节之后。其作者称为被引作者（cited author）。

引用文献（citing paper）又称引证文献、施引文献，是指引用某篇文章的文献，即文末附有参考文献的文献，是对之前研究工作的继续、应用、发展或评价。其作者称为引用作者（citing author）。规范的引证文献既是对他人知识产权的尊重，更显示作者本人知识产出的过程和基本状况。

来源文献（source article）是指引文数据库收录的文献，对应的是引用文献。引文数据库是以来源文献为节点，索引文献的引用与被引用信息，其被引文献索引可以查到来源文献的所有参考文献。

自引（self-citation）包括作者自引和期刊自引，分别是作者引用自己发表的文献、同一期刊上文献的互相引用。

同被引（co-citation）是指两篇（或多篇）文献同时被其他文献引用的情况。文献同被引的频次越高，可间接显示文献之间相关性愈强。

引文耦合（bibliographic coupling）是指如果 2 篇文献（施引文献）具有 1 篇或多篇相同参考文献，那么这 2 篇文献之间存在引文耦合关系。这 2 篇文献（施引文献）也被称为共引文献，共有参考文献的数量值被称为引文耦合强度。耦合强度越高，共引文献间的关系愈密切。

引文检索（cited reference search）是以被引文献为检索起点来检索引用文献的过程。通过引文检索，可以获取其引用文献所做的后续研究，追踪其最新研究进展，同时可获取其参考文献所做的前期研究，回溯研究的起源与历史。

二、引文索引

引文索引是美国情报学家尤金·加菲尔德（Eugene Garfield）于 1955 年创建。引文索引以文献之间的引证关系为基础而编制的一种索引，以某一文献（包括作者、题名、发表年份、出处等）作为标目和检索词，标目下著录引用过该文献的全部文献。引文索引的核心组成是引证索引和来源索引。数量庞大的文献资源，通过引文索引构筑了一个无限大的、网状的知识体系。在引文索引中，每一篇文献是一个引文节点，通过这篇文献的参考文献与引证文献，可以发现多篇甚至几十篇关于这个主题或新或旧的其他文献，这些其他文献又提供了一系列用以继续查找的新引文节点。

引文索引揭示了科学研究之间引证与被引证的关系，从文献之间相互引证的角度，提供新的检索途径，提高检索结果的相关性。当然文献引用的原因多种多样，可能涉及不同学科领域，突破主题检索的局限性，从而拓宽科研思维。

三、引文索引的作用

引文索引在检索和科研评价中的作用，主要表现在以下几个方面。

（一）分析、追踪热点论文与高影响力论文

通过引文索引也可以检索各个国家和地区、组织机构、学科领域的高被引文献，确定某一领域的经典文献、开创性文献，把握研究基础和发展进程。如果一篇文献的引用频次突然呈现快速增长，作为知识网络中一个节点，通常预示这是一项很有潜力或让人感兴趣的研究热点。通过引文分析，可以追踪一个学科的研究热点和理论、技术、方法的发展轨迹，也可以了解研究的新进展。

（二）确定学科间的交叉融合与信息源分布

引文索引打破了传统的学科分界，可以揭示不同学科之间的亲缘关系，分析推测不同学科之间交叉、渗透和衍生的趋势，预估对当前研究的影响，判断科学发展态势。同时，通过文献之间的相互引证关系，分析某学科（或专业）文献的引文来源和学科特性、分布特征，可以确定助力该学科（或专业）发展的辅助学科群，为制定该学科（或专业）的信息管理方案、课程体系和发展规划提供依据。

（三）评估学术影响力

引证计量数据可以作为评价学术文献、期刊和专著、国家、科研机构、科研人员的学术水平的参考工具。例如，通过文献数量和被引频次评价科研人员的学术影响力；通过刊载论文的被引用率、被引频次、即年指数等评价学术期刊的质量，确定领域核心期刊；通过文献发表数量和被引总频次评价一个机构或国家的科研总体实力。需要注意，不同学科领域发展态势不同、被引频次和被引模式不同，引文计量数据不能跨学科领域进行比较，而且不能对引用质量、引用意图、引用的合理性进行区分，所以在学术评价中有一定的参考性和局限性，不可绝对。

四、引文数据库的发展

1956 年，尤金·加菲尔德在美国创办了科学情报研究所（Institute for Scientific Information，ISI），开始编辑引文索引、进行科学计量，陆续出版了著名的引文检索工具科学引文索引（SCI）、社会科学引文索引（SSCI）和艺术与人文引文索引（A&HCI），其中 SCI 成为自然科学领域四大检索工具之一。版本也由最初的印刷版，经历了 CD-ROM 光盘版，1992 年 ISI 被 Thomson Scientific & Healthcare 收购，1997 年 Thomson 公司将 SCI、SSCI、A&HCI 整合，推出了网络版 Web of Science 数据库。2004 年 Elsevier 公司推出了摘要和引文（A&I）数据库 Scopus，该数据库规模巨大，收录了全球 5000 家出版社的 2 万余种经同行评议的出版物，文献类型包括期刊、会议论文、丛书、专利等。Web of Science 与 Scopus 是两大传统的科学引文数据库。

近年来，学术搜索作为新一代引文发现索引数据库不断涌现，提供了免费的、更为全面的引用数据。2015 年，微软的联合创始人 Paul Allen 旗下的艾伦人工智能研究所（Allen Institute for Artificial Intelligence）推出免费学术搜索引擎 Semantic Scholar，使用机器学习将引用按"引用结果"、"引用方法"或"引用背景"分类，可以识别文献中的高影响力引文。2016 年微软公司推出 Microsoft Academic，其数据源涵盖 Bing 网络爬虫、EBSCOhost 数据库、Springer 等出版社、各种学术资源、Research Gate 等，提供总被引次数。2018 年，Digital Science 公司推出 Scinapse，其数据源涵盖 Microsoft Research、Semantic Scholar、Springer、Nature 和 PubMed，提供引用频次、引文、参考文献和学者 h 指数，并可为期刊提供可视化的引用数据。通常情况下，相对 Web of Science，这些新一代引文发现索引数据库的数据来源更为广泛，对同一篇文献获取的引文信息数量更多。

我国引文数据库的研制起步较晚。1987 年，中国科技信息研究所对我国科技人员发表外文论文被引用情况进行统计分析，创建了中国科技论文与引文数据库（Chinese Science and Technology

Paper Citation Database，CSTPCD）。1989 年，中国科学院文献信息中心研制了中国科学引文数据库（Chinese Science Citation Database，CSCD），可检索我国自然科学领域的论文被引用情况。1988年，南京大学中国社会科学研究评价中心开发研制了中文社会科学引文索引（Chinese Social Sciences Citation Index，CSSCI），可检索我国人文社会科学领域的论文收录和被引用情况。近年来，中国知网和维普数据库分别开发了中国引文数据库（Chinese Citation Database，CCD）和中文科技期刊数据库（引文版），中国生物医学文献数据库（网络版）也提供引文检索，我国引文数据库建设已初具规模。

案例 5-1-1

高校鼓励大学生参与科学研究，培养创新思维、创新精神和创新能力，成长为真正的创新型人才。科学研究是一种以探索真理、发现问题、解决问题为主要目标的实践活动。迈出科研的第一步是寻找自己的科研方向，了解该领域的研究现状，如最厉害的研究团队及其研究成果、开创性文章、最新综述、最新学术会议主题方向等。在此基础上发现问题，选择一个创新性的研究方向，并构建科学可行的研究方案。避免重复研究，同时可以借鉴研究思路，改进研究方法，提高科研效率。

但是面对浩如烟海的文献和信息，如何获得高质量的文献和有效信息，判断研究趋势，帮助研究人员理清脉络，这是非常紧迫的。

问题：

1. 如何选取高质量的文献？

2. 如何理清研究脉络、判断发展趋势？

分析：

1. 学术文献的质量是很难进行准确判断的，通常使用一些较为客观的评价指标，如文献刊载的期刊在某一学科领域影响因子高低，被下载次数、引用次数和使用频次多少等，进行间接判断。

2. 研究脉络可以通过学术文献之间的相互引证关系得以体现。引文索引就是以文献之间的相互引证关系为基础编制的一种索引，将过去、现在和将来的相关文献连接起来，体现出研究脉络。通过引文索引能够帮助用户分析、追踪研究基础、起源、发展及最新进展与方向。

第二节　Web of Science

一、概　况

Web of Science（网址为 https://www.webofscience.com/）是汤森路透（Thomson Reuters）公司推出的学术信息资源整合平台。该平台整合的书目数据库有 Web of Science 核心合集、Current Contents Connect、Derwent Innovations Index、BIOSIS Previews、MEDLINE、SciELO Citation Index、中国科学引文索引数据库等，其中 Web of Science 核心合集、Derwent Innovations Index、中国科学引文索引数据库有引文检索功能。分析工具有期刊引证报告（Journal Citation Reports）和基本科学指标（Essential Science Indicators）。

WOS 影响力最大的数据库是 Web of Science 核心合集，由 8 个产品数据库组成，包括 3 个著名的期刊文献引文索引数据库、1 个会议录文献引文索引数据库、1 个新兴来源引文索引数据库、2 个化学数据库和 1 个图书引文数据库。内容涵盖所有学科门类，包含来自数以千计的学术期刊、书籍、丛书、报告、会议及其他出版物的信息。对所有出版物的参考文献、所有作者和作者机构均进行完全标引提供检索。使用"创建跟踪服务"，可对引用活动进行跟踪。借助"引文报告"，以图形方式展示引用活动和趋势。使用"分析检索结果"，可确定研究趋势、国家地区分布、出版物模式等。

（一）科学引文索引扩展版

科学引文索引扩展版（Science Citation Index Expanded，SCIE）收录 1900 年至今 9 500 多种科技期刊，涵盖的学科包括农学、天文学、生物学、化学、材料科学、植物学、物理学、数学、医学、计算机科学、外科学、生物化学、神经科学、肿瘤学、儿科学、药理学、精神病学、兽医学等 178 个自然科学领域，并包括从索引文章中获取的所有引用参考文献。

（二）社会科学引文索引

社会科学引文索引（Social Science Citation Index，SSCI）收录 1900 年至今 3 500 多种社会科学期刊，涵盖的学科有人类学、哲学、政治科学、法律、公共卫生学、历史学、心理学、精神病学、社会问题、行业关系等 58 个社会科学领域。

（三）艺术与人文科学引文索引

艺术与人文科学引文索引（Art & Humanities Citation Index，A&HCI）收录 1975 年至今 1 700 多种世界领先的艺术与人文科学期刊，涵盖的学科有考古、音乐、艺术、文学、历史学、建筑、古典文学、舞蹈、戏剧、诗歌、哲学、语言学、宗教等 28 个学科领域。

（四）新兴来源引文索引

新兴来源引文索引（Emerging Sources Citation Index，ESCI）是重要新兴研究成果的索引数据库，收录 2005 年至今 7 800 余种期刊，涵盖 254 个学科领域，超过 300 万条记录和 7 400 万条引用的参考文献。

（五）会议录引文索引

会议录引文索引（Conference Proceedings Citation Index，CPCI）收录 1990 年至今各学科中重要的会议、专题讨论会、研讨会、座谈会和协定公约上的已发表文献。它们涵盖了 256 个自然科学、社会科学和人文科学的期刊和书籍上的会议记录。使用这些索引可跟踪特定领域的新兴想法和新研究。自然科学领域的会议录文献，包括农学、生物化学、生物学、生物工艺学、化学、计算机科学、工程学、环境科学、医学、物理学等；社会科学、艺术和人文科学领域的会议录文献，包括心理学、社会学、公共卫生学、管理学、经济学、艺术、历史学、文学和哲学等。

（六）图书引文数据库

图书引文数据库（Book Citation Index，BKCI）收录 2005 年至今自然科学、社会科学领域专著和丛书的多学科索引。涵盖的学科有农学、工程学、生物学、化学、生命科学、临床医学、物理学、计算机科学、历史学、心理学、经济学、社会科学与行为科学、教育学、应用科学等。图书引文与 Web of Science 核心合集中的其他引文索引无缝集成，以提供更完整的作者已发表著作的引文数。

（七）化学反应数据库

化学反应数据库（Current Chemical Reactions，CCR）收录 1985 年至今摘自著名期刊和 36 家专利授予机构的单步骤或多步骤新合成方法。所有方法均带有总体反应流程，且每个反应步骤都配有详细和准确的图形表示。同时收录 14 万条来自法国工业产权局（INPI）的化学反应记录，最早回溯至 1840 年。

（八）化学物质索引

化学物质索引（Index Chemicus，IC）收录 1993 年以来的国际一流期刊报道的最新有机化合物的化学结构与评论数据，其中许多记录显示了从最初的原料到最终产品的整个化学反应过程。是有关生物活性化合物和天然产品最新信息的重要信息源。

二、检索方法

（一）检索规则

1. 检索运算符 检索词与检索运算符均不区分大小写，多个检索词时系统默认空格为 AND 逻辑运算。

（1）布尔运算检索：AND、OR、NOT。支持布尔算符 AND、OR 和 NOT 用于组配检索词，运行顺序的优先级为 NOT＞AND＞OR。如果检索记录存在于多个不同数据库中，NOT 运算符可能失效。

（2）位置运算符：NEAR/x，SAME。NEAR/x 运算符可查找由该运算符连接的 2 个检索词间隔指定数量单词的记录，用 x 指定数字即为将检索词分开的最大单词数，而两个检索词出现的前后顺序不限。例如，management NEAR/2 system 可检索出"management"和"system"两个词之间最多间隔 2 个单词的记录。如果只使用 NEAR 而不限定/x，系统将查找由 NEAR 连接且彼此间隔不大于 15 个单词的记录。若 NEAR 不作为位置算符，而是出现在文献标题中，检索时可使用引号将其括起，即不再作为运算符。

SAME 运算符可查找连接的两个检索词出现在同一个句子或同一个关键词短语（Keyword 字段）中的记录，两个检索词出现的前后顺序不限，用括号将检索词括起来。例如，AD=(China SAME shandong)，可检索出在"地址"字段中出现 China 和 shandong 的记录，即中国山东省发表的论文。

（3）通配符：通配符前或后必须至少有 3 个字母。通配符有 *、$ 和 ?，其中 * 代表 n（$n \geqslant 0$）个字符，可进行左右截词。"$"代表零或一个字符，"?"代表任意单个字符。在大多数字段支持使用通配符，但不同字段对通配符的使用规则会略有不同，如所有字段均可使用右截词，但不是所有字段都能使用左截词，标题字段支持左、右截词，而作者关键词字段仅支持右截词、不支持左截词。

2. 精确检索 用双引号括起来检索词，表示精确检索，如检索短语，适用于"主题"和"标题"字段检索，如"Target cell"，系统仅匹配单词、字顺完全一致的记录，含有"Target cells"的记录不会检索出来。以连字符、逗号或句号分隔的 2 个单词，则系统也视为精确检索。需注意精确检索时，不要在双引号内使用 $ 符号。

3. 限定字段检索 提供的主题、标题、作者关键词、摘要、作者、所属机构等 30 多个字段的限定检索，以扩大或缩小检索范围。

4. 智能检索 系统自动检索英式/美式英语、单复数形式、别名等，如 behaviour/behavior、mouse/mice、astronautics/cosmonautics。

（二）检索途径与方法

Web of Science 核心合集提供文献检索、研究人员检索、被引参考文献检索、高级检索和化学结构检索等多种检索方法。

1. 文献检索（Documents Search） 是 Web of Science 核心合集默认检索界面，提供的检索字段有主题（Topic）、标题（Title）、作者（Author）、出版物标题（Publication Titles）、出版年（Year Published）、所属机构（Affiliation）、基金资助机构（Funding Agency）、出版商（Publisher）、出版日期（Publication Date）、摘要（Abstract）、入藏号（Accession Number）、地址（Address）、作者标识符（Author Identifiers）、作者关键词（Author Keywords）、会议（Conference）、文献类型（Document Type）、DOI（digital object identifier）、编者（Editor）、授权号（Grant Number）、团体作者（Group Author）、Keywords Plus、语种（Language）、PubMed ID、Web of Science 类别（Web of Science Categories）和所有字段（All Fields）等。默认为"主题"字段，是同时在检索标题、摘要、作者关键词和增补关键词（Keywords Plus）4 个字段。需要多个检索框时点击"添加行"，日期限定点击"添加日期范围"（图 5-2-1）。

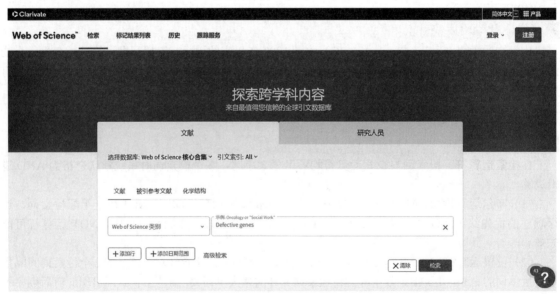

图 5-2-1　Web of Science 文献检索界面

2. 研究人员检索（Researchers Search） 是一种作者甄别检索，通过对研究领域和机构的筛选，准确获得某作者的所有文献。提供姓名检索和作者标识符检索。

（1）姓名检索（Name Search）：在"姓氏"字段中输入研究人员的姓氏，在"名字和中间名首字母"字段中输入名字全称或首字母，可"添加姓名的不同拼写形式"，以提高查全率。输入完毕后点击检索，可获得命中的相关作者，可根据所属机构和地址，选择一位研究者点击查看其发表的相关文献（图 5-2-2）。

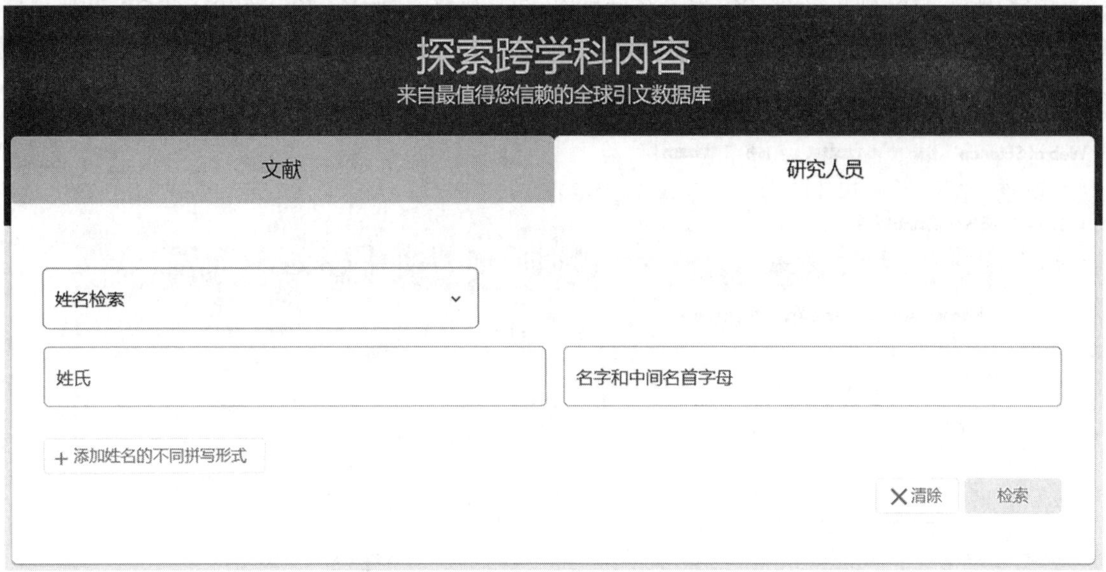

图 5-2-2　Web of Science 研究人员检索界面

（2）作者标识符检索（Author Identifiers）：在"作者标识符"字段中输入 Web of Science ResearcherID 或 ORCID ID 查找作者记录，其中 ORCID（Open Researcher and Contributor ID）即开放研究者与贡献者身份识别码。

3. 被引参考文献检索（Cited References Search）　通过被引用文献检索引用文献。提供的检索字段有被引作者（Cited Author）、被引著作（Cited Work）、被引 DOI（Cited DOI）、被引年份（Cited Years）、被引卷（Cited Volume）、被引期（Cited Issue）、被引页（Cited Pages）、被引标题（Cited Title）等。进行多字段限定检索时，字段之间默认进行逻辑 AND 运算（图 5-2-3）。

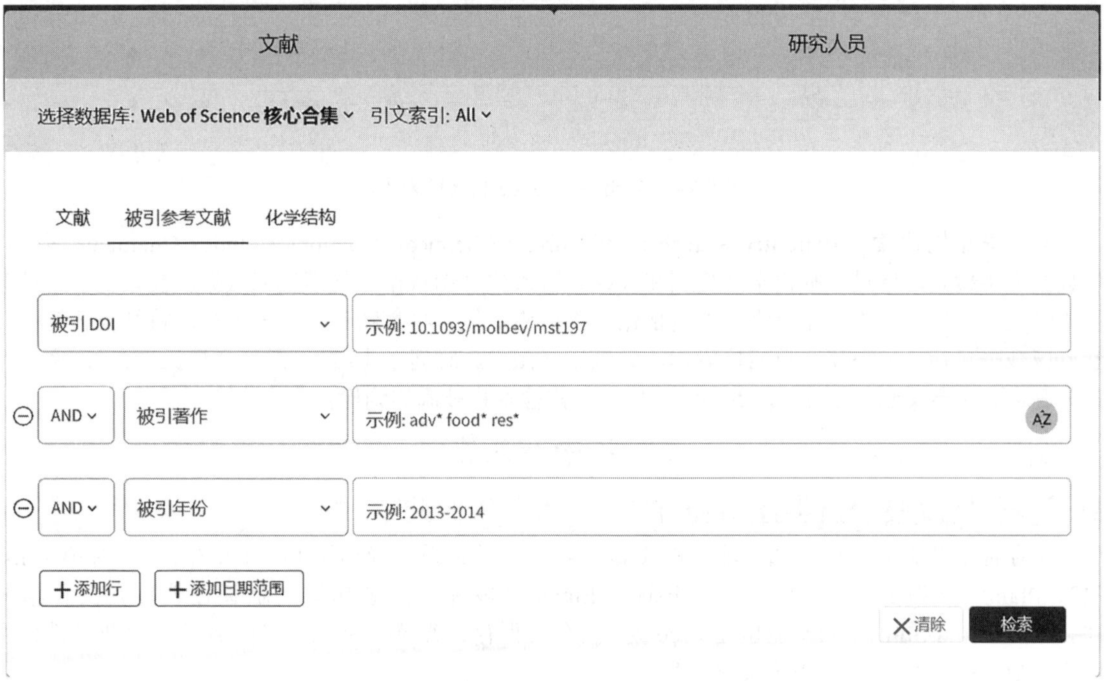

图 5-2-3　Web of Science 被引参考文献检索界面

4. 高级检索（Advanced Search） 用于来源文献检索，不用于被引参考文献检索。高级检索可以选择检索字段，输入检索词，添加到检索式预览中，可进行"精确检索"，以构筑复杂的检索表达式，如（TI=(non small cell lung cancer)) AND TI=(treat* OR *therap*)。显示的检索字段有：TS=主题、TI=标题、AB=摘要、AU=作者、AK=作者关键词、GP=团体作者、ED=编者、KP=Keyword Plus、SO=出版物标题、DO=DOI、PY=出版年、CF=会议、AD=地址、OG=所属机构、OO=组织、CU=国家/地区、ZP=邮政编码、FO=基金资助机构、SU=研究方向、IS=ISSN/ISBN、DOP=出版日期、PUBL=出版商、ALL=所有字段等（图 5-2-4）。高级检索界面下方显示检索历史，可对之前的检索式进行组配检索，如 #1 Or #2。可以注册后保存检索式和检索结果，创建跟踪服务。

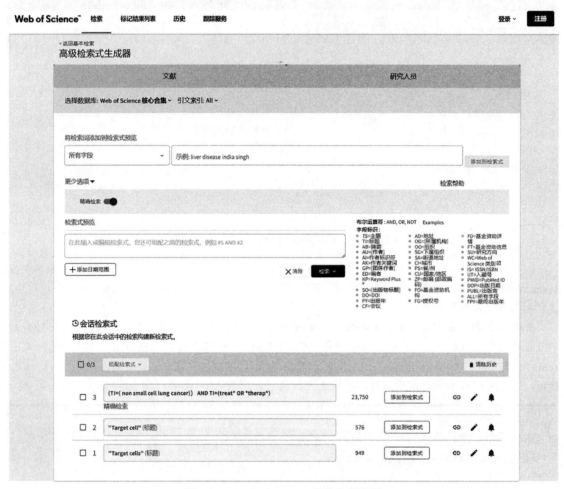

图 5-2-4　Web of Science 高级检索界面

5. 化学结构检索（Structure Search） 在 Current Chemical Reactions 和 Index Chemicus 两个化学数据库中检索，通过绘制化学结构图和（或）输入化合物数据、化学反应数据，检索化合物信息和化学反应信息。其中，化合物数据包括化合物名称、化合物生物活性、分子量、特征描述等；化学反应数据包括气体环境、反应检索词、大气压（atm）、时间（小时）、温度（摄氏度）、产率、反应关键词、化学反应备注等（图 5-2-5）。化学结构检索将被添加到检索历史。

三、检索结果管理

（一）导出记录（Export Records）

保存检索结果时，可勾选需输出的文献或默认全部记录，导出至 EndNote Online、RefWorks、RIS、Plain Text File（纯文本文件）、Excel、Email 等多种可供选择的文献管理软件和文件格式（图 5-2-6）。一次导出记录不能超过 1000 条，可分批保存。若导出为 NoteExpress 文献管理软件使用格式，则选择"RIS（其他参考文献软件）"。

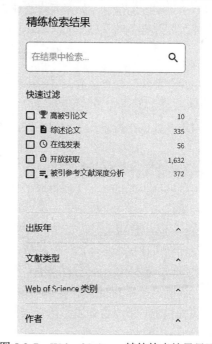

图 5-2-5　Web of Science 化学结构检索界面　　　　图 5-2-6　Web of Science 导出记录界面

（二）精练检索结果（Refine Results）

对检索结果进行进一步限定、精练，从中筛选用户需要的文献。精练检索结果功能在"检索结果"界面左侧，提供多种限定条件，也呈现检索结果的各项统计数据（图 5-2-7）。

1. 使用"在结果内检索"（Search within results for），输入检索词进一步限定检索结果。

2. 使用"快速过滤"（Quick Filters），选择高被引论文（Highly Cited Papers）、综述论文（Review Articles）、在线发表（Early Access）、开放获取（Open Access）和被引参考文献深度分析（Enriched Cited References）。

3. 点击"限定出版年"（Publication Years）、"文献类型"（Document Types）、"Web of Science 类别"（Web of Science Categories）、"作者"（Author）、"所属机构"（Affiliation）、"出版物标题"（Publication Titles）、"出版商"（Publisher）、"基金资助机构"（Funding Agencies）、"开放获取"（Open Access）、"社论声明"（Editorial Notices）、"编者"（Editor）、"团体作者"（Group Author）、"研究方向"（Research Areas）、"国家/地区"（Countries and Regions）、"语种"（Language）、"会议名称"（Conference

图 5-2-7　Web of Science 精练检索结果界面

Titles）、"丛书名称"（Book Series Titles）和"Web of Science 索引"（Web of Science Index），查看每一项对应的文献数量，或进一步精练结果，显示文献详细信息。如需更多选项，可使用"分析检索结果"。

（三）检索历史（Search History）

在检索结果界面上方有"历史"，在高级检索界面下方也有。点击"历史"，可以呈现检索式和检索结果，也可编辑检索式，组配检索式、删除检索式。"复制检索式链接"可以保存在本地电脑上，以备日后调用。"创建跟踪服务"需免费注册后才能使用，创建成功后，电子邮箱会定期收到与保存的检索式相匹配的最新文献。

（四）分析检索结果（Analyze Results）

提供 "Web of Science 类别"（Web of Science Categories）、"出版年"（Publication Yeats）、"文献类型"（Document Types）、"作者"（Authors）、"所属机构"（Affiliation）、"出版物标题"（Publication Titles）、"出版商"（Publisher）、"基金资助机构"（Funding Agencies）、"授权号"（Grant Numbers）、"开放获取"（Open Access）、"社论声明"（Editorial Notices）、"编者"（Editor）、"团体作者"（Group Author）、"研究方向"（Research Areas）、"国家/地区"（Countries and Regions）、"语种"（Language）、"会议名称"（Conference Titles）、"丛书名称"（Book Series Titles）和 "Web of Science 索引"（Web of Science Index）各个字段的数据统计和排序，有助于快速了解检出文献的各种分布情况，如可以查找在特定的研究领域中最高产的作者及机构、载文最多的期刊等。

（五）引文报告（Citation Report）

引文报告提供检索结果的各项引文统计数据，包括出版物总数（Publications）、施引文献（Citing Articles）、去除自引的施引文献（Citing Articles Without Self-citations）、被引频次（Times Cited）、去除自引的被引频次（Times Cited Without Self-citations）、篇均被引频次（Average per item）、h 指数（h-index）。同时，显示按年份的被引频次和出版物分布（Times Cited and Publications Over Time）直方图和每年的引文数（Citations in Each Year）列表，直观显示课题研究过程中的被关注程度。

（六）创建跟踪服务

创建跟踪服务（Create Alert）包括检索跟踪和引文跟踪。检索跟踪是对某一课题检索式创建跟踪服务，可设定每日、每周、每月通过电子邮件接收最新研究，可选择没有新结果时不接收电子邮件。引文跟踪是跟踪某篇文献的被引用情况，创建引文跟踪后，如果有人引用这篇文献，电子邮件会收到引用文献的信息。如果要修改或删除已创建的跟踪服务，点击界面上方 "跟踪服务"（Alerts），可以修改跟踪服务的状态活动（Active）/不活动（Inactive），也可以删除。

四、个性化功能与服务

用户免费注册并登录后，可使用系统提供的个性化服务，主要有以下四类。

（一）保存检索式和创建跟踪服务

可选择性保存检索式，创建跟踪服务，对感兴趣的文献进行跟踪，定期获得相关文献、引用信息等。

（二）提供网络版 EndNote

提供网络版 EndNote 文献管理工具，用于存放检索结果，以便用户访问和使用。EndNote 可生成各种出版样式的参考文献列表，辅助撰写论文。

（三）添加收藏夹

在期刊引证报告界面，可以选择自己喜欢的期刊添加到收藏夹，可以随时浏览。

（四）获得个人 Researcher ID

在产品中选择 Publons，注册后可获得个人 Researcher ID，是 Web of Science 为全球每位学术研究人员提供唯一的身份识别号码，方便研究人员跟踪自己的著作、引文指标、同行评审和期刊编辑工作。

案例 5-2-1

2019 年 10 月 21 日，*Nature* 发表了医学文献 "Search-and-replace genome editing without double-strand breaks or donor DNA"，提出一项新型基因编辑技术——"先导编辑"（Prime editing），它使用与工程反转录酶融合的催化受损的 Cas9 核酸内切酶将新的遗传信息直接写入指定的 DNA 位点，并使用 prime editing guide RNA（pegRNA）进行编程，支持靶向插入、删除及点突变，而不造成 DNA 双链断裂。检索该课题相关的高影响力论文，高产国家或地区、领先的研究机构、活跃的研究人员。

（一）检索分析

1. 检索词：genome editing、prime editing、pegRNA、CAS9endonuclease，检索式：(genome OR gene OR DNA OR RNA)（主题）AND (prime edit* OR pegRNA)（主题），检索该方面的相关研究，查看结果分析。

2. 检索"Search-and-replace genome editing without double-strand breaks or donor DNA"论文的被引用情况，即后续研究。

（二）检索步骤与方法

第一步：在 Web of Science 核心合集文献检索界面输入检索式，点击检索（图 5-2-8）。

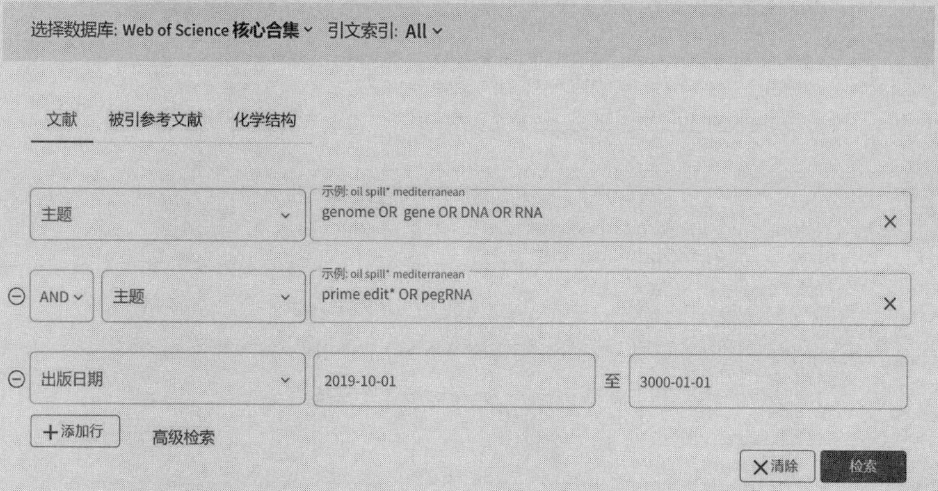

图 5-2-8　Web of Science 核心合集文献检索界面

第二步：获取检索结果，排序方式"相关性"（图 5-2-9）。

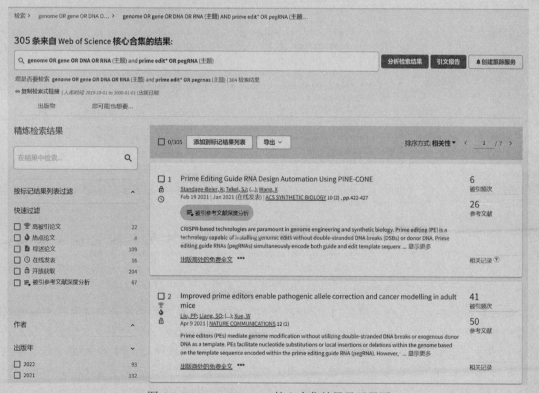

图 5-2-9　Web of Science 核心合集结果显示界面

第三步：点击"被引频次：最高优先"和"使用次数：最多优先"排序，即可获取该课题相关的高影响力论文（图 5-2-10）。可看到被引频次最高的即案例论文，总被引频次为 1 133 次，被引频次排名第二的文献是同一课题组在 2020 年的研究报告，可看出该课题组研究人员在该领域是比较活跃且影响力巨大的。

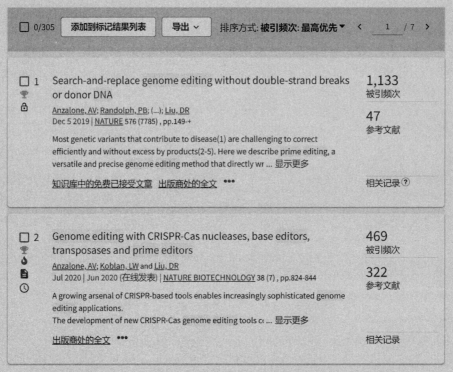

图 5-2-10　Web of Science 核心合集检索结果按被引频次排序界面

第四步：选择"综述论文"，排序方式"日期：降序"，可以获取该课题领域的最近研究进展信息（图 5-2-11）。

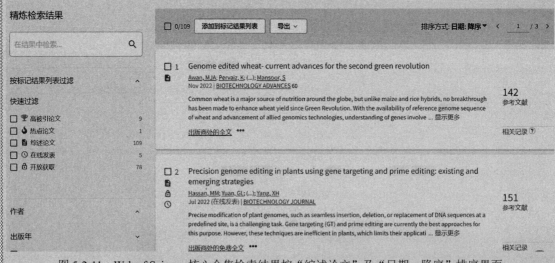

图 5-2-11　Web of Science 核心合集检索结果按"综述论文"及"日期：降序"排序界面

第五步：点击"分析检索结果"，对所属机构、出版物标题、作者等进行分析，可获得高产机构和作者、刊载该领域论文多的期刊（图 5-2-12），高产机构前五位分别是中国科学院（19篇）、哈佛大学（18篇）、中国科学院大学（15篇）、霍华德休斯医学院（14篇）、麻省理工学院（14篇），第六位即为案例学者所属的麻省理工学院-哈佛大学的博德研究所（Broad Institute of MIT and Harvard）。刊载该领域论文多的期刊分别是 *Nature Biotechnology*（《自然生物技术》，14

篇）、*Nature Communications*（《自然通信》，14 篇）、*International Journal of Molecular Sciences*（《国际分子科学杂志》，13 篇）、*Molecular Therapy*（《分子疗法》，12 篇）等。

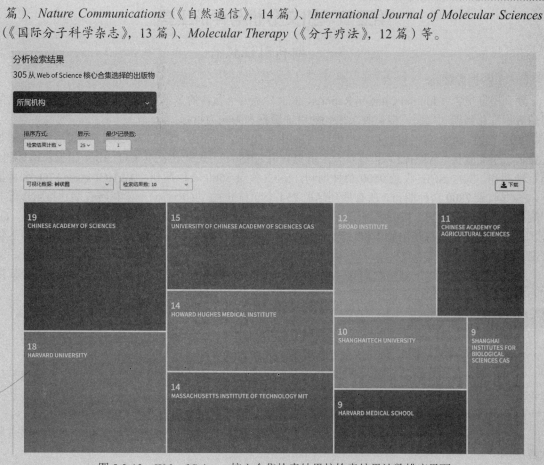

图 5-2-12　Web of Science 核心合集检索结果按检索结果计数排序界面

第六步：点击"引文报告"，可以获得高被引论文每年的被引用数据，可以查看其学术影响力信息（图 5-2-13）。也可创建跟踪服务，以获取该领域的最新研究文献。

305 出版物	排序方式：被引频次：最高优先▼ ＜ 1 / 7 ＞	被引频次					年均被引频次	合计
		＜ 前一年				下一年 ＞		
		2018	2019	2020	2021	2022		
	合计	0	15	628	2,024	1,695	1,090.5	4,362
⊖ 1	Search-and-replace genome editing without double-strand breaks or donor DNA Anzalone, AV; Randolph, PB; (...); Liu, DR Dec 5 2019 | NATURE 576 (7785) , pp.149-+	0	15	381	474	263	283.25	1,133
⊖ 2	Genome editing with CRISPR-Cas nucleases, base editors, transposases and prime editors Anzalone, AV; Koblan, LW and Liu, DR Jul 2020 | Jun 2020 (在线发表) | NATURE BIOTECHNOLOGY 38 (7) , pp.824-844	0	0	41	247	181	156.33	469
⊖ 3	Prime genome editing in rice and wheat Lin, QP; Zong, Y; (...); Gao, CY May 2020 | Mar 2020 (在线发表) | NATURE BIOTECHNOLOGY 38 (5) , pp.582-+	0	0	56	125	59	80	240
⊖ 4	Applications of CRISPR-Cas in agriculture and plant biotechnology Zhu, HC; Li, C and Gao, CX Nov 2020 | Sep 2020 (在线发表) | NATURE REVIEWS MOLECULAR CELL BIOLOGY 21 (11) , pp.661-677	0	0	5	102	57	54.67	164
⊖ 5	Latest Developed Strategies to Minimize the Off-Target Effects in CRISPR-Cas-Mediated Genome Editing Naeem, M; Majeed, S; (...); Ahmad, I Jul 2020 | CELLS 9 (7)	0	0	2	51	32	28.33	85

图 5-2-13　Web of Science 核心合集引文报告界面

第三节 引文分析与评价工具

一、期刊引证报告

（一）数据库概况

期刊引证报告（Journal Citation Reports, JCR）是一个独特的多学科期刊评价工具，将论文间的引用数据汇总到期刊层面，提供收录期刊的引证数据和影响力指标。

2020年前，JCR包括自然科学扩展版（SCIE）和社会科学版（SSCI），2021年首次纳入艺术与人文科学引文索引（A&HCI）和新兴来源引文索引（ESCI）。JCR共收录来自118个国家和地区的2万余种期刊，其中SCIE收录9500余种期刊，SSCI收录3500余种期刊，A&HCI收录1700余种期刊，ESCI收录7800余种期刊。所有期刊涵盖254个学科分类。JCR将同一学科所有期刊按照该年的影响因子降序进行排列，按影响因子高低分为4个区（Quartile），分别是Q1区、Q2区、Q3区、Q4区，各占25%。JCR每年出版1次，约6月底发布新一年度的期刊引证报告，显示新增和剔除刊物情况。

JCR可以为图书馆规划馆藏期刊、出版商和编辑评价期刊的市场影响力、研究人员选择投稿期刊和确认期刊的学术地位等提供参考。

（二）JCR数据指标

在JCR中的学科分类与期刊界面，提供以下数据指标。

期刊数（# of journals）：某一特定学科分类下的期刊总数。

可引用文章总数（Citable Items）：期刊当年发表的可被引用的实质性学术文章总数，主要包括研究论文、评论和会议论文。

总被引频次（Total Citations）：期刊在当前JCR年被数据库中包含的所有期刊引用的总次数。

期刊影响因子（Journal Impact Factor）：期刊在过去2年发表的论文在当前JCR年的平均被引用次数。

中值影响因子（Median impact factor）：将某一学科大类内期刊按照影响因子排序，处于中间位置的期刊的影响因子。仅对应分类类目，体现一个大类下所有期刊的影响因子的平均值。

去除自引的期刊影响因子（Journal Impact Factor Without Self Citations）：去除期刊自引后的期刊影响因子，即期刊在过去2年发表的论文在当前JCR年被其他期刊引用的平均次数。

期刊影响因子趋势（Journal Impact Factor Trend）：期刊论文过去5年的影响因子变化。

期刊引文指标（Journal Citation Indicator）：期刊在最近3年内发表的可引用论文（研究论文和评论）的平均类别标准化引文影响（CNCI）。一个类别的平均JCI为1，JCI为1.5的期刊的引用影响比该类别的平均水平高50%。

金色开放获取论文比例（% of OA Gold）：期刊出版者提供论文全文免费获取的百分比。

引文分布（Citation distribution）：在JCR数据年引用前1年或前2年发表的论文的频率。该图具有与期刊影响因子趋势图类似的功能，包括每个数据点的悬停数据描述，以及每个数据元素的图例可用作切换的交互式图例。

期刊影响因子排名（Rank by Journal Impact Factor）：期刊在所属类别中的按期刊影响因子（JIF）降序排序得到的排序位次。

期刊引文指标排名（Rank by Journal Citation Indicator）：期刊在所属类别中的按期刊引文指标（JCI）降序排序得到的排序位次。

期刊影响因子百分排位数（JIF Percentile）：期刊影响因子在其所在的某个学科专业领域内的百分排位数。

被引半衰期（Cited Half-life）：期刊从在JCR年份向前推算被引用数占当前年度被引用总数50%的时间差。

施引半衰期（Citing Half-life）：期刊引用的全部参考文献中，在JCR年份向前推算参考文献数量占当前年度参考文献总量50%的时间差，即较新一半是在多长一段时间内发表的。

源数据（Source data）：期刊发表的文献类型的细分，主要包括研究论文、评论和其他类型，可引用项目主要是研究论文和评论。

各组织的贡献（Contributions by organizations）：最近 3 年向该期刊投稿最多的组织。

国家/地区的贡献（Contributions by country/region）：最近 3 年向该期刊投稿最多的国家或地区。

特征因子分数（Eigenfactor Score）：以过去五年期刊发表的论文在该 JCR 年被引总数和引用来源，反映期刊周围引用网络的密度，高被引来源对网络的影响比被引用较少的来源更大。Eigenfactor 计算不包括期刊自引。

归一化特征因子分数（Normalized Eigenfactor Score）：通过重新调整 JCR 中每年的期刊总数，使平均期刊的分数为 1，期刊通过比较其相对于 1 的分数来衡量其影响力。

论文影响力（Article Influence Score）：期刊在过去 5 年的被引用累积对特征因子分数进行标准化，该指标反映了该期刊论文在发表后第一个 5 年的平均影响力。其平均值为 1，若该值大于 1，说明当前期刊中的每篇论文的影响力高于平均水平；若该值小于 1，说明该期刊中的每篇论文的影响力低于平均水平。

5 年影响因子（5 Year Impact Factor）：期刊在过去 5 年中发表的文章在 JCR 年度中被引用的平均次数，是将 JCR 年度的引用次数除以前五年发表的文章总数。

立即指数（Immediacy Index）：期刊中某一年中发表的论文在当年被引用次数除以同年发文总数得到的指数，反映期刊中论文得到引用的速度，具有高立即指数的期刊论文会被迅速吸收、引用。

（三）检索方法

JCR 主页提供期刊浏览（Browse journals）、学科分类浏览（Browse categories）、出版商浏览（Browse publishers）和检索服务（图 5-3-1）。

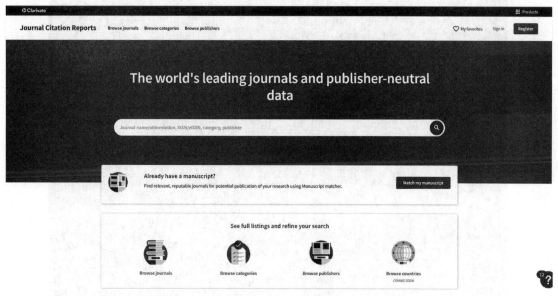

图 5-3-1　JCR 主页

1. 期刊浏览　提供所有期刊的整体浏览，默认按期刊影响因子（JIF）从高到低排序，也可按期刊名字顺（Journal name）、总被引频次（Total Citations）、期刊引文指标（JCI）、金色开放获取论文比例（% of OA Gold）进行正向、逆向排序（图 5-3-2）。

进行期刊浏览时，可通过 Filter 限定功能，选择自己感兴趣的某一特定领域、某一特定范围的期刊。Filter 限定条件包括以下几个（图 5-3-3）。

（1）期刊（Journals）：输入期刊全称、期刊缩写、刊名关键字、ISSN 或 eISSN、学科分类、出版者检索期刊，具有自动提示刊名功能，可从检索结果中选择多种期刊。

（2）学科分类（Categories）：限定期刊的具体学科大类，所有学科大类按字顺排列，可选择查看某一学科大类下的所有期刊。

（3）出版者（Publishers）：限定出版者，输入出版者名称关键字，具有自动提示功能。

（4）国家/地区（Country/region）：限定期刊所在的国家或地区。

（5）引文索引版本（Citation Indexes）：选项包括 SCIE、SSCI、A&HCI、ESCI 共 4 个库，默认情况下都处于选中状态。

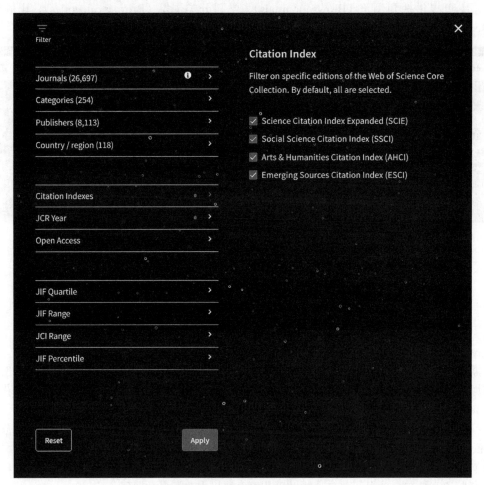

图 5-3-2　JCR 期刊浏览界面

图 5-3-3　Filter 限定功能

（6）JCR 年份（JCR Year）：选择 JCR 年份。

（7）开放期刊（Open Access）：根据期刊或出版物层面的 OA 状态进行筛选，提供期刊层面限定和文章层面限定。期刊层面限定包括 DOAJ Gold Open Access 和 No Filters Applied（DOAJ Gold OA 和其他 Gold OA 均可）。其中，DOAJ（Directory of Open Access Journals）是由瑞典隆德大学图书馆主办的一份开放期刊目录，涵盖了 130 个国家或地区、80 个语种的 17 000 多种科学和学术期刊，不定期更新。文章层面限定，需设置开放获取的最低百分比和最高百分比。

（8）期刊影响因子分区（JIF Quartile）：限定期刊影响因子分区。

（9）期刊影响因子范围（JIF Range）：限定期刊影响因子范围，需设定最低值和最高值。

（10）期刊引文指标范围（JCI Range）：限定期刊引文指标范围，需设定最低值和最高值。

（11）期刊影响因子百分排位数（JIF Percentile）：限定平均影响因子百分位范围，需设定最低值和最高值。

通过以上限定条件，用户可以选择自己查询的期刊范围，如浏览 2020 年 SCIE 收录的免疫学（Immunology）期刊（图 5-3-4）。

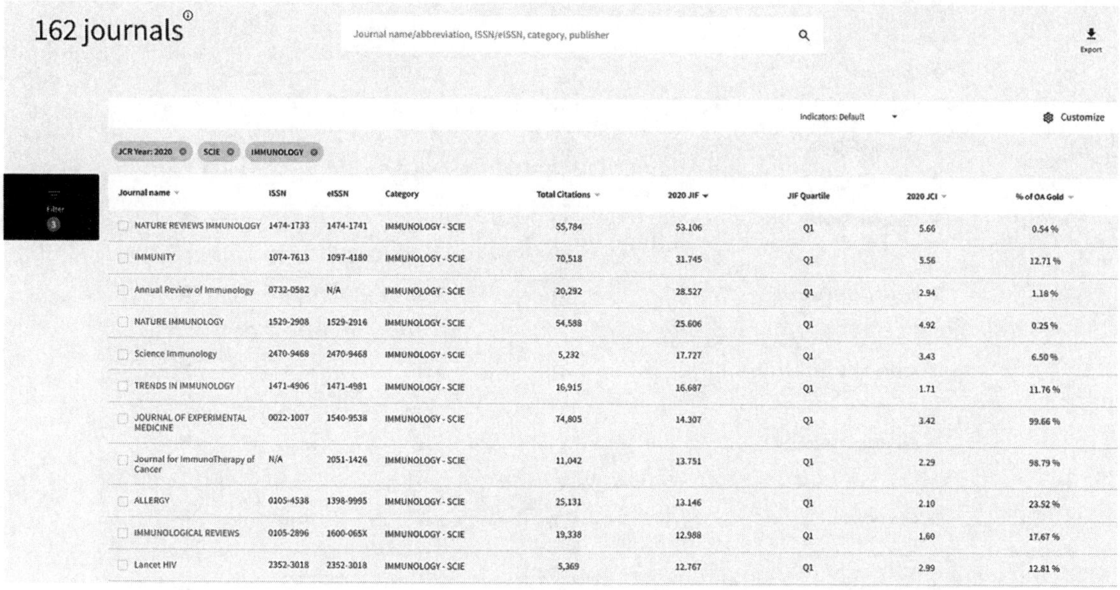
162 journals

Journal name/abbreviation, ISSN/eISSN, category, publisher

Export

Indicators: Default　Customize

JCR Year: 2020　SCIE　IMMUNOLOGY

Filter 3

Journal name	ISSN	eISSN	Category	Total Citations	2020 JIF	JIF Quartile	2020 JCI	% of OA Gold
NATURE REVIEWS IMMUNOLOGY	1474-1733	1474-1741	IMMUNOLOGY - SCIE	55,784	53.106	Q1	5.66	0.54 %
IMMUNITY	1074-7613	1097-4180	IMMUNOLOGY - SCIE	70,518	31.745	Q1	5.56	12.71 %
Annual Review of Immunology	0732-0582	N/A	IMMUNOLOGY - SCIE	20,292	28.527	Q1	2.94	1.18 %
NATURE IMMUNOLOGY	1529-2908	1529-2916	IMMUNOLOGY - SCIE	54,588	25.606	Q1	4.92	0.25 %
Science Immunology	2470-9468	2470-9468	IMMUNOLOGY - SCIE	5,232	17.727	Q1	3.43	6.50 %
TRENDS IN IMMUNOLOGY	1471-4906	1471-4981	IMMUNOLOGY - SCIE	16,915	16.687	Q1	1.71	11.76 %
JOURNAL OF EXPERIMENTAL MEDICINE	0022-1007	1540-9538	IMMUNOLOGY - SCIE	74,805	14.307	Q1	3.42	99.66 %
Journal for ImmunoTherapy of Cancer	N/A	2051-1426	IMMUNOLOGY - SCIE	11,042	13.751	Q1	2.29	98.79 %
ALLERGY	0105-4538	1398-9995	IMMUNOLOGY - SCIE	25,131	13.146	Q1	2.10	23.52 %
IMMUNOLOGICAL REVIEWS	0105-2896	1600-065X	IMMUNOLOGY - SCIE	19,338	12.988	Q1	1.60	17.67 %
Lancet HIV	2352-3018	2352-3018	IMMUNOLOGY - SCIE	5,369	12.767	Q1	2.99	12.81 %

图 5-3-4　2020 年的 SCIE 收录的免疫学期刊

2. 学科分类浏览　按照学科大类进行期刊浏览，默认显示 21 个组（Groups），分别为农业科学（Agricultural Sciences）；艺术与人文，跨学科（Arts & Humanities，Interdisciplinary）；生物学与生物化学（Biology & Biochemistry）；化学（Chemistry）；临床医学（Clinical Medicine）；计算机科学（Computer Science）；经济与商业（Economics & Business）；工程（Engineering）；环境/生态（Environment/Ecology）；地球科学（Geosciences）；历史与考古（History & Archaeology）；文学与语言（Literature & Language）；材料科学（Materials Science）；数学（Mathematics）；多学科（Multidisciplinary）；哲学与宗教（Philosophy & Religion）；物理（Physics）；植物与动物科学（Plant & Animal Science）；精神病学/心理学（Psychiatry/Psychology）；社会科学总论（Social Sciences，General）；视觉与表演艺术（Visual & Performing Arts）（图 5-3-5）。

每一组下显示对应学科大类的数量（NUMBER OF CATEGORIES）、期刊数量（NUMBER OF JOURNALS）和可引用文章数量（NUMBER OF CITABLE ITEMS），展开后可看到对应的类目名称。比如查看“临床医学（Clinical Medicine）”组对应的分类类目，包括过敏、男性疾病学、麻醉学、听力学和语言病理学、行为科学等（图 5-3-6）。

可选中查看任一大类对应的期刊，如查看“老年病学和老年学”（GERIATRICS & GERONTOLOGY），将显示 SCIE 和 ESCI 收录的相应期刊数量、可引用文章总数、总被引频次和中值影响因子（图 5-3-7）。选择点击 SCIE 收录期刊，相应期刊将默认按影响因子等进行排序（图 5-3-8）。也可以直接查看所有 254 个大类，进行影响因子等排序。

3. 出版商浏览　默认按照 JCR 年出版期刊数量（Number of journals）排序，提供出版商名称（Publisher name）和引证分析（InCites Analysis）（图 5-3-9）。可查看某一出版者的引证报告。

4. 检索服务　界面上方检索框中可输入期刊全称、期刊缩写、刊名关键字、ISSN 或 eISSN、学科分类、出版者等检索需要的期刊，具有自动提示刊名功能。例如，检索食品类的期刊，在检索框中输入“food”，检索结果如图 5-3-10 所示。

笔记栏

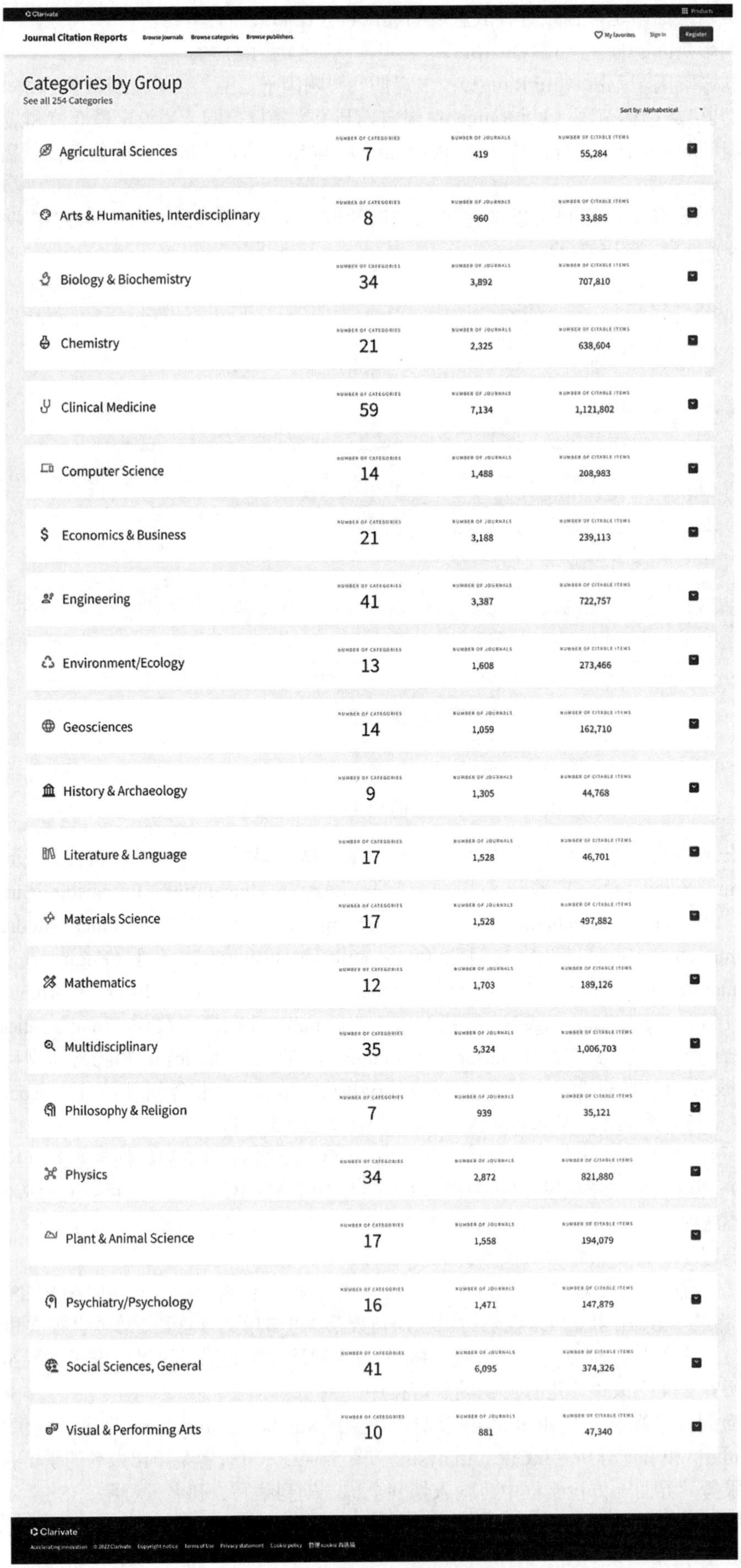

Clarivate
Journal Citation Reports
Browse journals
Browse categories
Browse publishers
My favorites
Sign In
Register
Categories by Group
See all 254 Categories
Sort by: Alphabetical
NUMBER OF CATEGORIES
NUMBER OF JOURNALS
NUMBER OF CITABLE ITEMS
Agricultural Sciences 7 419 55,284
Arts & Humanities, Interdisciplinary 8 960 33,885
Biology & Biochemistry 34 3,892 707,810
Chemistry 21 2,325 638,604
Clinical Medicine 59 7,134 1,121,802
Computer Science 14 1,488 208,983
Economics & Business 21 3,188 239,113
Engineering 41 3,387 722,757
Environment/Ecology 13 1,608 273,466
Geosciences 14 1,059 162,710
History & Archaeology 9 1,305 44,768
Literature & Language 17 1,528 46,701
Materials Science 17 1,528 497,882
Mathematics 12 1,703 189,126
Multidisciplinary 35 5,324 1,006,703
Philosophy & Religion 7 939 35,121
Physics 34 2,872 821,880
Plant & Animal Science 17 1,558 194,079
Psychiatry/Psychology 16 1,471 147,879
Social Sciences, General 41 6,095 374,326
Visual & Performing Arts 10 881 47,340
Clarivate
图 5-3-5 JCR 学科分类浏览界面

笔记栏

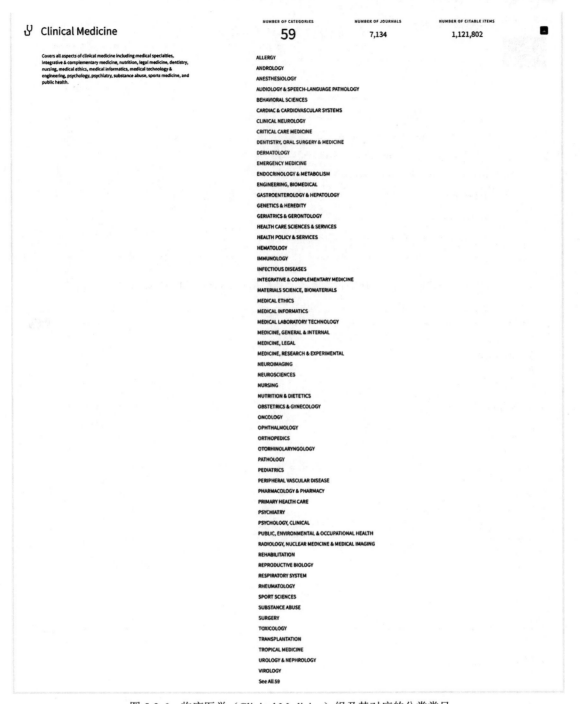

图 5-3-6 临床医学（Clinical Medicine）组及其对应的分类类目

图 5-3-7 老年病学和老年学（GERIATRICS & GERONTOLOGY）大类对应期刊整体情况

GERIATRICS & GERONTOLOGY | SCIE | JCR Year: 2020

Filter 3

Journal name	ISSN	eISSN	Category	Total Citations	2020 JIF	JIF Quartile	2020 JCI	% of OA Gold
Journal of Cachexia Sarcopenia and Muscle	2190-5991	2190-6009	GERIATRICS & GERONTOLOGY - SCIE	5,908	12.910	Q1	3.07	100.00 %
AGEING RESEARCH REVIEWS	1568-1637	1872-9649	GERIATRICS & GERONTOLOGY - SCIE	10,265	10.895	Q1	1.55	15.51 %
AGE AND AGEING	0002-0729	1468-2834	GERIATRICS & GERONTOLOGY - SCIE	17,131	10.668	Q1	2.06	29.03 %
AGING CELL	1474-9718	1474-9726	GERIATRICS & GERONTOLOGY - SCIE	13,890	9.304	Q1	1.82	100.00 %
GeroScience	2509-2715	2509-2723	GERIATRICS & GERONTOLOGY - SCIE	1,597	7.713	Q1	1.84	19.78 %
Aging and Disease	2152-5250	2152-5250	GERIATRICS & GERONTOLOGY - SCIE	4,051	6.745	Q1	1.30	100.00 %
Immunity & Ageing	1742-4933	1742-4933	GERIATRICS & GERONTOLOGY - SCIE	1,468	6.400	Q1	1.05	100.00 %
JOURNALS OF GERONTOLOGY SERIES A-BIOLOGICAL SCIENCES AND MEDICAL SCIENCES	1079-5006	1758-535X	GERIATRICS & GERONTOLOGY - SCIE	26,689	6.053	Q1	1.82	19.13 %
Frontiers in Aging Neuroscience	1663-4365	1663-4365	GERIATRICS & GERONTOLOGY - SCIE	13,654	5.750	Q1	1.11	99.84 %
Aging-US	1945-4589	N/A	GERIATRICS & GERONTOLOGY - SCIE	13,864	5.682	Q1	1.13	0.00 %
JOURNAL OF THE AMERICAN GERIATRICS SOCIETY	0002-8614	1532-5415	GERIATRICS & GERONTOLOGY - SCIE	42,003	5.562	Q1	1.52	5.77 %

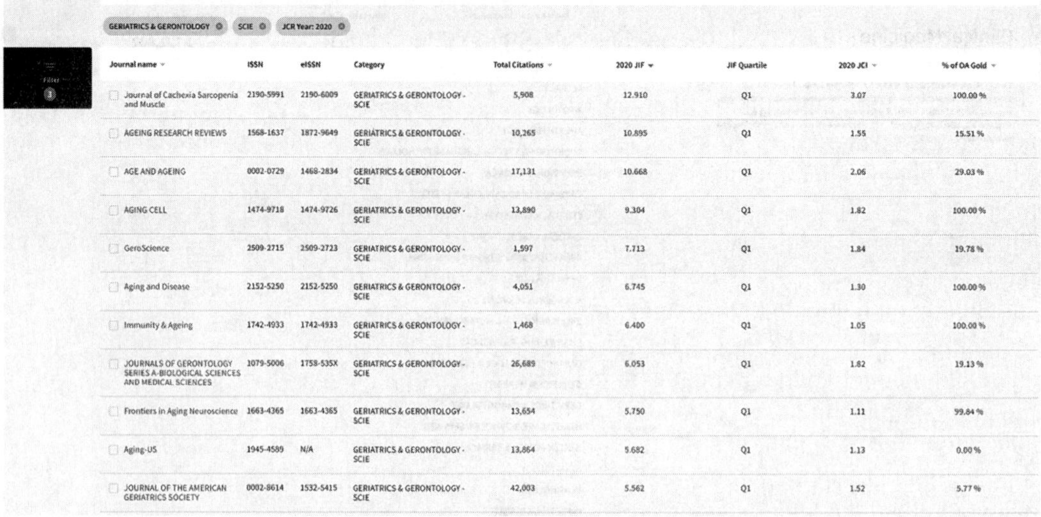

图 5-3-8　SCIE 收录老年病学和老年学（GERIATRICS & GERONTOLOGY）期刊

Journal Citation Reports　Browse journals　Browse categories　Browse publishers　My favorites　Sign In　Register

5,356 publishers

Journal name/abbreviation, ISSN/eISSN, category, publisher

Export

Publisher name	Number of journals in 2020	InCites Analysis
Springer Nature (Unified)	2,262	Publisher report
Elsevier (Unified)	2,029	Publisher report
Taylor & Francis (Unified)	2,023	Publisher report
Wiley (Unified)	1,465	Publisher report
WILEY	1,344	Publisher report
ROUTLEDGE JOURNALS, TAYLOR & FRANCIS LTD	1,174	Publisher report
SPRINGER	1,061	Publisher report
Sage (Unified)	909	Publisher report
ELSEVIER	686	Publisher report
TAYLOR & FRANCIS LTD	538	Publisher report
SAGE PUBLICATIONS INC	452	Publisher report
SAGE PUBLICATIONS LTD	431	Publisher report

图 5-3-9　JCR 出版商浏览界面

Journal Citation Reports　Browse journals　Browse categories　Browse publishers　My favorites　Sign In　Register

149 journals

See all journals

food

Export

Journal name	ISSN	eISSN	Categories	Most recent JCR year
Foods	N/A	2304-8158	FOOD SCIENCE & TECHNOLOGY - SCIE	2020
FOOD POLICY	0306-9192	1873-5657	Multiple	2020
FOOD CONTROL	0956-7135	1873-7129	FOOD SCIENCE & TECHNOLOGY - SCIE	2020
Food Security	1876-4517	1876-4525	FOOD SCIENCE & TECHNOLOGY - SCIE	2020
FOOD AUSTRALIA	1032-5298	N/A	FOOD SCIENCE & TECHNOLOGY - SCIE	2016
FOOD CHEMISTRY	0308-8146	1873-7072	Multiple	2020
FOOD TECHNOLOGY	0015-6639	0015-6639	FOOD SCIENCE & TECHNOLOGY - SCIE	2020
Food & Function	2042-6496	2042-650X	Multiple	2020
Food Biophysics	1557-1858	1557-1866	FOOD SCIENCE & TECHNOLOGY - SCIE	2020
Food Bioscience	2212-4292	2212-4306	FOOD SCIENCE & TECHNOLOGY - SCIE	2020
Food Chemistry-X	2590-1575	2590-1575	CHEMISTRY, APPLIED - SCIE	2020
FOOD MICROBIOLOGY	0740-0020	1095-9998	Multiple	2020

图 5-3-10　JCR 检索服务界面

笔记栏

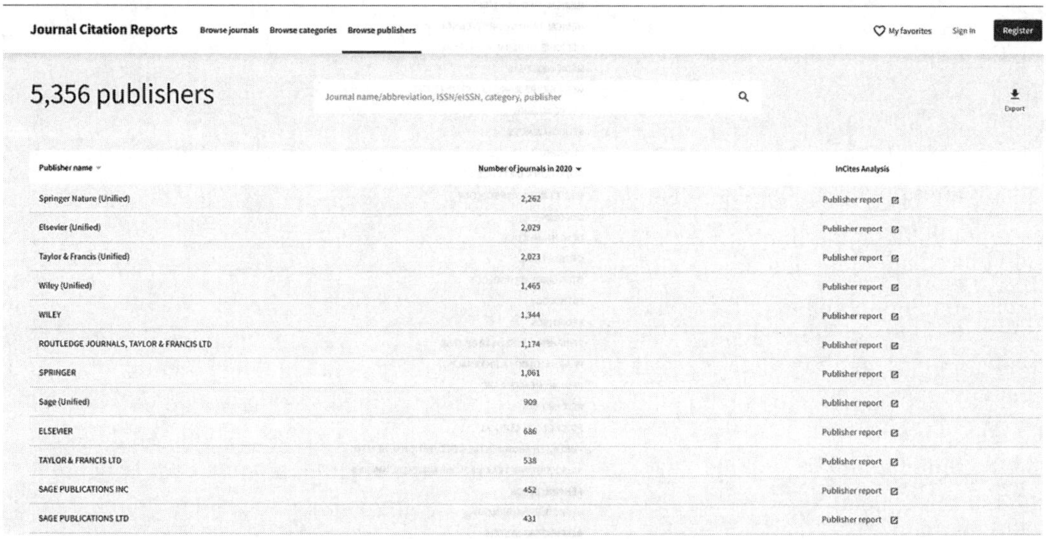

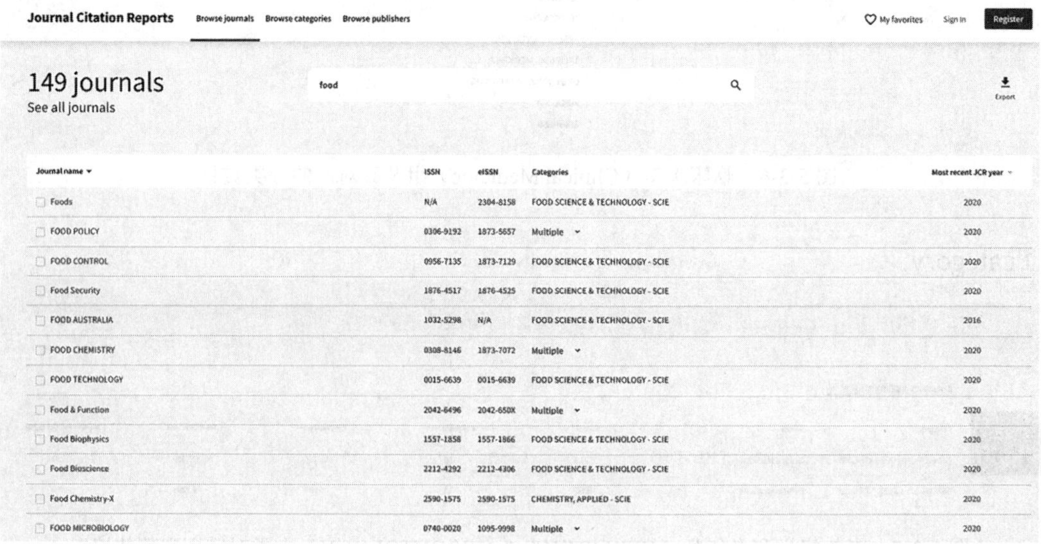

（四）检索结果显示与管理

JCR 期刊检索结果界面可以获得期刊出版信息和期刊影响因子、期刊引文指标等所有 JCR 数据指标（图 5-3-11）。

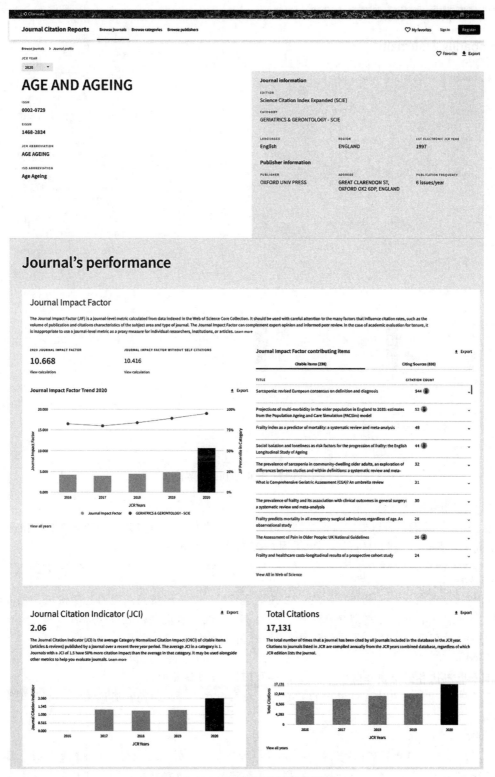

图 5-3-11　JCR 期刊详细信息界面

（五）期刊比较

在投稿选刊时，经常需要比较多种期刊的指标信息。在 JCR 的检索结果页面可选择两种以上的期刊（最多可选择 4 种期刊），进行期刊的比较。例如，选中 *AGE AND AGEING* 和 *Aging and Disease*，界面下方将显示"Journals selected 2",可添加到收藏夹列表(Add to Favorites list),也可进行期刊比较(Compare)(图 5-3-12)。

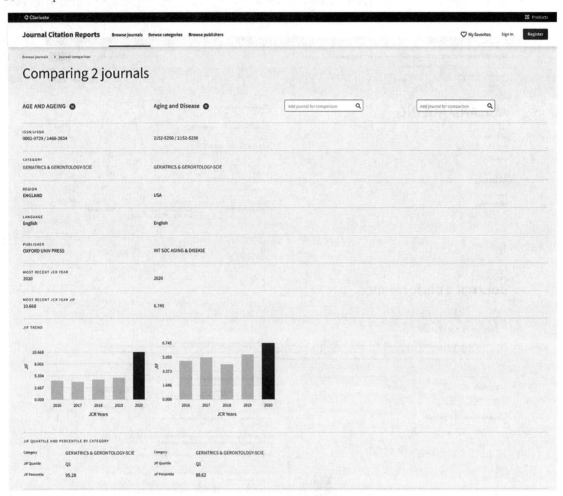

图 5-3-12　JCR 期刊比较界面

(六)数据导出

通过 Export 功能,可以导出检索结果保存至自定义文件夹。可将某一期刊详细数据指标信息下载 PDF 形式,某一大类期刊列表数据可采用 CSV 或 XLS 格式保存。

案例 5-3-1

科研选题是科学研究的重中之重。在科研选题时,要了解研究课题的总体情况,把握课题发展趋势及研究前沿,了解课题在不同学科的分布情况,启发自己的科研选题。确定该研究领域有影响力的国家、机构、个人和出版物,找到高水平的研究论文。

问题:

1. 如何确认各研究领域期刊的影响力,并找到适合投稿的期刊?

2. 如何明确所在机构在学科中的影响力,找到高水平论文、高被引论文?如何查找各学科的研究前沿?

分析:

1.《期刊引证报告》收录期刊的影响因子、即年指数、引文量和发文量等统计数据。可以查询到哪些期刊被引用的频率最高,哪些期刊在本学科的影响力最大,哪些期刊发文量最多,哪些学科文献被利用最广泛、引用最及时等。

2. 基本科学指标(ESI)从引文分析的角度对国家、机构、期刊、论文、科学家进行统计和排序,统计指标包括发文量、文献被引次数、篇均被引次数。通过这些引文数据对科研绩效和发展趋势进行长期的定量分析。

笔记栏

二、基本科学指标数据库

（一）数据库概况

基本科学指标数据库（Essential Science Indicators，ESI）由美国科技信息研究所（ISI）于 2001 年推出，是一个基于 Web of Science 核心合集的深度分析型研究工具，可帮助识别 Web of Science 核心合集中引证方面影响最大的研究。ESI 对 Web of Science 核心合集 SCIE 和 SSCI 收录的 12 000 多种期刊进行统计，根据出版和引用表现，分入 22 个学科领域之一，在 ESI 中，期刊只能分配给一个领域。并对 22 个学科领域的作者、机构、国家和期刊进行排名。数据涵盖 10 年的滚动周期，每 2 个月更新一次的排名和引用次数。

ESI 包括 22 个学科领域分别为农业科学、生物学与生物化学、化学、临床医学、计算机科学、经济学与商学、工程学、环境科学与生态学、地球科学、免疫学、材料科学、数学、微生物学、分子生物学与遗传学、综合交叉学科、神经科学与行为学、药理学与毒理学、物理学、植物学与动物学、精神病学与心理学、社会科学总论、空间科学。

ESI 的作用主要体现在：基于期刊发文数量和引证数据，从引文分析的角度确定自然科学和社会科学的研究趋势和新兴研究领域；按研究领域对研究机构、国家、期刊、作者和论文进行排名；确定具体研究领域中的重要研究成果和影响力；按发表时间和领域比较一篇论文与同行的引用表现等。

（二）ESI 数据指标

在 ESI 中涉及的数据指标主要有以下几个。

高被引论文（Highly Cited Paper）：同一出版年同一 ESI 学科领域最近 10 年发表论文被引用总次数按照由高到低进行排序，排在前 1% 的论文。即按 22 个学科领域和出版年份分类，被引次数排名前 1% 的论文。

热点论文（Hot Paper）：ESI 某学科近两年内发表的论文，在近两个月内被引用次数排名位于前 0.1% 的论文。

高水平论文（Top Paper）：高被引论文和热点论文取并集后的论文集合。

最近 180 日使用数据（Last 180 days）：过去 180 日访问记录全文或保存记录的次数。

研究前沿（Research Fronts）：是一组在 5 年内被高度引用的论文，在一个由聚类分析确定的专业主题中被称为"核心论文"。通过论文之间的共被引关系将那些密切相关的论文组合聚类，再通过对聚类论文标题中高频词进行分析形成相应的研究前沿。

学科基准值（Field Baselines）：即评价基准线，是指某一 ESI 学科领域论文的分年度期望平均被引次数。

篇均被引次数（Citation Rates）：某一年份某一学科领域中的篇均被引次数。

百分位（Percentiles）：某一个学科领域中每年发表的论文达到某个百分点基准应至少被引用的次数，是评估研究影响的基准。百分位越小，最低被引用次数越高。

学科排名（Field Rankings）：提供近 10 年的论文总数、被引总数、篇均被引次数和高被引论文数。

引用阈值（Citation Thresholds）：将某一学科领域中的论文按被引次数降序排列，其排名或百分比位于前列的论文获得的最低被引次数。

ESI 学科阈值（ESI Thresholds）：近 10 年某一 ESI 学科领域中被引次数排名在前 1% 的作者和机构或排名在前 50% 的国家和期刊的最低被引次数。

高被引论文阈值（Highly Cited Thresholds）：近 10 年某一 ESI 学科领域中被引次数排名在前 1% 的论文的最低被引次数。

热点论文阈值（Hot Paper Thresholds）：近 2 年某一 ESI 学科领域中排名前 0.1% 的论文在最近两个月的最低被引次数。

（三）检索方法

ESI 主界面提供数据指标（Indicators）、学科基准值（Field Baselines）、引用阈值（Citation Thresholds）3 种检索途径，默认 Indicators 检索（图 5-3-13）。

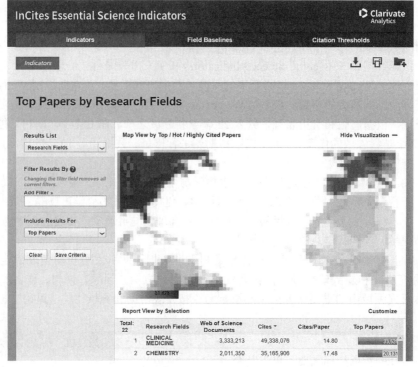

图 5-3-13　ESI 主界面

1. 数据指标　提供从学科领域（Research Fields）、作者（Authors）、机构（Institutions）、期刊（Journals）、国家/地区（Countries/Regions）、研究前沿（Research Fronts）等多个选项来筛选数据，还可选择高水平论文、高被引论文和热点论文。例如，在"学科领域"的基础上，限定（Add Filter）机构，可查看某一机构的各学科的引用情况和高水平论文。

结果区可通过交互式可视化地图（Map View）显示国家/地区的研究集中度。默认情况下，地图显示高水平论文（Top Paper）分布情况，若更改为热点论文或高被引论文，可视化地图将会更新。将鼠标悬停在一个国家/地区上会显示该国家/地区的数据，单击后地图下方排名列表将仅显示所选国家/地区的数据。点击"Hide Visualization"和"Show Visualization"可隐藏或显示可视化地图。通过"Customize"功能可自定义结果区中显示的指标，默认显示研究领域、论文数、被引次数、篇均被引次数、高水平论文数量。

如图 5-3-14 所示，清华大学有 22 个学科进入 ESI，优势学科分布情况如图所示。点击 Top Papers 下方的蓝色数据条，可查看每一个学科对应的高水平论文，进入 Customize Documents 界面，默认按被引次数排序，Indicators Documents 界面，可选择自定义各类指标（图 5-3-15）。点击论文题目，显示每一篇论文的详细信息；点击被引次数，显示被引年度趋势图，趋势图可导出、保存。

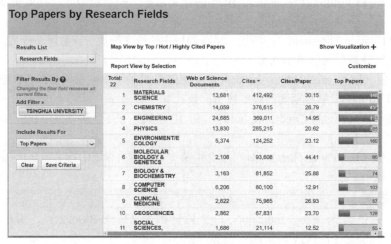

图 5-3-14　清华大学 ESI 各学科高水平论文分布情况界面

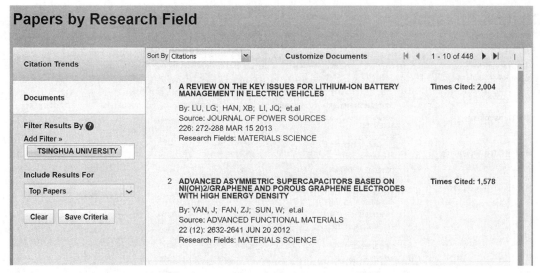

Papers by Research Field

Sort By Citations	Customize Documents	1 - 10 of 448

1 A REVIEW ON THE KEY ISSUES FOR LITHIUM-ION BATTERY MANAGEMENT IN ELECTRIC VEHICLES　Times Cited: 2,004
By: LU, LG; HAN, XB; LI, JQ; et.al
Source: JOURNAL OF POWER SOURCES
226: 272-288 MAR 15 2013
Research Fields: MATERIALS SCIENCE

2 ADVANCED ASYMMETRIC SUPERCAPACITORS BASED ON NI(OH)2/GRAPHENE AND POROUS GRAPHENE ELECTRODES WITH HIGH ENERGY DENSITY　Times Cited: 1,578
By: YAN, J; FAN, ZJ; SUN, W; et.al
Source: ADVANCED FUNCTIONAL MATERIALS
22 (12): 2632-2641 JUN 20 2012
Research Fields: MATERIALS SCIENCE

Citation Trends
Documents
Filter Results By
Add Filter »
TSINGHUA UNIVERSITY
Include Results For
Top Papers
Clear　Save Criteria

图 5-3-15　ESI Customize Documents 界面

2. 学科基准值　点击"Field Baselines"进入学科基准值检索界面，可以对年度篇均被引次数、百分位和学科排名进行选择浏览。默认结果区显示 ESI 的 22 个学科论文的篇均被引用次数情况。如图 5-3-16 所示，2020 年临床医学（CLINICAL MEDICINE）学科论文截至目前的篇均被引次数为4.97。因此，如果 2020 年发表的一篇临床医学论文截至目前的被引次数不低于 4.97，则该论文的被引表现达到全球平均水平。

Field Baselines
Baselines are annualized expected citation rates for papers in a research field.

Citation Rates are yearly averages of citations per paper.

RESEARCH FIELDS ▲	2011	2012	2013	2014	2015	2016	2017	2018	2019	2020	2021	All Years
ALL FIELDS	27.86	25.86	23.88	22.11	20.07	17.41	15.13	12.22	8.50	4.88	1.01	14.83
AGRICULTURAL SCIENCES	21.99	20.44	19.28	18.20	16.76	14.82	12.55	10.69	7.78	4.16	0.94	12.06
BIOLOGY & BIOCHEMISTRY	36.85	35.04	31.44	28.47	24.72	21.20	18.29	14.93	10.80	5.86	1.14	19.58
CHEMISTRY	29.73	28.81	26.42	25.29	23.40	20.20	17.86	14.62	10.57	5.69	1.18	17.48
CLINICAL MEDICINE	27.98	25.91	23.76	21.87	20.06	17.18	14.81	11.58	7.88	4.97	0.94	14.80
COMPUTER SCIENCE	18.58	15.46	15.14	15.09	14.53	12.88	12.35	10.16	7.48	4.35	1.02	10.25
ECONOMICS & BUSINESS	24.44	21.29	19.56	17.61	15.56	13.33	11.12	8.67	5.85	3.40	0.86	11.56
ENGINEERING	19.65	18.39	17.99	17.12	16.44	15.03	13.75	11.63	8.20	4.59	1.08	11.25
ENVIRONMENT/ECOLOGY	36.57	33.93	29.92	27.29	24.28	20.73	17.63	14.08	9.70	5.39	1.13	15.96
GEOSCIENCES	32.34	29.22	26.67	23.73	21.05	17.68	14.95	11.49	7.99	4.25	0.85	15.28
IMMUNOLOGY	40.26	35.58	34.20	31.10	26.94	23.37	19.95	16.07	11.18	9.07	1.80	21.24
MATERIALS SCIENCE	32.33	31.49	29.52	29.05	26.94	24.45	21.99	17.92	12.38	6.71	1.30	18.61
MATHEMATICS	10.28	8.93	8.02	7.21	6.74	5.85	5.14	4.29	3.07	1.75	0.41	5.26
MICROBIOLOGY	32.46	30.50	28.36	26.59	23.13	21.65	18.41	14.36	9.96	7.90	1.11	18.14
MOLECULAR BIOLOGY & GENETICS	55.04	47.12	43.57	38.29	33.45	27.70	23.53	20.02	13.26	7.41	1.37	26.59
MULTIDISCIPLINARY	40.73	41.36	41.09	24.31	27.78	21.11	18.06	13.84	9.68	8.10	2.01	20.74
NEUROSCIENCE & BEHAVIOR	40.02	36.14	32.67	29.13	25.50	22.02	18.53	14.34	9.58	5.02	0.95	20.22
PHARMACOLOGY & TOXICOLOGY	27.43	25.47	23.87	21.63	19.35	16.74	14.92	12.34	8.59	4.83	0.98	14.68
PHYSICS	21.29	21.02	19.10	17.96	16.60	14.68	12.56	10.46	7.48	4.24	0.95	13.15
PLANT & ANIMAL SCIENCE	21.64	19.57	18.27	16.63	14.61	12.57	10.32	8.14	5.86	3.08	0.65	11.23
PSYCHIATRY/PSYCHOLOGY	31.91	27.96	24.96	22.34	19.25	15.87	13.34	10.02	6.54	4.05	0.81	14.28
SOCIAL SCIENCES, GENERAL	18.02	16.13	15.13	13.89	12.17	10.36	8.97	7.01	4.65	2.76	0.64	8.99
SPACE SCIENCE	36.26	34.42	33.16	28.43	25.17	21.71	18.45	15.44	10.69	6.27	1.38	20.25

Citation Rates / Percentiles / Field Rankings

图 5-3-16　ESI 学科基准值检索界面

3. 引用阈值　点击"Citation Thresholds"进入引用阈值界面，可以选择 ESI 学科阈值、高被引论文阈值或者热点论文阈值进行浏览。同时提供引用阈值的概念说明，方便对于各项指标的理解。结果区显示 ESI 的 22 个学科对应作者、机构、期刊、国家等不同层次的被引阈值。

如图 5-3-17 所示，在分子生物学与遗传学（MOLECULAR BIOLOGY & GENETICS）学科领域，进入全球前 1% 的机构要求发表论文的最低总被引次数为 15 205 次。

Citation Thresholds

A citation threshold is the minimum number of citations obtained by ranking papers in a research field in descending order by citation count and then selecting the top fraction or percentage of papers.

*The **ESI Threshold** reveals the number of citations received by the top 1% of authors and institutions and the top 50% of countries and journals in a 10-year period.*

	RESEARCH FIELDS ▲	AUTHOR	INSTITUTION	JOURNAL	COUNTRY
ESI Thresholds	AGRICULTURAL SCIENCES	678	3,019	1,755	2,633
	BIOLOGY & BIOCHEMISTRY	1,230	6,986	329	1,787
Highly Cited Thresholds	CHEMISTRY	2,336	8,841	2,086	3,578
	CLINICAL MEDICINE	2,921	4,109	3,553	30,132
Hot Paper Thresholds	COMPUTER SCIENCE	662	4,721	2,225	995
	ECONOMICS & BUSINESS	559	5,717	2,019	600
	ENGINEERING	1,038	3,233	4,403	2,572
	ENVIRONMENT/ECOLOGY	1,189	4,695	2,705	5,288
	GEOSCIENCES	1,623	6,775	2,995	2,633
	IMMUNOLOGY	1,177	5,668	582	4,615
	MATERIALS SCIENCE	2,552	7,944	4,274	2,405
	MATHEMATICS	426	5,120	1,022	619
	MICROBIOLOGY	869	5,873	589	2,243
	MOLECULAR BIOLOGY & GENETICS	3,450	15,205	573	2,962
	MULTIDISCIPLINARY	549	3,122	77	249
	NEUROSCIENCE & BEHAVIOR	1,589	7,080	2,585	1,634

图 5-3-17 ESI 引用阈值检索界面

在 ESI 主界面右上方，可以分别点击"Download"、"Print this Page"或"View edit and delete my custom report selections"以下载 PDF、CSV 或 XLS 格式的数据文件，打印界面，或查看、编辑和删除自定义报告选择。

第四节　中国科学引文索引

一、概　　况

中国科学引文索引（Chinese Science Citation Index，CSCI，网址为 https://csci.istic.ac.cn）由中国科学技术信息研究所（国家工程技术数字图书馆）推出，是基于期刊引用的检索评价工具，收录 2000 年以来我国出版的 10 000 余种科技类和部分社科类学术期刊，累积论文 4 800 万篇，引文记录近 2.4 亿条，是目前我国最完备的中文期刊论文引文数据库。CSCI 编制内容包括引文索引、来源索引、机构索引和轮排主题索引。其中，引文索引以引文为检索入口，检索引文被引用的情况；来源索引以来源文献作为检索入口，检索来源文献的详细信息和参考文献篇数。CSCI 保持每月更新。此外，CSCI 还提供了《中国科技期刊引证报告（扩刊版）》。

中国科学引文索引覆盖中国科学引文数据库（CSCD）、中文社会科学引文索引（CSSCI）、中国科技论文与引文数据库（CSTPCD）和中国人文社会科学引文数据库（CHSSCD）4 个国内索引数据库。以 CSCD、CSSCI 数据库最为著名，许多高校单独购买这 2 个数据库，故下面附加介绍 CSCD 和 CSSCI 数据库。

中国科学引文数据库（Chinese Science Citation Database，CSCD）创建于 1989 年，收录我国数学、物理、化学、天文学、地学、生物学、农林科学、医药卫生、工程技术、环境科学和管理科学等领域出版的中英文科技核心期刊和优秀期刊千余种，目前已累计论文记录 5 912 231 条，引文记录 90 398 795 条。

中文社会科学引文索引（Chinese Social Sciences Citation Index，CSSCI）是南京大学中国社会科学研究评价中心研制，用于检索中文人文社会科学领域的论文收录和被引用情况。收录包括法学、管理学、经济学、历史学、政治学等领域的 500 余种学术期刊，来源文献 100 余万篇，引文文献 600 余万篇。目前，教育部已将 CSSCI 作为全国人文社会科学重点研究基地评审、研究成果评奖、科研项目结项、高级人才培养等方面的重要评审依据。

二、检索方法

（一）CSCI 数据库检索方法

CSCI 数据库提供来源文献检索、参考文献检索和高级检索 3 种方式。主界面默认为来源文献检索（图 5-4-1）。

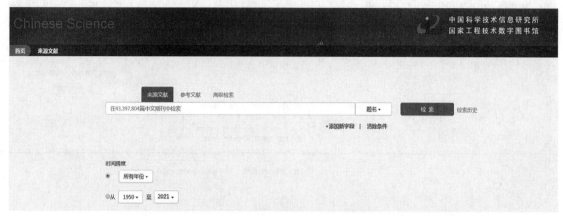

图 5-4-1　CSCI 数据库首页界面

1. 来源文献检索　提供题名、关键词、期刊、作者、基金等字段检索，点击"添加新字段"可添加新的字段并默认与前一字段进行 AND、OR 或 NOT 运算，可设置时间跨度。

2. 参考文献检索　提供被引题名、被引著者、被引第一作者、被引作者四种检索途径，数据来源为 CSCI 数据库中收录的所有参考文献。

3. 高级检索　可使用字段标识、检索式、逻辑运算符进行自行组配，可实现复杂的检索。

（二）CSCD 数据库检索方法

CSCD 数据库提供来源文献检索和引文检索的简单检索和高级检索，以及来源期刊浏览。系统默认为来源文献检索。

1. 来源文献检索　提供作者、第一作者、题名、刊名、ISSN、文摘、机构、第一机构、关键词、基金名称、实验室、ORCID、DOI 等字段检索。支持布尔运算检索（"与"和"或"）、精确/模糊检索，可对论文发表年度和学科范围进行限定（图 5-4-2）。

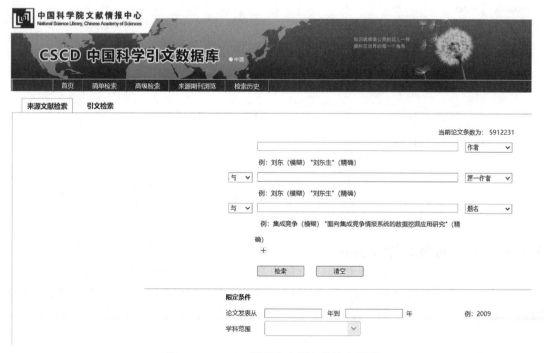

图 5-4-2　CSCD 数据库来源文献检索界面

2. 引文检索　提供被引作者、被引第一作者、被引来源、被引机构、被引实验室、被引文献主编等字段检索。支持的检索技术与来源文献检索一致（图 5-4-3）。

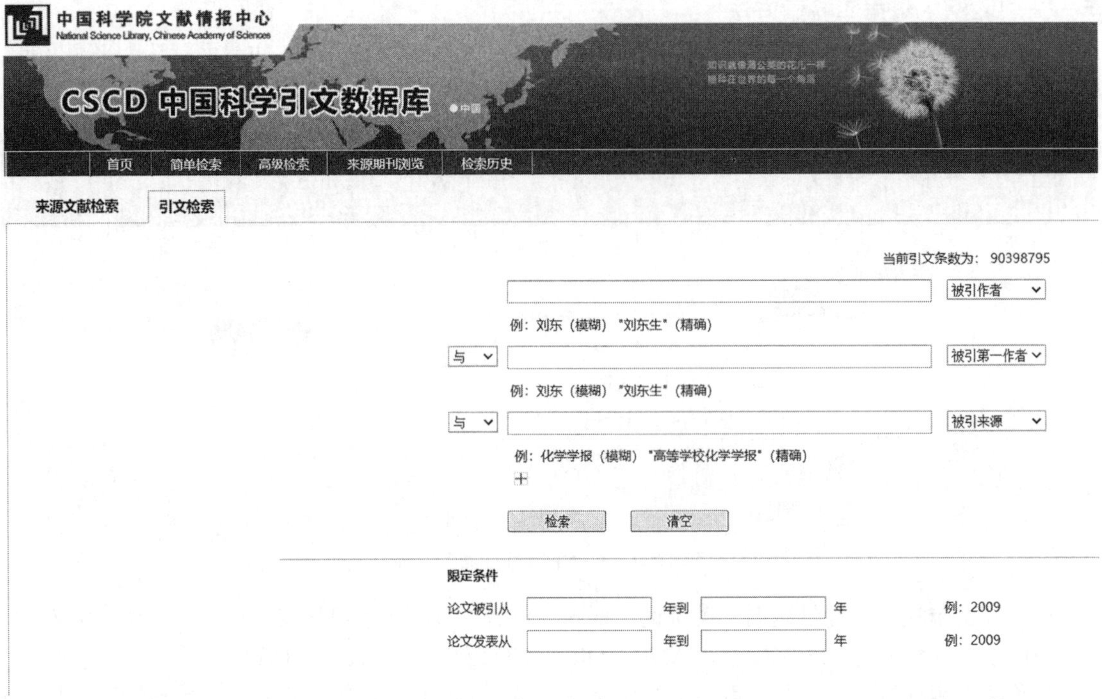

图 5-4-3　CSCD 数据库引文检索界面

3. 高级检索　包括来源文献检索和引文检索，系统默认为引文检索（图 5-4-4）。可在上方检索框中直接输入字段名称、检索词和布尔算符构造检索式，默认检索为模糊检索，如果在检索项后加"_EX"，表示精确检索。也可以在界面下方选择检索字段，输入相应检索词，点击添加，将在上方检索框中自动生成检索式。可限定被引时间和出版时间。

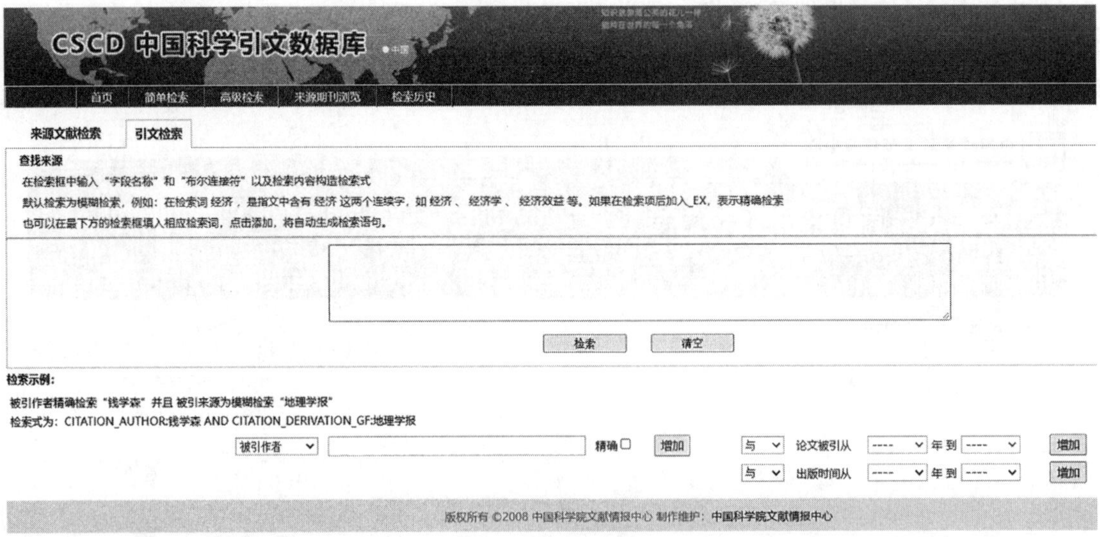

图 5-4-4　CSCD 数据库高级检索界面

（三）CSSCI 数据库检索方法

CSSCI 数据库提供来源文献检索、被引文献检索的简单检索和高级检索，以及来源期刊导航。系统默认为来源文献检索的简单检索（图 5-4-5）。简单检索功能偏少，以下主要介绍高级检索界面的来源文献检索和引文检索。

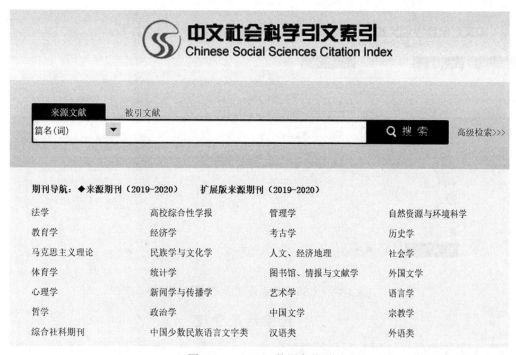

图 5-4-5 CSSCI 数据库首页

1. 来源文献检索 提供篇名（词）、作者、第一作者、关键词、期刊名称、作者机构、中图类号、基金细节、英文篇名等字段检索。支持布尔运算检索（"与"和"或"）、精确/模糊检索，可对发文年度、年卷期、文献类型、学科类别、学位分类、基金类别、每页显示和排序方式进行限定，其中文献类型包括论文、综述、评论、报告等（图 5-4-6）。

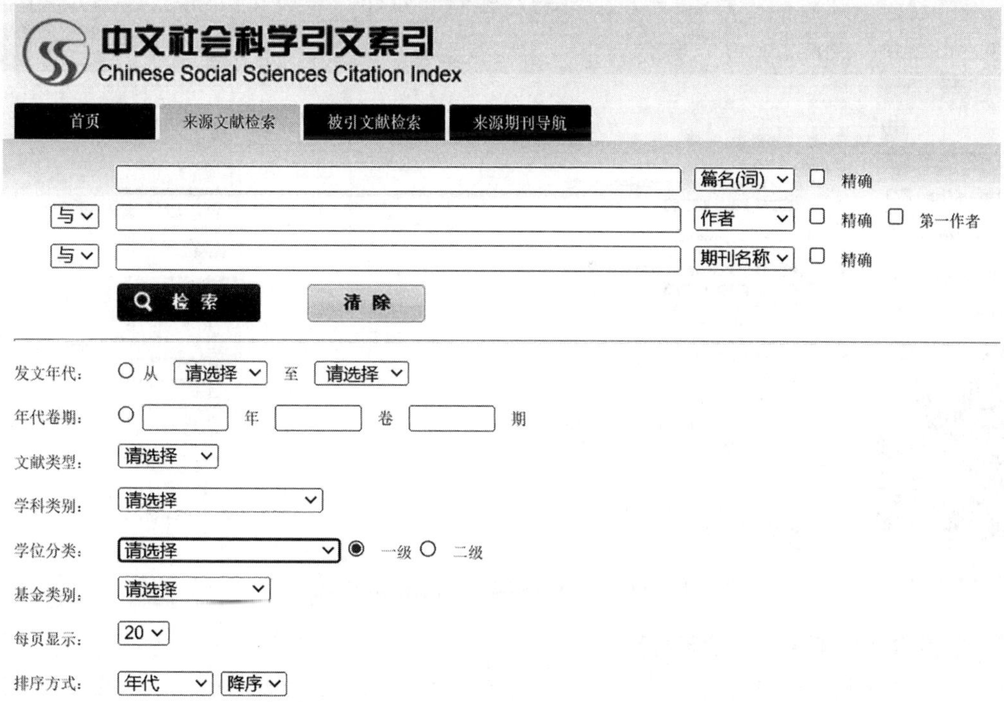

图 5-4-6 CSSCI 数据库来源文献检索界面

2. 被引文献检索 提供被引作者、被引文献篇名、被引文献期刊、被引文献细节、被引文献年代、被引年份、被引文献类型等字段检索。可选择检索逻辑关系（"与"/"或"），排序方式［被引次数、篇名（词）、年代、被引作者-降序/升序］、每页显示（图 5-4-7）。

笔记栏

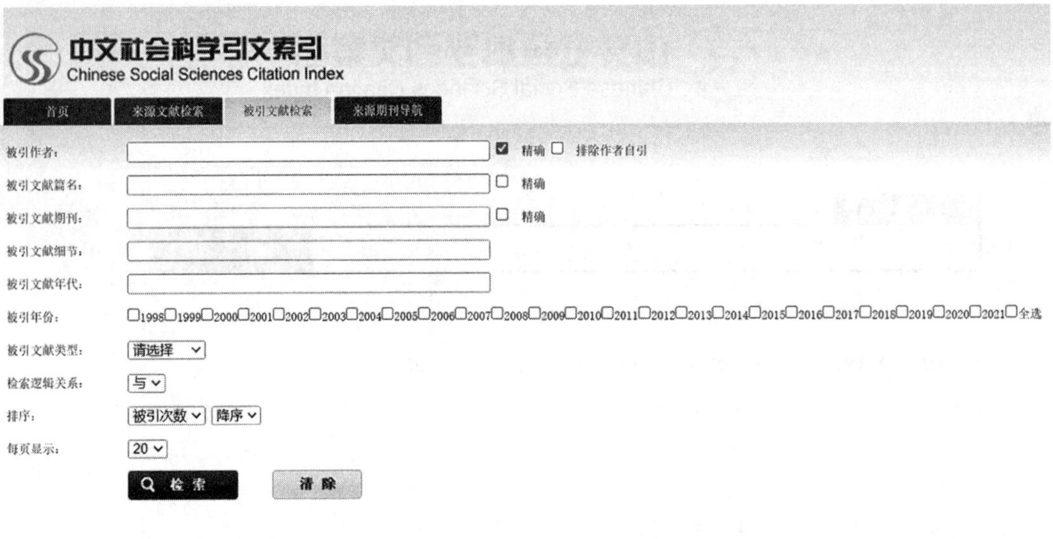

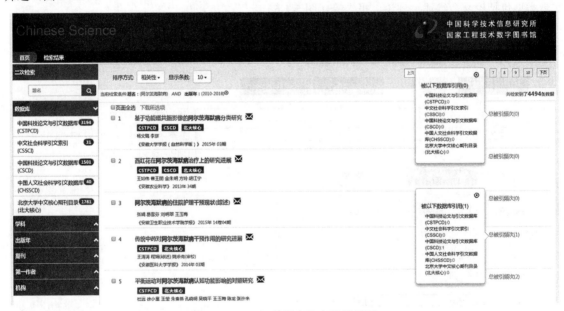

图 5-4-7　CSSCI 数据库被引文献检索界面

三、检索结果管理

（一）检索结果限定与二次检索

CSCI 数据库检索结果界面提供 CSCD、CSSCI、CSTPCD、CHSSCD 和北京大学中文核心期刊目录 5 个数据库的检索结果数分布。界面左上方可根据题名对检索结果进行二次检索，进一步缩小查询范围。此外，还可以按照收录数据库、学科、作者、出版年、期刊等方式对检索结果进行限定筛选（图 5-4-8）。

图 5-4-8　CSCI 数据库检索结果界面

（二）检索结果排序、显示与导出

对检索结果可选择相关性、被引频次等排序方式。命中纪录可显示总被引频次以及在 5 个数据库中的被引频次分布。在论文详情界面，可浏览论文题名、作者、单位、刊名、年卷期、关键词、分类号、摘要、基金信息等，并提供参考文献和引证文献以及文献检索结果的多类型数据导出，导出格式有文本文件、NoteExpress、EndNote、RefWorks、参考文献、HTML 文件、Excel 文件。

（三）全文获取与开放链接

检索结果均提供链接服务，在论文详情界面，可查看该篇论文"其他来源"的链接，包括中国知网、万方、维普等数据库。

四、个性化功能与服务

系统提供个性化被引信息设置，多维度全方位分析，客观评价研究者的科研产出与学术影响力。

案例 5-4-1

上海交通大学医学院终身教授王振义与陈竺、陈赛娟、陈国强等创造性地提出"全反式维甲酸联合三氧化二砷"治疗急性早幼粒细胞白血病（APL）的方法。

问题：

1. 如何利用高质量中文数据库获取该技术的研究历程？

2. 如何追踪中药在癌细胞诱导分化中的应用的最新研究？

检索分析：

1. 案例中涉及的癌细胞诱导分化属于医学领域，可以使用 CSCD 数据库。

2. 确定检索词：癌、白血病、肿瘤、诱导分化等，可利用关键词检索，可获取各种癌症诱导分化治疗的研究，深入挖掘中药提取物对癌细胞诱导分化。

3. 利用作者检索，可获取王振义课题组成员发表的最新研究。

检索步骤与方法：

第一步：在 CSCD 数据库主页来源文献检索界面，输入：题名=癌+题名=肿瘤+题名=白血病，点击检索（图 5-4-9）。

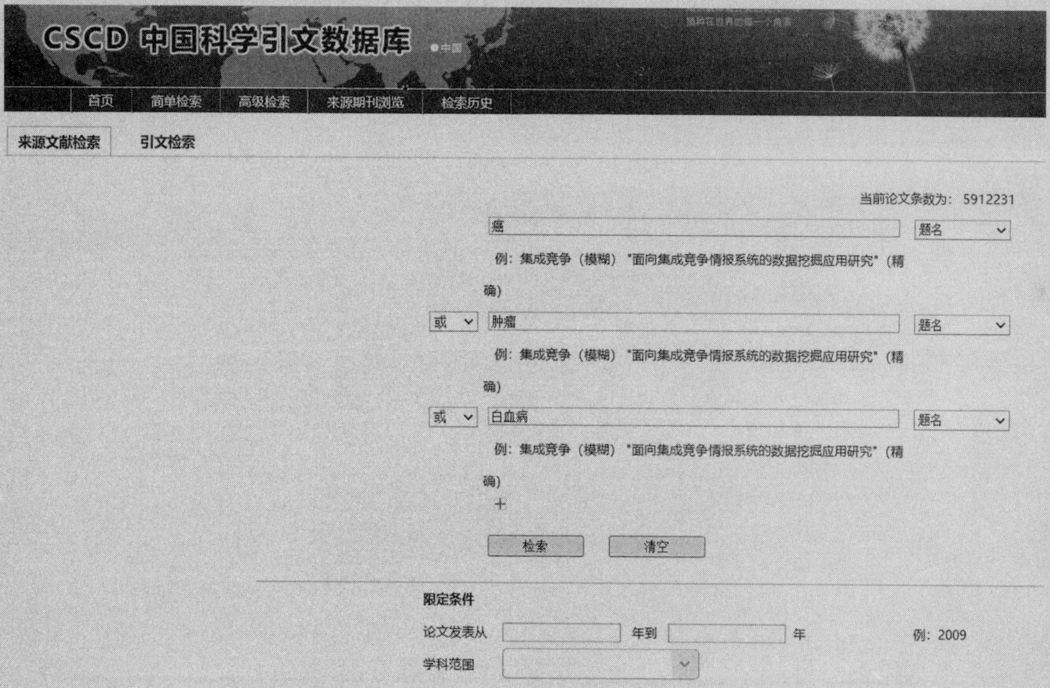

图 5-4-9 CSCD 数据库案例检索界面

第二步：共检索到 218 121 条结果，在检索结果界面下方，利用"二次检索"功能，限定题名字段：诱导分化，点击检索。

第三步：共检索到 142 条结果。页面提供检索结果的来源、年度、作者、学科分布和限定检索，检索结果默认按照时间降序排列，显示命中文献的题名、作者、来源和被引频次，可以获得该技术领域最新的研究文献，其中许多中药提取物对癌细胞诱导分化研究（图 5-4-10）。

第四步：可以生成"检索结果分析"图表，可选择对来源、年代、作者、学科进行分析，如对作者进行分析，可以了解该领域的高产作者，排在前十位的有本案例中的王振义、陈竺，也有其他研究人员（图 5-4-11）。

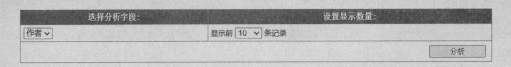

图 5-4-10　CSCD 数据库案例检索结果界面

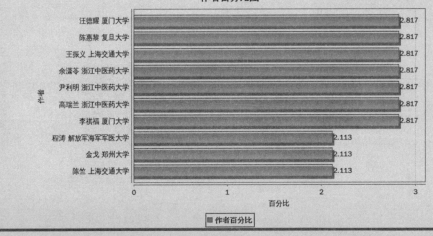

图 5-4-11　CSCD 数据库案例检索结果分析界面

第五步：创建"引文分析报告"，可获得该领域高影响力的论文，进行追踪研究（图 5-4-12）。

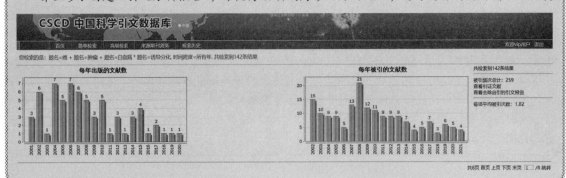

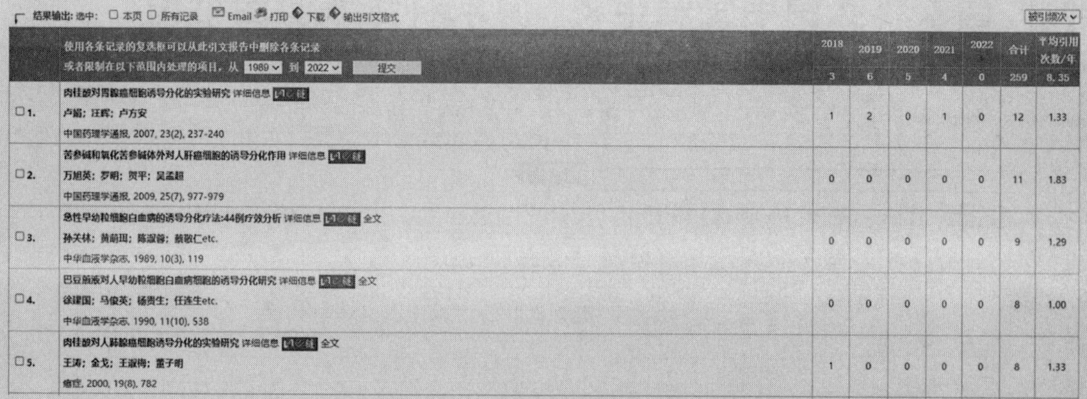
结果输出: 选中: □本页 □所有记录 Email 打印 下载 输出引文格式　被引频次

	使用各条记录的复选框可以从此引文报告中删除各条记录 或者限制在以下范围内处理的项目，从 1989 到 2022 提交	2018	2019	2020	2021	2022	合计	平均引用次数/年
		3	6	5	4	0	259	8.35
□1.	肉桂酸对胃腺癌细胞诱导分化的实验研究 详细信息 卢娟；汪晖；卢方安 中国药理学通报, 2007, 23(2), 237-240	1	2	0	1	0	12	1.33
□2.	苦参碱和氧化苦参碱体外对人肝癌细胞的诱导分化作用 详细信息 万旭英；罗明；贺平；吴孟超 中国药理学通报, 2009, 25(7), 977-979	0	0	0	0	0	11	1.83
□3.	急性早幼粒细胞白血病的诱导分化疗法:44例疗效分析 详细信息 全文 孙关林；黄萌珥；陈淑蓉；蔡敬仁etc. 中华血液学杂志, 1989, 10(3), 119	0	0	0	0	0	9	1.29
□4.	巴豆煎液对人早幼粒细胞白血病细胞的诱导分化研究 详细信息 全文 徐建国；马俊英；杨贵生；任连生etc. 中华血液学杂志, 1990, 11(10), 538	0	0	0	0	0	8	1.00
□5.	肉桂酸对人肺腺癌细胞诱导分化的实验研究 详细信息 全文 王涛；金戈；王淑梅；董子明 癌症, 2000, 19(8), 782	1	0	0	0	0	8	1.33

图 5-4-12　CSCD 数据库引文分析报告界面

第五节　其他引文数据库

一、国际科学引文数据库

（一）数据库概况

国际科学引文数据库（Database of International Science Citation，DISC，网址为http://disc.nstl.gov.cn）是国家科技图书文献中心（National Science and Technology Library，NSTL）历时三年投入建设的以科学引证关系为基础的外文文献数据服务系统。系统集成了 NSTL 外文期刊文献数据库（来自17000 多种外文期刊）和优选的理、工、农、医各学科领域的部分优秀西文期刊（来自 3000 多种西文期刊）的引文数据，并揭示和计算了文献之间的相关关系和关系强度，为科研人员提供了检索发现世界上重要的科技文献，了解世界科学研究与发展脉络的强大工具。

系统提供文献发现的功能，用户可以从集成的大规模的外文文献数据集合中检索和浏览信息。为帮助用户更好地定位需要的文献，系统提供了检索结果的可视化分析功能，可以通过检索结果分组、关键词云图、论文发表年代分布、被引年代分布、作者合作关系状态、引用强度等可视化分析图形，实时联机分析检索结果，帮助用户在大量的检索集合中根据文献间的相关关系找到自己需要的文献。同时系统也提供引文检索的功能，以发现一篇文献的被引用情况、一个作者的论文影响力、一种期刊、图书、专利等文献的影响力，从而获取在科学研究中产生重要影响的有价值的文献信息。系统与 NSTL 文献原文传递和代查代借系统无缝链接，支持用户快速获取文献全文。

目前数据库包含外文期刊文献篇名数据 1 400 余万条，并以年 200 万条的速度增长。外文引文数据 5 000 万条，并以每年 3 000 万条的速度增长。

（二）检索方法

1. 快速检索　主界面上方提供快速检索，用户只需输入检索词，点击“快速检索”，系统将在默认的题名、作者、刊名、关键词、摘要等字段内进行检索，任一项中与检索条件匹配者均为命中记录。

2. 高级检索　提供文献检索、引文库收录文献检索和参考文献检索 3 种检索方式。其中，文献检索范围为 NSTL 文献库的所有来源刊的文献，引文库收录文献检索范围为国际科学引文数据库中收录的来源期刊的文献，参考文献检索范围为国际科学引文数据库中收录的来源期刊的文献的参考文献。

高级检索提供题名、作者、刊名、ISSN、文摘、机构、关键词、被引时间、出版时间等字段检索，支持布尔运算组配（“与”“或”），默认显示 3 个检索词输入框，如有需要可点击“+增加检索条件”自行进行增加（图 5-5-1）。

3. 专业检索　提供可以自定义复杂检索式的功能。界面上方为检索式构造框和输入格式说明，下方显示所有检索字段和对应检索词输入框，可选择逻辑运算符“AND”、“OR”或“NOT”，默认为模糊匹配，可选择“精确匹配”，然后添加到上方检索式构造框中，为了方便用户构造检索式。

笔记栏

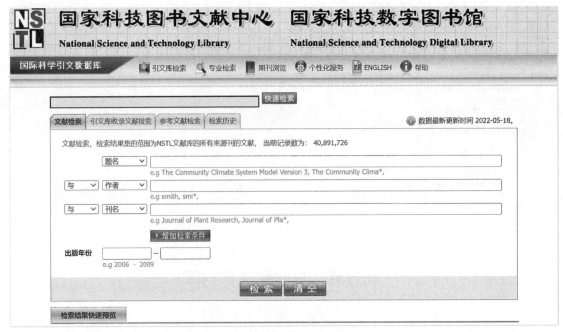

图 5-5-1 国际科学引文数据库检索界面

（三）检索结果管理

1. 检索结果分组与筛选 检索结果界面左侧提供结果的分组统计，包括作者、期刊、年代和关键词统计的统计数据，可对结果集进行限定和筛选（图 5-5-2）。其中，关键词分组是从检索结果的关键词集合中抽取关键词进行统计，字体越大代表该关键词出现频次越高，浏览关键词分组用户可以快速了解结果的研究主题，也可选择查看某一关键词对应的文献。

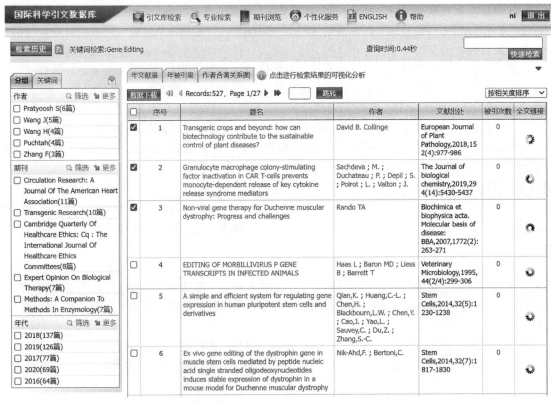

图 5-5-2 国际科学引文数据库检索结果界面

2. 检索结果显示、下载 检索结果列表显示了文献题名、作者、文献出处、被引次数等信息。默认为"按相关度排序"，可以选择题名、第一作者、出版年和被引频次排序，提供全文链接。点击文献题名进入文献详细信息界面，显示文献题名、作者、机构、文摘、关键词、出处、ISSN、语种、全文链接、参考文献、引证文献、相关文献及个性化服务等。需要跟踪最新研究时，可以选择"引文推送"服务。

3. 检索结果可视化分析 系统提供检索结果的年文献量、年被引量和作者合著关系图的可视化分析。包括年文献量柱状图、年被引量柱形图和 Top20 作者之间的合作关系图。

（四）个性化服务

国际科学引文数据库为注册用户提供个性化服务功能，包括以下内容。

1. 我的检索历史 提供对用户检索历史的保存、浏览、删除、RSS 订阅及电子邮件推送等功能。

2. 我的期刊列表 提供对用户收藏期刊的管理和订阅，通过"RSS 订阅"或"电子邮件推送"进行期刊最新目次的推送服务。

3. 我的引文推送 提供对用户定制文献进行引文追踪服务，显示定制文献的题名和被引次数，可选择"RSS 订阅"或"电子邮件推送"。

4. 显示定制 提供起始页默认检索方式定制和结果显示定制。根据用户需要，可将起始页选择为文献检索、引文库收录文献检索和参考文献检索的一种或多种方式。结果显示定制可设置结果表格每页显示的结果数目。

二、CNKI 中国引文数据库

（一）数据库概况

中国引文数据库（Chinese Citation Database，CCD）是中国知网于 2015 年推出的一个子数据库，是依据 CNKI 收录数据库及增补部分重要期刊文献的文后参考文献和文献注释为信息对象建立的、具有引文检索功能的文献数据库。主要功能包括引文检索、检索结果分析、作者引证报告、文献导出、数据分析器及高被引排序等模块，可为用户推荐经典文献。其数据分析功能包括作者分析、机构分析、期刊分析、基金分析、地域分析和出版社分析，并提供高被引排序。

（二）检索方法

中国引文数据库提供被引文献、被引作者、被引机构、被引期刊、被引基金、被引学科、被引地域、被引出版社共 8 种检索方式。

1. 被引文献检索 分为简单检索、高级检索和专业检索 3 种检索方式。

（1）简单检索：数据库默认检索界面，提供被引主题、被引题名、被引关键词、被引摘要、被引作者、被引单位和被引来源等字段检索（图 5-5-3）。

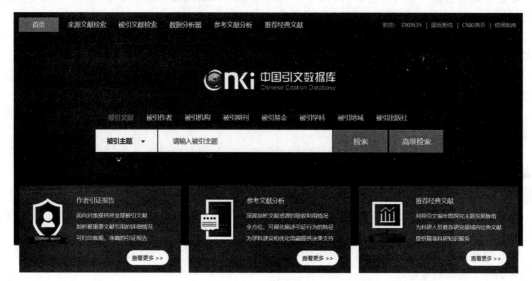

图 5-5-3　中国引文数据库首页界面

（2）高级检索：提供选择学科类别、来源文献范围、被引文献类型和输入检索条件等功能（图5-5-4）。学科类别指CNKI十大专辑，默认选择全部专辑，用户可选择特定专辑或某一专题进行限定检索。来源文献范围可选择期刊库、学位论文库和会议论文库。被引文献类型可选择期刊、学位论文、会议论文、报纸、图书、专利、标准、年鉴、外文引文和其他类型。输入检索条件提供被引主题、被引题名、被引关键词、被引摘要、被引中图分类号、被引来源、被引基金等字段检索，可输入检索词，限定出版时间和被引时间。

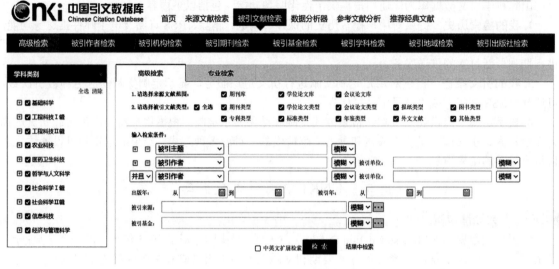

图 5-5-4　中国引文数据库高级检索界面

（3）专业检索：提供可检索字段，根据检索需求编写检索表达式，可参考"检索表达式语法"。

2. 被引作者检索　可在被引作者字段输入作者姓名，系统自动推荐同姓名作者、单位，以供选择。勾选其中一位或多位作者，系统自动添加"作者单位"及"曾经单位"。可限定出版年、被引年和被引文献类型，被引文献类型默认为全部资源，可选择"核心期刊""SCI收录刊"或"EI收录刊"等。

3. 被引机构检索　输入被引机构现名或曾用名，在系统推荐的列表勾选一个或多个机构，点击确认，可限定出版年、被引年和被引文献类型，得到需要的检索结果。

4. 被引期刊检索　输入被引期刊名称，在系统推荐的列表勾选一个或多个期刊，对限定出版年或被引年进行限定检索，可获得该刊全部或某时段文献列表。

5. 被引基金检索　输入被引基金名称，如"自然科学"，可得到相关基金名称列表，勾选一个或多个基金，限定出版年、被引年和被引文献类型，即可实现基金检索。

6. 被引学科检索　可选择CNKI十大专辑的某一专辑中或下属某一专题，限定出版年、被引年和被引文献类型，检索该专辑或专题在某时段的所有文献列表。

7. 被引地域检索　可输入被引地域，限定出版年、被引年和被引文献类型，检索我国各地区文献发表情况。

8. 被引出版社检索　可输入某出版社名称或关键词，如"科学出版社"，选择模糊或精确检索，检索该出版社出版的图书信息。

（三）检索结果管理

1. 检索结果显示与导出　检索结果页面显示命中文献总数、总被引数、篇均被引数。命中文献可选择列表显示和摘要显示（图5-5-5）。

（1）列表格式：显示被引题名、被引作者、被引来源、出版年、被引、他引、下载和预览。除下载其他均可实现超链接。

（2）摘要格式：显示被引题名、被引作者、被引来源、出版年、摘要、关键词、被引频次、各库论文被引频次、下载频次，可通过被引频次获取引证文献。

检索结果保存时，须先注册、登录，然后选择需要保存的文献，点击"文献导出"。

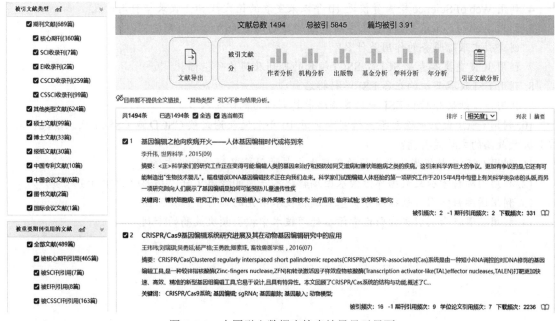

图 5-5-5　中国引文数据库检索结果显示界面

2. 检索结果统计　检索结果左侧提供被引文献类型、被重要期刊引用的文献和出版年统计数据。同时，提供被引文献的作者分析、机构分析、出版物分析、基金分析、学科分析、年分析和引证文献分析。

三、德温特专利引文索引

（一）数据库概况

德温特专利引文索引（Derwent Patents Citation Index，DPCI），由汤森路透（Thomson Reuters）出版，收录来自全球超过 26 个专利授予机构提供的 1.43 亿个引用的专利、1.36 亿个施引专利和 3 320 万个科技文献引证。DPCI 提供全球收录最全面的专利引文信息，除美国的专利引文信息外，还收录了世界知识产权组织、欧洲专利局、德国、英国等国家和组织的专利引文数据，并对中国、日本、韩国、泰国、马来西亚等亚太地区国家及地区的专利进行全文英文翻译。

DPCI 与德温特世界专利索引（Derwent World Patents Index，DWPI）共同组成基于 Web of Science 平台的 Derwent Innovations Index（世界专利索引）。

（二）检索方法

DPCI 提供多种检索方式，包括基本检索、高级检索、专家检索和被引专利检索等。选择被引专利检索（Cited Patents Search），系统提供被引专利号（Cited Patents Number）、被引专利权人（Cited Assignee）、被引专利权人名称（Cited Assignee Name）、被引专利权人代码（Cited Assignee Code）、被引发明人（Cited Inventor）和 Derwent 主入藏号（Derwent Prim. Access. Number）等字段限定检索。默认显示 3 个检索输入框，逻辑运算默认为 AND，如果需要更多检索输入框可点击"Add Another Field"添加。

（三）检索结果管理

DPCI 提供专利被引次数排序、专利原文下载、数据导出、多级文件夹、自动预警和监控等功能，实现便捷的信息存储、共享、追踪。提供可视化和多样化的分析工具，包括专利地图、文本聚类和引证分析，对专利记录进行分组分析生成预定义图表和自定义图表等。

思 考 题

1. 引文索引数据库的特点与作用是什么？
2. Web of Science 核心合集由哪些索引数据库组成？
3. Web of Science 核心合集提供哪些检索途径？

4. 利用 Web of Science 检索贵校近 10 年以来发表的论文被 SCI 收录与引用情况。

5. 利用 Web of Science 检索自己学科专业领域的高影响力论文有哪些?

6. 创建引文跟踪服务的作用是什么?

7. 利用 JCR 查找本专业 SCI 或 SSCI 收录的期刊及其各项指标。

8. 利用 ESI 获取某机构在各 ESI 学科排名。

9. 利用检索结果分析和 ESI 确定某领域最具影响力的研究人员。

10. 利用 CSCI 数据库检索某一研究人员近 10 年来发表论文被 CSCD 或 CSSCI 收录情况,其中被引次数最高的文献是哪篇?

11. 利用 CSSCI 数据库检索贵校的年度发文与被引情况、学科发文统计。

12. 利用国际科学引文数据库检索基因编辑技术研究的经典文献、高影响力学研究人员。

13. 利用国际科学引文数据库分析基因编辑技术研究的作者合作关系图。

14. 利用德温特专利引文索引检索污水处理技术中被引频次最高的专利。

第六章 网络医学信息资源

网络信息资源（network information resources）是指以数字形式记录，以多种多媒体形式表达，存储在网络计算机磁介质、光介质及各类通信介质的信息集合。网络医学信息资源（network medical information resources）是指以电子数据的形式将生物医学相关的文字、图像、声音、动画等多种形式的信息存放在光磁等非印刷型的载体中，并通过互联网、计算机或终端等方式再现出来的信息资源。按其发布形式分为数据库资源、电子出版物资源、医学新闻资源、生物医学软件资源、医学教育资源、市场信息资源、循证医学资源和参考信息资源。本章内容作为前面所讲述网络医学信息资源的补充，为用户的多种信息需求提供选择。

第一节 搜索引擎

随着互联网信息的爆发式增长，人们面对互联网上的信息如同大海捞针，搜索引擎已成为用户查找网络信息不可缺少的有效工具，能够帮助用户快速找到所需要的信息。

认识搜索引擎，首先要从搜索引擎的概念和分类开始。

一、搜索引擎的概念及分类

搜索引擎（search engine）是指根据一定的策略、运用特定的计算机程序从互联网上搜集信息，在对信息进行组织和处理后，为用户提供检索、展示、导航及其他相关服务功能的各种软件系统或工具的总称。

根据不同的分类依据，搜索引擎可分为不同类别。

（一）根据工作方式进行分类

根据搜索引擎对所收录信息资源的组织方式、处理方式和搜索方式等方面的不同，大致上可以将搜索引擎划分为三类：全文搜索引擎、目录搜索引擎和元搜索引擎。

1.全文搜索引擎 是目前应用最广泛的搜索引擎。人们常说的搜索引擎一般是指全文搜索引擎，如 Google、百度、Inktomi 等。

全文搜索引擎将从网络中抓取的各网页存放于本地数据库中，通过计算机程序扫描网页中的每一个字或词，对其建立索引，并标明该字或词在网页中出现的次数和位置。当用户在搜索引擎网站输入关键字进行查询时，搜索引擎根据已经建立的索引，支持基于关键字和自然语言的检索，查找与用户查询条件相匹配的网页，并按照相应规则排序后将检索结果提交给用户。

全文搜索的方法主要包括按字检索和按词检索两种。按字检索是指计算机程序对网页中的每一个字都建立索引，检索时将词分解为字的组合。对于不同的语言，字有不同的含义，如中文的单个文字在不同的语言环境中，意思差别很大。按词检索是指计算机程序对网页中的词（即语义单位）建立索引，检索时按词检索，并且可以处理同义项等。以中文按词检索为例，需要计算机程序先切分字词，然后才能进行检索，因此这也成为中文全文检索技术的一个难点。

2.目录搜索引擎 目录搜索是互联网上最早提供 www 资源查询服务的方式，其主要根据互联网中网页的内容，将网址分配到相关分类主题目录的不同层次的类目之下，形成类似图书馆目录一样的分类树形结构索引。目录搜索引擎是一种建立在目录索引基础上的搜索系统。严格意义上讲，目录搜索引擎不能称为真正的搜索引擎，它实质上是按目录分类的网站链接列表，用户无须输入关键字，只要根据网站提供的主题分类目录，层层点击进入，便可查到所需要的信息。如果用户使用关键字查询，目录搜索引擎只会在摘要信息中搜索。目录搜索引擎主要有 LookSmart、DMOZ、Galaxy 等。DMOZ 中文网站目录搜索引擎（图 6-1-1）。

目录搜索引擎主要通过 2 种方式收录网页信息：①以人工手动方式或半自动方式搜集信息，形成摘要信息，并将摘要信息和网站链接置于事先确定的分类框架中；②接受用户提交的网站链接和摘要信息，编辑人员审核通过后，会将其添加到合适的目录类别中。由于人工的参与，因此目录搜

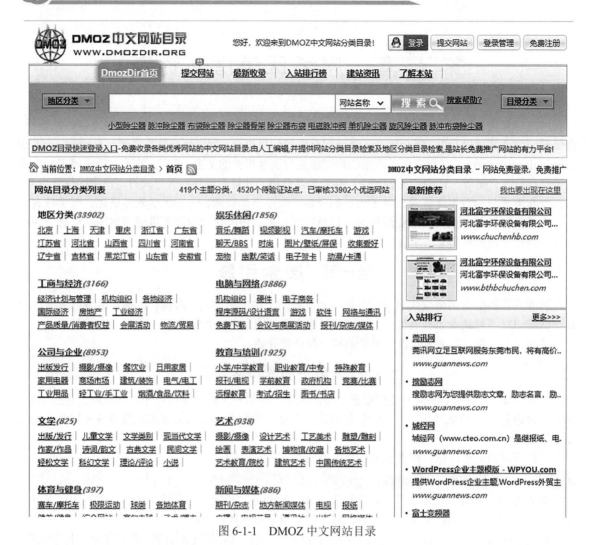

图 6-1-1　DMOZ 中文网站目录

索引擎对所收录网站的要求较高，需要网站的内容清晰明确，才能保证用户获得准确度相对较高的信息内容。但这种方式的缺点是人工成本较高，信息收录量偏少，信息更新不及时。

现将全文搜索引擎与目录搜索引擎做比较分析，结果如表 6-1-1 所示。

表 6-1-1　全文搜索引擎与目录搜索引擎的比较分析

项目	全文搜索引擎	目录搜索引擎
检索方式	自动检索	手工、半手工操作
收录方式	特定算法、自动归类	依据一定标准，主观判断
信息容量	信息量大，覆盖面广	信息量偏少
信息搜索质量	质量偏低	质量更高
信息更新速度	快	慢
搜索速度	快	稍慢
收录网页效率	高	低
收录网页难易度	较容易	稍难
是否考虑网站分类	一般不考虑	需要考虑
网站自主权	更多自主权	受限制较多
代表网站	谷歌、百度	Yahoo!（雅虎分类目录）
应用范围	非常广泛	范围偏小
搜索方式	以关键字为主	以目录为主

这里必须强调的是，全文搜索引擎和目录搜索引擎两者之间并非互不关联。一些全文搜索引擎也会提供目录搜索，如谷歌借用 Open Directory 目录提供分类查询。

3. 元搜索引擎 是指将用户的搜索请求同时提交给多个独立搜索引擎，然后集中处理搜索结果，按一定规则反馈给用户结果的系统。元搜索引擎主要有 InfoSpace、Dogpile（图 6-1-2）、Vivisimo 等。

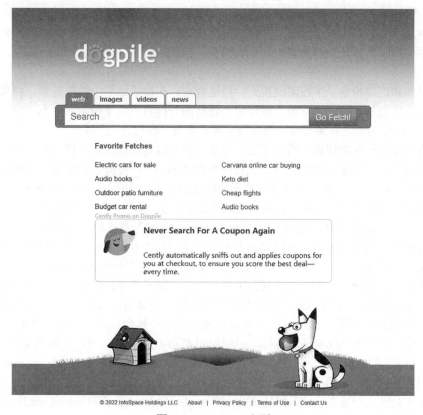

图 6-1-2　Dogpile 主页

元搜索引擎本身不保存网页信息内容，而是把用户输入的查询请求转换成其他搜索引擎能够接受的命令格式，同时访问多个搜索引擎查询该请求，最后将各搜索引擎返回的结果按照一定的规则处理后提交给用户。

元搜索引擎通常由三部分机制组成：请求提交机制、接口代理机制和结果显示机制。请求提交机制用于实现用户的个性化检索要求。接口代理机制用于将用户的检索要求转换成符合不同搜索引擎要求的格式。结果显示机制用于整合各种搜索结果，仅向用户显示满足一定规则的部分结果。

元搜索引擎的运行机制能够在一定程度上弥补不同搜索引擎的不足，但其搜索效率较慢，展现结果比较杂乱，仍需要不断改进。

（二）根据索引数据库的信息媒介类型进行分类

从索引数据库的信息媒介角度划分，可以将搜索引擎分为图像搜索引擎、视频搜索引擎、网页搜索引擎。通过分别对不同媒介的信息（图像、音频、视频、文本）进行索引，可以形成不同信息媒介的索引数据库，提供针对不同媒介的信息搜索服务。

（三）根据搜索引擎所涵盖的信息资源的广度进行分类

从搜索引擎所涵盖的信息资源的广度进行划分，可以将搜索引擎分为综合性搜索引擎和专业搜索引擎。综合性搜索引擎如谷歌（Google）、百度（Baidu）等，它们的索引数据库包括各类信息资源，索引对象为整个互联网的全部网络信息资源；专业搜索引擎则只对互联网中涵盖特定信息资源类型的部分网页进行索引，同时提供专门的服务，如论坛搜索、视频搜索、政府网站搜索等，因此又称垂直搜索引擎。

我们还可以从其他的角度对搜索引擎进行分类，按照自动化程度可以将搜索引擎分为人工与自动引擎；按照是否有智能分智能与非智能引擎；按照搜索引擎所收录的信息资源类型分为文本搜索引擎、语音搜索引擎、图形搜索引擎、视频搜索引擎等等。

二、综合性搜索引擎

综合性搜索引擎是涵盖面最广、人们最常用的搜索引擎。网络用户熟悉的搜索引擎有谷歌（Google）、百度、雅虎、必应（Bing）等。

（一）百度

百度（网址为 http://www.baidu.com）是目前全球最大的中文搜索引擎和重要的中文信息检索与传递技术供应商。百度提供的搜索服务包含网页、视频、音乐、地图、新闻、图片、词典和常用搜索。

百度支持布尔运算检索、字段限制检索、短语检索、在检索结果中精练检索、相关搜索、拼音提示、繁简中文查询等，提供丰富的专项搜索：包括图书搜索、百度国学、专利搜索、法律搜索等学术资源搜索；MP3 搜索、视频搜索、图片搜索等多类型资源检索。

百度搜索引擎提供基本搜索和高级搜索。在使用基本检索功能时，可以在输入框内输入任意关键词，还可以使用语法来限定查询内容。关键词前加"intitle"，将检索范围限定在网页标题内，如"出国留学 intitle: 美国"，检索到出国留学网页的标题内就会包含美国，注意"intitle:"和后面的关键词之间不要有空格；语法"site"将搜索范围限定在特定站点中，如"亚马逊 site:www.amazon.cn"，注意"site:"后面跟的站点域名不加 http://；语法"inurl"将搜索范围限定在"URL"中，如"photoshop 视频教程 inurl:video"。关键词加上双引号（""）表示关键词不能被拆分，可以对关键词进行精确匹配；关键词加上书名号（《》）有 2 种语法功能，一是书名号会出现在搜索结果中；二是书名号里的内容不会被拆分。例如，关键词为手机，如果不加书名号，在很多情况下出来的是通信工具，而如果检索《手机》，结果则是一部以其为名的电影；关键词用减号（−）可以在搜索结果中排除包含特定的关键词的网页，用加号（+）可以在搜索结果中包含特定的关键词网页，如"电影−优酷""电影+优酷"。语法"filetype"将搜索范围限定在指定文档格式中，支持的文档格式有 PDF、DOC、XLS、PPT、RTF 或 ALL（上述所有文档格式），如"Photoshop 教程 filetype:doc"。

除了使用语法来进行精确的检索，也可以直接利用百度的高级检索功能。有 2 种方法可以使用百度的高级检索功能，一是直接输入网址（http://www.baidu.com/gaoji/advanced.html）即可进入百度高级检索界面，二是如图 6-1-3 所示，点击百度检索界面右上角的"设置"中的"高级搜索"即可使用百度的高级检索功能。

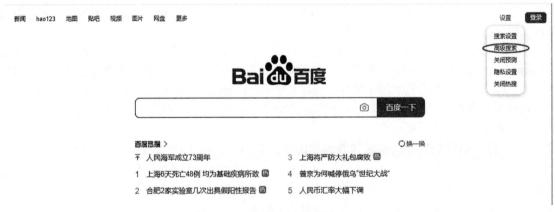

图 6-1-3　百度主页高级搜索入口

进入百度高级检索后，即可以在限定时间、关键词、文档位置等基础上进行更多检索条件的设置。高级检索界面集成所有的高级语法，用户不需要记忆语法，只需要填检索词和选择相关选项就能完成复杂的语法搜索（图 6-1-4）。

检索结果依据相关度进行排序。通过超链接分析技术、词频统计和竞价排名相结合的方式对网页进行相关度评价。

（二）Google

Google（网址为 www.google.com）由斯坦福大学博士生佩奇（Page）与布林（Brin）于 1998 年 9 月创建，并于 1999 年创立公司。现为全球使用最广泛的搜索引擎，其中文名为"谷歌"。其产品与

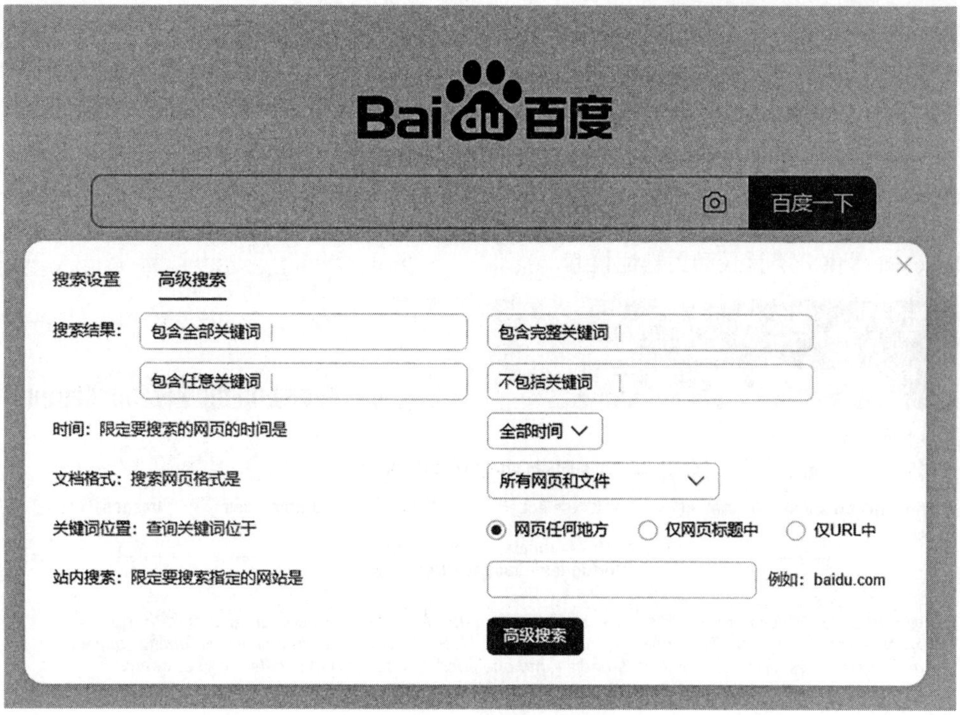

图 6-1-4 百度高级检索功能

服务有网页搜索、学术搜索、Google 地图、Google 翻译、桌面搜索、手机搜索等，提供 Google Play 音乐、Google Play 影视、YouTube 等视听服务，并提供 Daydream View 虚拟现实工具、Google Allo 聊天工具，Google Duo 视频通话应用，云端硬盘、输入法、浏览器、照片管理软件、工具条、日历 等工具。

Google 支持布尔运算检索、字段限制检索、短语检索、文件类型限定检索、容错检索、拼音自 动转换、模糊拼音搜索、简繁中文转换功能等。

Google 的检索结果按相关性排序，相关性的评判以网页评级为基础，在全面考察检索词的频率、 位置、网页内容（及该网页所链接的内容）的基础上，评定该网页与用户需求的匹配程度，并确定 排序优先级，将其独创的网页评级系统作为网络搜索的基础。

（三）Yahoo!

Yahoo!（网址为 https://www.yahoo.com/）由斯坦福大学博士生杨致远和菲洛（Filo）于 1994 年 4 月共同创办，提供一个由专家筛选加工而成的主题分类索引体系。1999 年 9 月 Yahoo! 开通中文网 站——雅虎中国，提供网页、图片、音频、视频、新闻、类目搜索、本地搜索等多种服务。Yahoo! 曾经是目录型搜索引擎的代表，分类目录分为 14 个大类，每个大类下又分小类，最深可达 6 级，并 支持逐级浏览和检索。2014 年 12 月底雅虎目录服务（Yahoo Directory）关闭。2006 年开始，Yahoo! 使用微软公司 Bing 的搜索技术。

（四）Bing

2009 年 5 月 28 日，微软公司推出了 Bing（中文名：必应）。Bing 搜索界面简洁，未采用竞价排 名等商业模式，且与微软的其他产品深度融合。

Bing（网址为 www.bing.com）的检索界面分为国内版和国际版，提供网页搜索、图片搜索、词 典、学术搜索、翻译、地图、缤纷桌面等工具与服务，并可方便地链接微软的其他产品。网站支持 简单检索和高级检索，可同时返回中英文双语检索结果，方便易用。

三、医学专业搜索引擎

医学专业搜索引擎是根据医学专业的特点，针对某一专门领域或主题，将因特网上的信息资源 进行搜集、整理而成的搜索引擎。国外的医学搜索引擎主要有 HONselect、Medscape、Medical world search、MedHelp、Healthlinks 等。

（一）HONselect

HON 是 1995 年建立于瑞士的一个非营利性国际组织，其目的是为职业医师和普通用户提供实用可靠的网上医药卫生信息资源。HONselect（网址为 https://www.hon.ch/HONselect/）是一个多功能智能型的搜索引擎，它采用美国国立医学图书馆的 MeSH 词表对网络医学信息资源进行组织，允许用户查询 MeSH 词的释义和等级结构，采用统一的检索界面对 MeSH 词、网站、科技论文、医药卫生领域新闻和多媒体资源提供一体化检索（图 6-1-5）。

HONselect 提供分类目录和关键词检索。

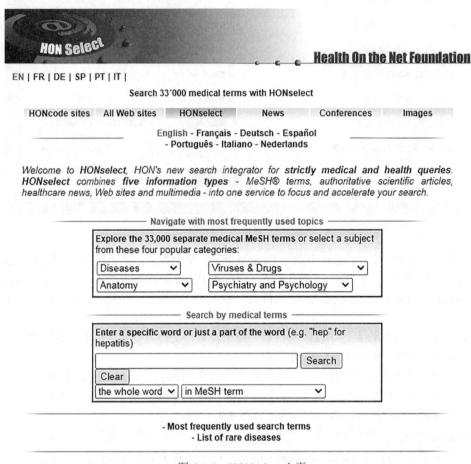

图 6-1-5　HONselect 主页

1. 分类目录检索　允许用户浏览整个 MeSH 词表。在默认状态下，提供 4 类主题选择。

（1）疾病：AIDS、哮喘、老年痴呆症等常见病。

（2）病毒和药物：HIV、流感病毒、胰岛素等。

（3）解剖学：耳蜗、甲状软骨、卵巢等解剖结构。

（4）心理学和精神病学：交流障碍、睡眠障碍和情绪障碍等。

从 4 个选择项的下拉式菜单中选择一个主题后，系统自动查找并显示 MeSH 的相应位置，同时列出相应资源。另外，提供常见病列表和罕见病列表。

2. 关键词检索　可对单词、单词的一部分或词组进行检索，还可限定在 MeSH 词中或在 MeSH 词及其描述中检索，系统列出所有含用户输入检索词的主题词。结果依次显示 MeSH Hierarchy、Web resources、Medical image、Medical News、Medline articles、Clinical Trials、Medical Conferences/Events。

（二）Medscape

Medscape（医景，网址为 www.medscape.com）创建于 1995 年 6 月，建立的目的是为临床医生和其他职业卫生工作者提供及时、丰富的临床医学信息，同时也为大众提供相关医疗卫生知识，是免费提供临床医学全文文献和继续医学教育资源的网站。网站共收藏了 38 个临床学科和 125 种医学期刊的数万篇全文文献，同时还可以直接查询 20 多万种药物的使用剂量、毒性、使用注意事项等内容。用户在免费注册之后，可以分类浏览以及根据疾病名称、所属学科和内容特征（会议报告、杂志文章的全文或摘要等）进行分类检索，还可以用关键词检索的方式查询和获取网站提供的资源，同时还可浏览每日医学新闻，免费获取 CME（Continuing Medical Education，继续医学教育）各种资源，免费获取 Medpulse，查找医学词典和进行用户咨询（图 6-1-6）。

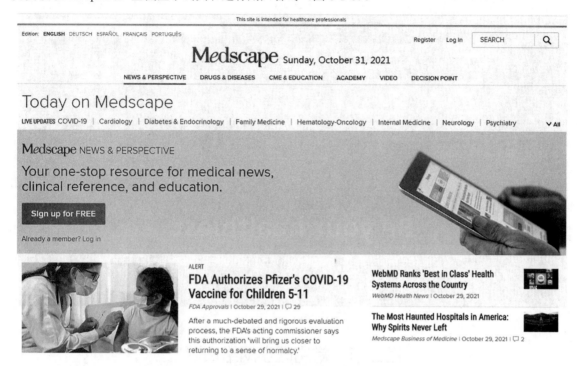

图 6-1-6　Medscape 主页

（三）Medical World Search

Medical World Search（医学世界检索，网址为 www.mwsearch.com）是 1997 年建立的一个医学专业搜索引擎，它收集了数以千计的医学网点、近 10 万个网络界面。它采用 NLM（美国国立医学图书馆）研制的一体化医学语言系统（Unified Medical language system，UMLS），涵盖了临床、基础、药学、生物学、医学管理等医学及与医学相关学科，收录了约 200 万个医学概念，医学词汇达到 500 余万个，检索时可根据词表扩大或缩小检索范围，搜索的准确性很高。同时还提供扩展检索、精细检索功能和免费全文检索，大小写无差别，结果进行相关排序（图 6-1-7）。

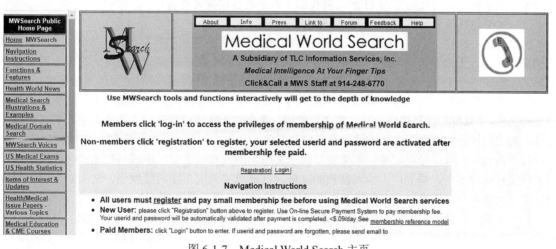

图 6-1-7　Medical World Search 主页

（四）MedHelp

MedHelp（网址为 https://www.medhelp.org/）由美国 Med Help International 创建，收集了 2.5 万

个医学站点，每月访问达百万人次。该搜索引擎旨在帮助患者查找高质量的医学信息，让患者在最短的时间内利用各种手段对疾病做出治疗方案的选择；提供图书馆检索、10 余个类目的医生咨询、患者网络、每日医学新闻，还提供一百多个医学站点的链接，可查找完整的医药卫生信息，检索结果按医学图书馆论义、咨询医生问答、临床试验、医学词汇、赞助机构、精选网络中其他医学站点论文等分类显示（图 6-1-8）。

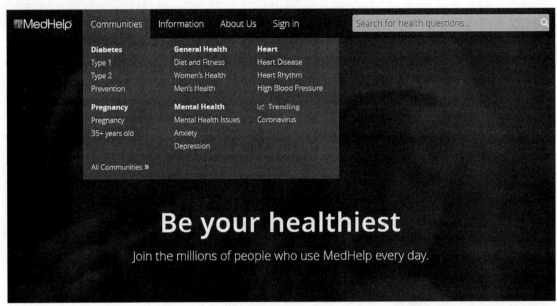

图 6-1-8　MedHelp 主页

第二节　常用医学网络资源

一、开放存取资源

（一）国内主要开放存取资源

1. 中国科技论文在线（网址为 **www.paper.edu.cn**）　是经教育部批准，由教育部科技发展中心主办，针对科研人员普遍反映的论文发表困难，学术交流渠道窄，不利于科研成果快速、高效地转化为现实生产力而创建的科技论文网站。该网站打破传统出版物的概念，免去传统的评审、修改、编辑、印刷等程序，给科研人员提供一个方便、快捷的交流平台，提供及时发表成果和新观点的有效渠道，从而使新成果得到及时推广，科研创新思想得到及时交流。网站论文的专业领域按自然科学国家标准学科分类与代码分为 43 类，并提供了多个栏目供读者查看。

（1）主要栏目简介

1）"首发"栏目：采用"先发布、后评审"的方式，作者自愿投稿的文章，经基本学术、规范格式初审，并确认无政治错误问题、涉密问题、署名问题，并未在任何媒介发表过。符合本站发布要求后，一般在 7 个工作日内发布出来，发布后作者可自愿选择请同行专家对论文学术水平进行评审，进一步完善课题研究，与同行学者展开讨论，为广大科学工作者提供一个快速发表和共享最新科技成果的平台。"首发"栏目提供全文、作者、机构、基金四个字段的快速检索和更多字段的高级检索功能，为用户快速取用所需文章提供准确便捷的服务。

2）"期刊"栏目：是我国唯一的免费期刊全文库。由教育部主管，中国科技论文在线发起，期刊上网工程历时多年，得到广大学术期刊的支持，目前已收录近千家科技期刊、逾 130 万篇各领域科技论文全文，全部提供给广大科研工作者及爱好者进行免费下载（图 6-2-1）。

3）"学者"栏目：包括优秀学者的个人学术专栏，围绕其提供多种浏览和检索形式，并辅以"学者访谈"和"专题聚焦"两个独立版块，对学术界的热点人物、热点话题进行深入的跟踪报道，为年轻的科研人员提供示范和指导。致力于科学研究且已取得一定科研成绩的学者可以通过"申请入驻"的方式建立个人学术专栏，为学者展示、交流标志性成果和优秀论文提供一个便捷的网上平台，以提高学者在学术界的影响力，促进学术交流与发展。同时可以通过"邀请同行"的方式进行学者

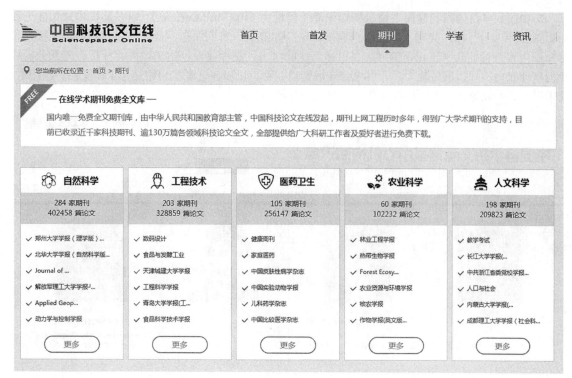

图 6-2-1　中国科技论文在线主页

推荐，推荐国内外精品论文信息，为用户提供一个快速了解本专业最具代表性学术成果的渠道。

4）"资讯"栏目：精选并推送网络中相关的科技新闻，以及最新会议、基金项目、科技奖励及招聘信息等，方便用户及时了解研究领域的最新进展和信息。

（2）检索方式

1）高级检索：用户可根据所知信息输入检索词，按题目、关键字、作者和摘要在全库、在线发表论文库、优秀学者论文库、高校期刊论文库等数据库中进行检索。同时为了适当地限制检索范围，要求对检索的论文进行时间指定。

2）全文检索：在不清楚或记不得文章的题目、作者、关键词等信息时，只要用户可以确定文章中的一句内容，就可以通过全文检索查询到包含有这句内容的文章。

3）分类浏览：按学科分类逐级浏览，即可获得所需论文。如在"学者"栏目中，可以根据不同的学科进行相关学者信息和成果的浏览（图 6-2-2）。

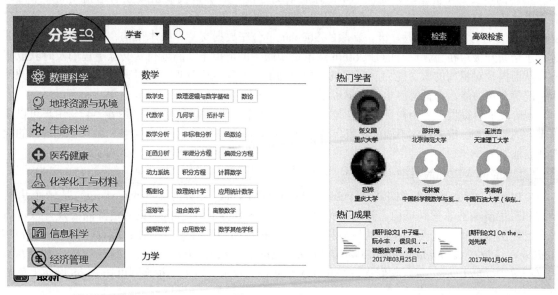

图 6-2-2　分类浏览

2. 中国科学院国家科学图书馆机构知识库（网址为 **http://ir.las.ac.cn/**）　以发展机构知识能力和知识管理能力为目标，快速实现对本机构知识资产的收集、长期保存、合理传播和利用，积极建设对知识内容进行捕获、转化、传播、利用和审计的能力，逐步建设包括知识内容分析、关系分析和能力审计在内的知识服务能力，开展综合知识管理。用户可以在这里找到论文、工作文档、预印本、技术报告、会议论文以及不同数字格式的数据集（图 6-2-3）。

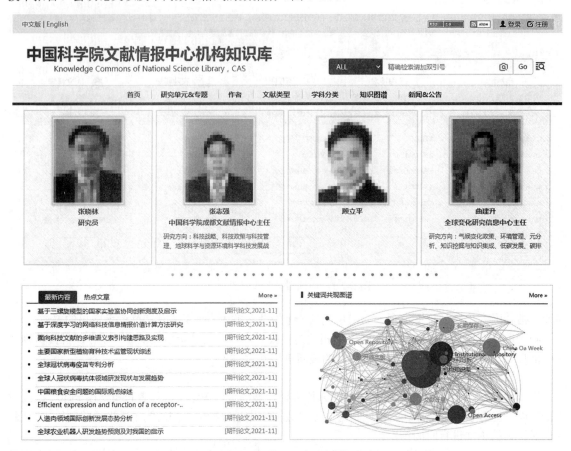

图 6-2-3　中国科学院国家科学图书馆机构知识库主页

3. Socolar（网址为 **www.socolar.com**）　是由中国教育图书进出口公司自主研发的 Open Access 资源一站式服务平台，是我国首个综合性的开放式获取资源平台。用户可以检索到来自世界各地、各种语种的重要 OA 资源，并提供 OA 资源的全文链接。随着科技及出版业的迅猛发展，中国教育图书进出口有限公司的 Socolar 平台为了能够更好地满足用户日益增长变化的学术需求，公司对 Socolar 平台进行了全新改版升级。新版的 Socolar 平台在数据支持、技术架构、功能服务等多方面进行了全新升级。在完善原有的开放获取学术资源服务的前提下，新增付费文献单篇的及时获取服务，从而提升对机构的服务能力，新增机构管理功能，实现机构管理员随时调配、实时监控资源使用情况等全新功能，真正实现学术文献资源集成一站式服务。

现阶段平台提供了 3 个栏目，分别是"文章"、"期刊"和"润色服务"（图 6-2-4）。用户可以依据不同的信息资源需求进入不同的栏目，通过基本检索或者高级检索（图 6-2-5）进行信息资源的检索和获取。

（二）国外主要开放存取资源

1. PLoS　即公共科学图书馆（Public Library of Science，网址为 www.plos.org）是一个由科学家和医生组成的非营利机构，致力于把世界上科学和医学的文献作为免费资源向公众开放。该平台已经出版 7 种经过同行评审的生命科学和医学领域的 OA 期刊，分别是 *PLOS Biology*、*PLOS Medicine*、*PLOS Computational Biology*、*PLOS Genetics*、*PLOS Pathogens*、*PLOS ONE* 和 *PLOS Neglected Tropical Diseases*。它们均被 SCI 和 MEDLINE 收录。以上 7 种期刊可在 PLoS 网站上免费获取全文（图 6-2-6）。

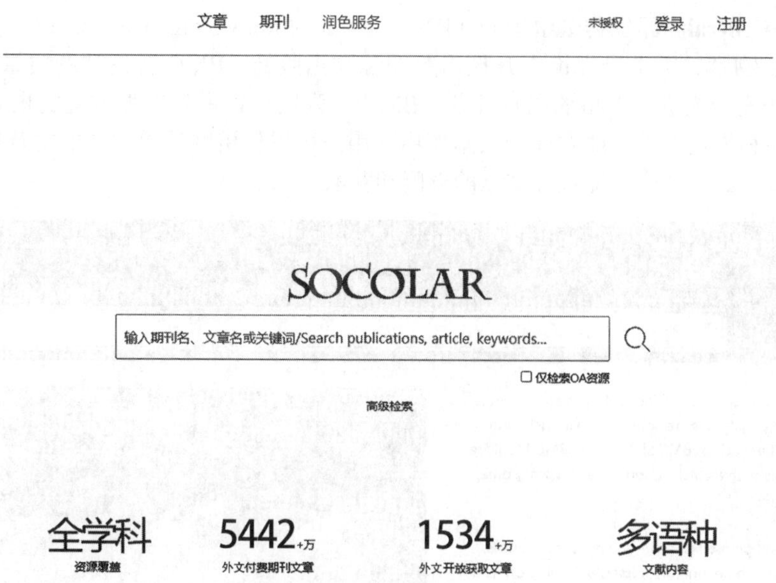

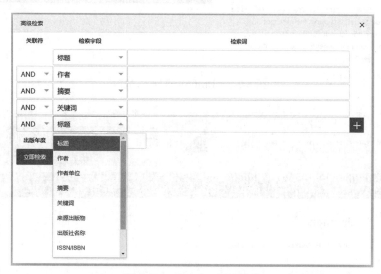

图 6-2-4　Socolar 主页

图 6-2-5　Socolar 高级检索

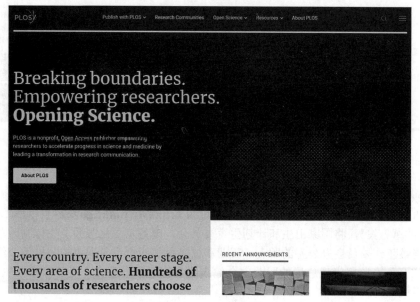

图 6-2-6　PLoS 主页

2. BioMed Central 即生物医学中心（BMC，网址为 www.biomedcentral.com），是一家提供经过同行评审的生物学、医学研究论文开放出版的独立出版社。BMC 对论文的质量进行严格控制，对所有提交的研究论文进行严格的同行评议。BMC 认为同行评审是出版过程的核心，在维护已发表文献的完整性和推进发现方面发挥着根本作用。用户可以使用网站提供了的文章搜索（图 6-2-7）和期刊浏览（图 6-2-8）2 个功能进行文献的查阅和获取。

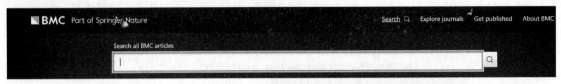

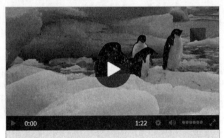

图 6-2-7　BMC 文章搜索功能

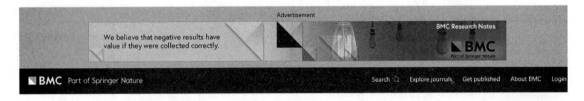

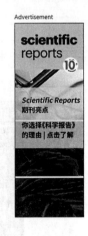

图 6-2-8　BMC 期刊浏览功能

二、常用医药卫生网站

（一）常用中文医药卫生网站

1. 中华人民共和国国家卫生健康委员会（网址为 http://www.nhc.gov.cn/） 简称卫健委。根据《国务院机构改革方案》，将国家卫生和计划生育委员会、国务院深化医药卫生体制改革领导小组办公室、全国老龄工作委员会办公室的职责，工业和信息化部的牵头《烟草控制框架公约》履约工作职责，国家安全生产监督管理总局的职业安全健康监督管理职责整合，组建国家卫生健康委员会，作为国务院组成部门。

用户可以通过浏览卫健委网站，获取所需相关领域的方针、政策和措施等信息资源。

2. 中国疾病预防控制中心（Chinese Center for Disease Control and Prevention，CDC） 是我国国家级疾病预防控制与公共卫生技术管理和服务机构，是针对国家重大疾病与重大公共卫生问题组织开展科研的机构（图 6-2-9）。中国疾病预防控制中心网站（网址为 http://www.chinacdc.net.cn）主要介绍该机构的相关职责、相关政策及法律法规。首页栏目主要包括机构信息、健康主题、科学研究、教育培训、学术期刊等。此外，还有一些专题网站和直属单位的链接，以及相关领域的统计数据和信息服务等（图 6-2-10）。

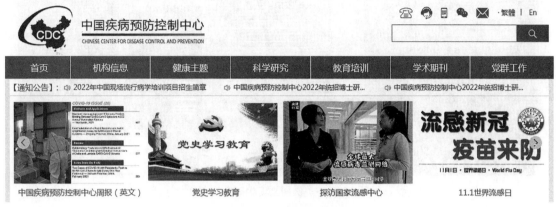

图 6-2-9　中国疾病预防控制中心主页

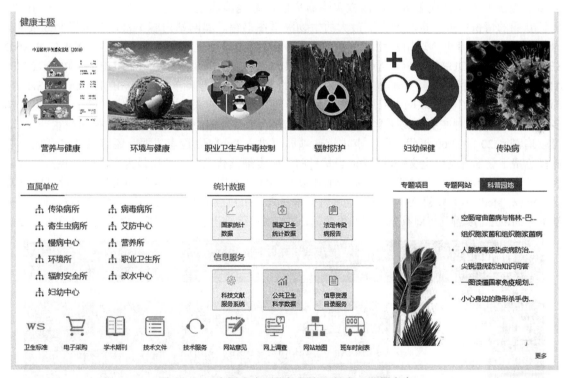

图 6-2-10　中国疾病预防控制中心健康主题等内容

（二）常用外文医药卫生网站

1. 美国国立卫生研究院（National Institutes of Health，NIH，网址为 http://www.nih.gov/） 始建于 1887 年，是全球最大的医学研究与科研经费管理机构，隶属于美国卫生与人类服务部，是在国际上具有较高学术影响、反映美国最高水平的卫生科学研究机构。NIH 拥有 27 个研究所及研究中心，6 000 名在编的科学家，其中 50 多位美国科学院院士、5 名诺贝尔奖获得者。NIH 是美国政府对生命科学研究的最主要支持渠道，为全球 3 000 多个科研机构、近 32 万名科学家提供资助。NIH 的主要任务是探索生命本质和行为学方面的基础知识，并充分运用这些知识延长人类寿命，以及预防、诊断和治疗各种疾病和残障，从极罕见的遗传性疾病到普通感冒均在其研究范围之内（图 6-2-11）。

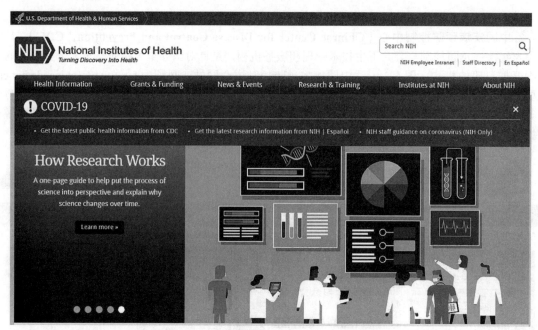

图 6-2-11 美国国立卫生研究院主页

2. 美国国立医学图书馆（National Library of Medicine，NLM，网址为 http://www.nlm.nih.gov/） 隶属于美国卫生与公众服务部的国立卫生研究院，是美国的医学、药理学、医药生物学与医药化学专业的情报中心，也是世界上最大的生物医学图书馆。其网站内容丰富，有包括 PubMed 在内的几十种数据库供全球用户免费使用。NLM 网站的主页上提供了 4 个栏目：PRODUCTS AND SERVICES、RESOURCES FOR YOU、EXPLORE NLM 和 GRANTS AND FUNDING。PRODUCTS AND SERVICES 栏目下拉菜单里面列出了常用的几个产品，包括 PubMed/MEDLINE、MeSH 等。PubMed/MEDLINE 是互联网上应用最广泛的免费向公众开放的医学文摘数据库，覆盖了全世界 70 多个国家 4300 多种主要生物医学期刊的摘要和部分全文，其收录文献所覆盖的时间段也非常长，可以追溯到 20 世纪 60 年代，用户点击该选项即可进入 PubMed 检索界面，还可以通过开放获取链接免费下载部分文献全文；MeSH 词表是目前国际上最具代表性、使用最为广泛的受控医学叙词表，汇集了约 18000 多个医学主题词。NLM 以 MeSH 词表作为生物医学标引的依据，编制医学索引（Index Medicus）及建立计算机文献联机检索系统。用户点击 MeSH 即可检索和浏览最新版的医学主题词，也可以看到每周补充更新的主题词，在检索框下给出了检索范围和检索选项（图 6-2-12）。

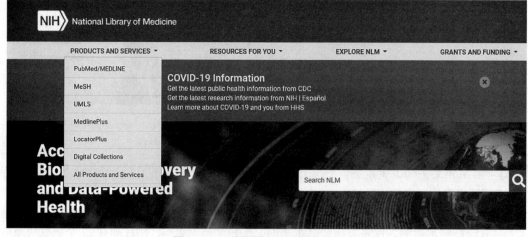

图 6-2-12 美国国立医学图书馆主页

3. 美国国立生物技术信息中心（National Center for Biotechnology Information，NCBI） 创建于 1988 年，可以通过输入网址 http://www.ncbi.nlm.nih.gov/访问。NCBI 是 NIH 下属的国立医学图书馆（NLM）的一个分支（图 6-2-13）。从 1992 年起，NCBI 承担起维护 GenBank DNA 序列数据

库的责任。NCBI 网站的数据库包含大部分已知的核酸序列和蛋白质序列，以及与它们相关的文献著作和生物学功能注释。NCBI 中的核酸数据来源包括 3 个方面：直接来源于测序工作者提交的序列；由测序中心提交的大量 EST 序列和其他测序数据；以及与其他数据机构协作交换数据而来。NCBI 的文献著作数据库 PubMed 存储着大量与核酸及蛋白质序列相关的文献，以及 PubChem 数据库存储小分子结构。NCBI 也提供多种生物序列分析工具，如 BLAST。总体来说，NCBI 是目前使用最为广泛的集生物数据库、分析工具和文献在内的一个综合性网站，Entrez 是 NCBI 的主要文本搜索和检索系统，它将 PubMed 生物医学文献数据库与 38 个其他文献和分子数据库集成在一起，包括 DNA 和蛋白质序列、结构、基因、基因组、遗传变异和基因表达。具体参见本书第四章第二节及本章第三节的相关内容。

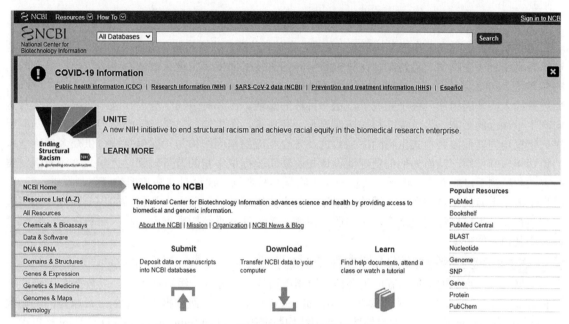

图 6-2-13　美国国立生物技术信息中心主页

三、网上免费信息资源的获取与利用

（一）谷歌学术搜索

作为 Google 公司专门为科研人员开发的搜索引擎，谷歌学术搜索（Google Scholar）为全球用户提供丰富的学术资源搜索服务，囊括来自学术出版商、专业学会、高等院校、图书馆及其他学术机构的涉及各学科领域的图书、同行评议的期刊论文、学位论文、论文预印本、技术报告等学术资源。

谷歌学术搜索的特色包括可显示被引用信息（揭示文献之间的引用与被引用关系）、显示图书馆链接（用户可以搜索参加这一计划的图书馆馆藏资源目录，查看可供访问的资源链接，国家图书馆等多家图书馆参与了该项计划）、使用偏好设置（用户可以对界面语言、搜索语言、图书馆链接、结果显示数量和方式以及文献管理软件等项目进行个性化定制）。

谷歌学术搜索的高级检索支持按主题、作者、出版物、日期等进行搜索。检索规则同 Google 检索结果按照相关度排序，最有价值的信息优先显示。相关度排序综合考虑每篇文章的内容、作者、出版物及被引用情况等因素。检索结果页面提供"最新文章"和热点作者的链接等。每一条期刊论文记录显示标题、作者、期刊名、出版社、出版年份、来源数据库商、简要文摘信息以及"被引次数""相关文章""网页搜索""图书馆链接"等。

（二）百度学术

百度学术（网址为 http://xueshu.baidu.com）于 2014 年 6 月上线，并通过互联网开展学术资源免费的搜索服务，涵盖了学术期刊、会议论文等学术资源，并提供文献搜索、文献下载、文献引用、中英互译、论文查重、文献互助、学术订阅、学者主页、文献购买等服务。

百度学术支持主题和关键词检索、标题检索、DOI 检索、参考文献串检索等基础检索，同时提供高级检索。

百度学术的检索结果排序综合考虑文献的相关性、权威度和时效性等多维度指标。检索结果可以按相关性、被引量和时间降序排序，支持按照发表时间、研究领域、核心数据库收录情况、关键词、文献类型、作者、发表期刊和机构 8 种方式对结果进行筛选，同时可以提取出多个研究点进行深度分析并查看可视化分析结果，每篇文献提供"免费下载"、"批量引用"、"引用"及"收藏"等功能选项。

百度学术提供期刊检索和学者检索。用户可以管理自己的主页，发布自己的学术成果。其中，在学者主页，百度学术使用 ScholarID 作为学者唯一标识符，区分重名的学者。

第三节　网络生物信息学数据库

一、生物信息学数据库概述及分类

生物信息学是研究生物信息的采集、处理、存储、传播、分析和解释等各方面的一门学科，它通过综合利用分子生物学、遗传学、计算机科学和信息技术而揭示大量且复杂的生物数据所具有的生物学奥秘。2003 年 4 月，人类基因组计划（human genome project）的主要目标——获取完整、准确、高质量的人类基因组序列终于完成了，这一目标的实现，已经对生物学与生物医学研究的形式与走向产生了深远的影响。为了提高和加快研究水平和速度，在生物信息学者们的努力下，人类基因组序列数据连同其他多种模式生物的序列数据及各自相应的基因结构与功能信息皆可供众多生物学家们免费接入和使用，从而为他们更好地设计与解释实验提供丰富的背景知识。近年来，随着生物实验方法和检测手段的发展，积累了大量分子生物学实验数据。通过对这些数据的分类、收集、整理，产生了成千上万的生物信息学领域的数据库，各类数据库几乎覆盖了生命科学的各个领域，如核酸序列数据库，蛋白质序列数据库，蛋白质、核酸、多糖的三维结构数据库，基因组数据库，文献数据库和其他种类数据库。

（一）根据数据库存储的具体内容进行分类

根据数据库存储的具体内容，生物信息数据库可以基本分为一级数据库、二级数据库（primary and secondary database）及专业数据库（specialized database）。一级数据库收录的是最原始的生物数据，包括由各个科研机构录入的原始序列数和结构数据等，如 GenBank 和 Protein Data Bank（PDB）。二级数据库收录的是基于一级数据库中的原始数据进行计算，推衍或人工注释后的信息，如带有蛋白功能注释的转录后蛋白质序列数据库，包括 SWISSProt，Protein Information Resources（PIR）等。专业数据库则是指那些专注于某一专门研究领域的信息中心，如收录果蝇基因组的 FlyBase，收录人类免疫缺陷病毒（HIV）及相关免疫学信息的 HIV sequence database，以及关注核糖体 RNA 序列及其种系谱的 Ribosomal Database Project。目前药物基因组学也有其专业的数据库，如 Pharmacogenomics Knowledge base（pharmGKB）、PharmaADME 和 Human CytochromeP450（CYP）Allele Nomenclature Committee 等。值得注意的是，许多专业数据库实质上整合了一级数据库和二级数据库的一些功能和内容，使得各个专业的终端用户能更集中检索自己所需要的信息，从而使信息的获取更加高效准确。

1. 一级数据库　目前在全球范围内，有三大主要的公共核酸序列数据库，分别为 GenBank、European Molecular Biology Laboratory（EMBL）database 及 DNA Data Bank of Japan（DDBJ）这些数据库分别由美国国立生物技术信息中心、欧洲生物信息实验室及日本国立遗传研究所建立和维护，并通过国际互联网向全球公众免费开放。大部分科学杂志都会要求科研人员在发表其论文前，将发现的序列数据录入到 GenBank、EMBL 或 DDBJ 数据库中，以确保这些数据能为其他研究者免费获得。这三大公众数据库每日都通过自动更新程序相互交换新的数据信息，并一起建立了国际核酸序列数据库协作组织。从而保证当用户登录任何一个数据库时，检索到的都是相同的序列数据，只是三大数据库所储存的原始数据的格式各有不同。

就储存生物分子三维结构的数据库而言，如 PDB、MMDB 等。这些数据库收录了通过 X 线晶体学和磁共振（NMR）等方式确定的原子坐标和分子结构，包括蛋白质和核苷酸。该数据库使用平面文本格式提供蛋白质名称、发现人、实验设计、二级结构及原子坐标等信息。同时还提供观察简单三维结构图像的工具。

2. 二级数据库　在一级数据库中，对于序列数据的注释信息往往是较少的。为了将原始的序列信息转成更直观、实用的生物学资料，对这些原始数据的后期处理则变得尤为重要。而包含了各种运算方法的二级数据库便在这一过程中扮演着重要的角色。例如，SWISS—PROT 就是一个典型的例子。该数据库对各种蛋白质序列进行了详细的注解，包括蛋白质结构、功能、家族分类等。而这些蛋白质序列数据则主要来自另一个一级数据库，即 EMBL 的转录后核酸序列库（TrEMBL）。对于蛋白质序列的注释一般包括功能、结构域、活性中心、配体结合部位、翻译后修饰、代谢通路信息、疾病相关及与其他序列的相似性分析等。大部分信息来自科学文献，并需要由专业人员人工录入数据库，以保证结果的质量。

3. 专业数据库 通常服务于一个特定的科研领域或科研团体。这些数据库的内容可能包括各种序列信息或其他类型的信息。这些信息可能已包括在现有的一级数据库中，也可能来自于研究人员的实时更新。由于这些数据常常由该领域的专家进行注释，因此可能拥有独特的存储格式和注释方式。同时，这些数据库也可能收录了一些原始数据处理后的功能信息，即二级数据库的信息。因此，专业数据库是为各研究领域服务的，包括一级数据库、二级数据库信息和该专业人员实时更新信息的专一信息中心。例如，专门服务于药物基因组学的 PharmGKB；欧洲生物信息学研究所（EBI）提供的生物芯片基因表达数据库等。

■ （二）根据存放数据类型不同进行分类

生物信息学数据库的类型多种多样。根据存放数据类型的不同，可以分为序列（如 GenBank、Swiss-Prot 等）、（三维）结构（如 PDB）、文献（如 PubMed）、序列特征（如 PROSITE、Pfam 等）、基因组图谱（如 MapViewer、Ensembl 等）、表达谱等多种数据库，每一种还可以进行更细致层次的划分。

1. 基因组数据库 是用来收集和整理基因、基因组相关生物学数据，并提供相关数据查询、处理等服务的数据库的总称。自 20 世纪 80 年代开始，随着高通量生物科学技术的发展、人类基因组计划和千人基因组计划的启动，有关生物基因组及其表达、变化等信息急剧膨胀，成为生物医学领域大数据的重要组成部分。为了便于收集、整理、存储、分析和共享这些基因组数据，人们陆续建设了多种基因组相关数据库。这些基因组数据库为分析和解释基因组数据蕴含的重要生命科学意义提供了极大的便利。研究人员可以在对基因组相关信息分析的基础上，研究生物的遗传、进化和变异等，以便从遗传角度和分子水平了解疾病的发生和发展机制，从而帮助疾病预防和治疗。

（1）Genome（网址为 https://www.ncbi.nlm.nih.gov/genome/）：是美国国立生物技术信息中心（National Center for Biotechnology information NCBI）开发的一系列生物信息学数据库中的基因组数据库。Genome 向全世界提供免费检索特定有机体基因组的遗传学、物理学图谱和序列数据，其在生物信息学中占据重要位置。

基因组数据库包含来自超过 1 000 种菌株的全基因组序列和映射数据。基因组数据包括完全测序的基因组和正在进行测序的基因组数据，包括生命相关的三个主要领域（细菌、古细菌和真核生物），以及许多病毒、噬菌体、类病毒、质粒和细胞器。与其他基因组数据库比较，NCBI 网站的 Genome 数据库具有图形功能强、检索系统全面、界面友好等特点。Genome 数据库借助 Genome Data Viewer（图形显示器软件），让用户观看数据库内特定有机体完整基因组的每一个染色体的集成图，以及染色体特定区域的序列数据。

（2）Ensembl（网址为 http://www.ensembl.org/）：Ensembl 项目始于 1999 年，早于人类基因组草案的完成，即使在早期阶段，对序列的手动注释也显然无法为研究人员提供及时获取最新数据的机会。因此 Ensembl 项目的目标是对基因组进行自动注释，将此注释与其他可用的生物数据集成，并通过网络公开发布。Ensembl 网站于 2000 年 7 月开始投入使用，更多的基因组数据被添加到 Ensembl 数据库中，可用数据的范围也扩大到包括比较基因组学、变异和监管数据。2009 年，Ensembl Genomes 项目启动，其中包含针对植物、真菌、无脊椎动物后生动物、细菌和原生生物基因组的特定门户网站。到 2020 年，Ensembl 和 Ensembl Genomes 网站上向用户提供 50 余万个基因组相关数据，包括快速发布（可快速访问新注释的基因组）和 COVID-19（可访问 SARS-CoV-2 基因组）。

（3）UCSC Genome Browser（网址为 https://genome.ucsc.edu/）：2000 年 6 月 22 日，UCSC（University of California Santa Cruz）和国际人类基因组计划联盟的其他成员完成了人类基因组组装的第一个工作草案，永远确保公众可以免费获取基因组及其包含的信息。2000 年 7 月 7 日，新组装的基因组与图形查看工具的初始原型 UCSC 基因组浏览器一起在网络上发布。它是美国加利福尼亚大学 Santa Cruz

分校基因组信息学组建立的人类基因组图谱三大门户网站之一，由 UCSC 基因组学研究所内的跨部门团队 Genome Bioinformatics Group 开发和维护。随着后续的发展，该网站已经成为包含大量脊椎动物和模式生物组件和注释的集合，以及用于查看、分析和下载数据的大量工具。其采用 NCBI 拼接整合的人类基因组序列作为平台，提供了众多基因组中的定位数据，包括染色体区带、连续子和间隙、mRNA 和表达序列标签（EST）、预测基因、单核苷酸多态性（SNP）、STS 的遗传和放射杂交图谱、重复序列、鼠同源序列、斑马鱼同源序列等。大多数据与其他数据库链接，如 RefSeq、LocusLink、PubMed、GeneLynx、GenCards、AceView 等。除了 NCBI Genome Data Viewer 和 Ensembl 之外，UCSC Genome Browser 也是获取人类和其他脊椎动物基因组信息的主要网络资源。UCSC Genome Browser 支持关键词、基因名和其他文本查询，也可以用类似 BLAST 的比对工具 BLAT 进行数据检索。

2. 核酸序列数据库　国际上著名的三大核酸序列数据分别是美国的 Genbank、欧洲的 EMBL（the European Molecular Biology Laboratory Database）及日本的 DDBJ（DNA Database of Japan）。详细情况见表 6-3-1。1998 年，GenBank、EMBL 和 DDBJ 共同成立了国际核酸序列数据库协会（International Nucleotide Sequence Database Collaboration，INSDC，网址为 http://www.insdc.org/）（图 6-3-1）。三大核酸数据库之间每日将新测定或更新的数据进行交换共享，保证数据信息的完整与同步，仅在数据格式上有所差别。

表 6-3-1　三大核酸序列数据库

数据库	维护机构	网址
GenBank	美国国立生物技术信息中心	http://www.ncbi.nlm.nih.gov/
EMBL	欧洲生物信息学研究所	http://www.ebi.ac.uk/
DDBJ	日本国立遗传学研究所	http://www.ddbj.nig.amjp/

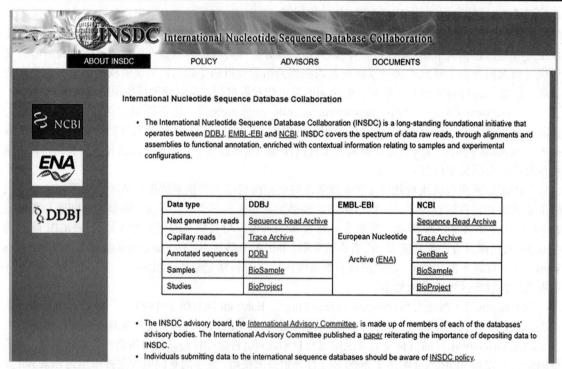

图 6-3-1　INSDC 主页

（1）GenBank 数据库包含所有已知的核酸序列和蛋白质序列，以及与它们相关的文献著作和生物学注释。它是由美国国立生物技术信息中心（NCBI）建立和维护的。它的数据包括直接来源于测序工作者提交的序列；由测序中心提交的大量 EST 序列和其他测序数据；以及与其他数据机构协作交换而来的数据。GenBank 的数据可以从 NCBI 的 FTP 服务器上免费下载完整的库，或下载积累的新数据。NCBI 还提供广泛的数据查询、序列相似性搜索及其他分析服务，用户可以从 NCBI 的主页上找到这些服务。GenBank 库里的数据来源于约 55 000 个物种，其中 56% 是人类的基因组序列（所有序列中的 34% 是人类的 EST 序列）。序列特征表里包含对序列生物学特征注释，如编码区、转录单元、重复区域、突变位点或修饰位点等。所有数据记录被划分在若干个文件里，如细菌类、病毒类、灵长类、啮齿类，以及 EST 数据、基因组测序数据、大规模基因组序列数据等 16 类，其中 EST 数据等又被各自分成若干个文件。

（2）EMBL 的核酸序列数据库由欧洲生物信息学研究所（EBI）维护的核酸序列数据构成，由于与 GenBank 和 DDBJ 的数据合作交换，它也是一个全面的核酸序列数据库，主要收集欧洲产生的核酸序列数据。ENA 整合了原始的序列数据、组装信息和功能注释。每一条核酸序列记录主要包括概览（Overview）、来源特征 [Source Feature(s)]、其他特征（Other Features）、组装（Assembly）、参考文献（References）、序列（Sequence）六个部分。

（3）DDBJ 由日本国家遗传学研究所的生物信息中心（CIB/DDBJ）管理和维护，它主要负责收集亚洲地区（主要是日本）的核酸序列数据，通过 Getentry、ARSA、TXSearch、BLAST、VecScreen、DRA Search 等数据库检索工具可以获取 DDBJ 数据。

3. 蛋白质序列数据库

（1）蛋白质信息资源（PIR，网址为 https://proteininformationresource.org/）：是一个综合的公共生物信息学资源，用于支持基因组、蛋白质组和系统生物学研究和科学研究（图 6-3-2）。

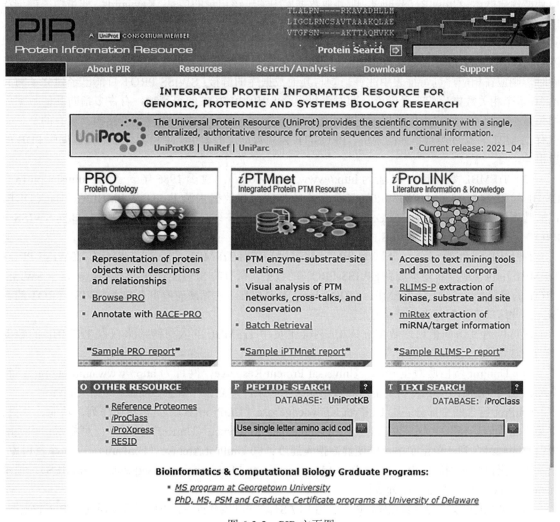

图 6-3-2 PIR 主页图

PIR 由美国国家生物医学研究基金会（NBRF）于 1984 年建立，可作为帮助研究人员识别和解释蛋白质序列信息的资源。它是一个综合性公共生物信息学资源，是一个全面的、经过注释的、非冗余的蛋白质序列数据库，其目的是支持基因组、蛋白质组和系统生物学的研究，帮助研究人员鉴别和解释蛋白质序列信息，研究分子进化、功能基因组和生物信息学分析。所有序列数据都经过整理，超过 99% 的序列已按蛋白质家族分类，50% 以上还按蛋白质超家族进行了分类。除了蛋白质序列数据之外，PIR 还包含以下信息：①蛋白质名称、蛋白质的分类、蛋白质的来源；②关于原始数据的参考文献；③蛋白质功能和蛋白质的一般特征，包括基因表达、翻译后处理、活化等；④序列中相关的位点、功能区域。

时至今日，PIR 继续提供世界领先的资源来协助蛋白质组学和基因组数据集成，以及蛋白质注释的传播和标准化。

（2）SWISS-PROT 数据库（网址为 http://www.uniprot.org/）：是由 Geneva 大学和欧洲生物信息学研究所（EBI）于 1986 年联合建立的，是目前国际上权威的蛋白质序列数据库。SWISS-PROT 中的蛋白质序列是经过注释的。SWISS-PROT 中的数据有不同的来源：①从核酸数据库经过翻译推导而来；②从蛋白质数据库 PIR 挑选出合适的数据；③从科学文献中摘录；④研究人员直接提交的蛋白质序列数据。SWISS-PROT 具有以下特点：①包含几乎所有的已知蛋白，所有的序列条目都经过有经验的分子生物学家和蛋白质学家通过计算机工具并查阅有关文献资料仔细核实。②每个条目都包含了条目的基本信息、分类信息（描述蛋白质的生物来源），引用文献信息、注释、蛋白质序列等。③是公认注释最佳的蛋白质数据库，其中每条序列注释包括：Entry info，即序列简单信息，如名称、登记号；Name and origin，即编码蛋白的基因信息；References，即相关参考文献；Comments，即蛋白功能性质概述；Cross-References，即其他数据库中关于该记录的信息；Keywords，即蛋白关键词描述；Features，即蛋白性质，如突变点、结构域等；Tools，即一些整合的分析工具；Sequence，即序列。④最小冗余：对于给定的蛋白质，许多数据库根据不同的文献报道设置分立的登录项，而在 SWISS-PROT 中，尽量将相关的数据归并从而把数据库的冗余程度降低。如果存在不同来源的原始数据矛盾时，则应在相应序列特征表中注释。⑤与其他数据库的链接：SWISS-PROT 目前已经建立了与其他 30 多个相关数据库的交叉索引，即对于每一个 SWISS-PROT 的登录项，有许多指向其他数据库相关数据的指针，用户不仅可以得到某个蛋白质的序列，还可以进一步得到其结构。现有的交叉索引有：EMBL 核酸序列数据库的索引、PROSITE 模式数据库的索引、生物大分子结构数据库 PDB 的索引等。

（3）TrEMBL 数据库（网址为 http://www.uniprot.org/）：建于 1985 年，意为 "translation from EMBL"。该数据库采用 SWISS-PROT 数据库的格式，其数据来源于：①从 EMBL/GenBank/DDBJ 核酸数据库中根据编码序列（CDS）翻译而得到的蛋白质序列；②从文献中查到的；③向 SWISS—PROT 递交的且未整合到 SWISS-PROT 中的蛋白质序列。

TrEMBL 分为两部分，分别是 SP-TrEMBL 和 REM-TrEMBL。① SP-TrEMBL（SWISS-PROT TrEMBL）：包含最终将要集成到 SWISS-PROT 的数据，所有的 SP-TrEMBL 序列都已被赋予 SWISS-PROT 的登录号。② REM-TrEMBL（REMaining TrEMBL）：包括所有不准备放入 SWISS-PROT 的数据，因此这部分数据都没有登录号。

现可以通过访问蛋白质数据仓库 UniProt 主页中 TrEMBL 的入口链接来获取 TrEMBL 的数据（图 6-3-3）。

（4）UniProt 蛋白质数据仓库（Universal Protein Resource，网址为 http://www.uniprot.org/）：将 Swiss-Prot、TrEMBL、PIR 三个蛋白质数据库统一起来，建立了一个蛋白质数据仓库 UniProt。

UniProt 包含四个部分。① UniProt Knowledgebase（UniProtKB）：是蛋白质序列、功能、分类、交叉引用等信息存取中心；② UniProt Non-redundant Reference（UniRef）数据库：可将密切相关的蛋白质序列组合到一条记录中，以便提高搜索速度；③ UniProt Archive（UniParc）：是一个资料库，记录所有蛋白质序列的历史；④ UniProt Metagenomic and Environmental Sequence（UniMES）：记录 metagenomic 和环境微生物序列数据。

用户可以通过文本查询数据库，可以利用 BLAST 程序搜索数据库，也可以直接通过 FTP 下载数据。

4. 蛋白质结构数据库

（1）PDB 蛋白质数据库（Protein Data Bank，网址为 https://www.rcsb.org/）：始建于 1971 年，是国际上最著名、最完整的免费蛋白质三维结构数据档案库，由美国 Brookhaven 国家实验室开发及维护（图 6-3-4）。

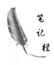

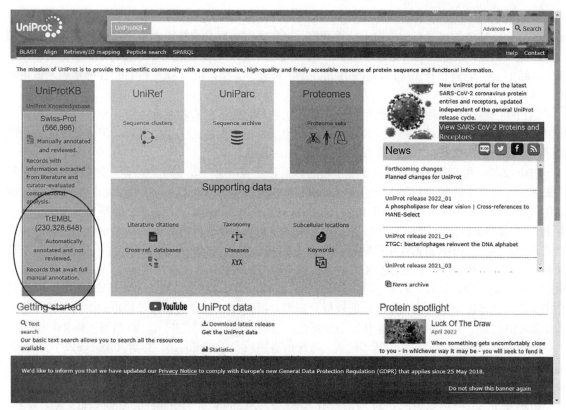

图 6-3-3　UniProt 主页图

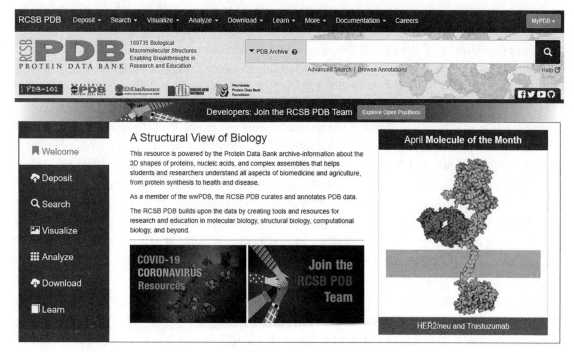

图 6-3-4　PDB 主页

　　PDB 收集的数据来源于 X 线衍射和核磁共振（NMR）等实验方法测定的蛋白质及其他生物分子结构数据，经过整理和确认后存档而成。目前 PDB 数据库的维护由结构生物信息学研究合作组织（RCSB）负责。RCSB 的主服务器和世界各地的镜像服务器提供数据库的检索和下载服务，以及关于 PDB 数据文件格式和其他文档的说明，PDB 数据还可以从发行的光盘获得。使用 Jmol 等软件可以在计算机上以 PDB 文件格式显示生物大分子的三维结构。

　　该数据库建立之初包含 7 个蛋白质结构数据。早期版本的 PDB 数据库也接收通过计算方法得到的理论结构模型，后续版本的 PDB 数据库中仅包含也仅接收通过实验手段测定的蛋白质结构。PDB 数据库以文本文件的格式存放蛋白质结构数据，可以通过该网站直接检索单个蛋白的序列及其对应的三维结构数据，或通过该网站提供的 FTP 地址批量下载。PDB 数据库中一般用 4 个字符表示一个蛋白，如 1F88。若是复合物蛋白，通常用第 5 个字母表示其链，如 1F88A 和 1F88B 分别表示该蛋白中的 A 链和 B 链结构。

蛋白质三维结构文件内容中包括的信息有：①物种来源、化合物名称、原子坐标；②结构提交者及有关文献等基本注释信息；③分辨率、结构因子，温度系数；④主链数目、配体分子式、金属离子；⑤二级结构信息、二硫键位置等和结构有关的数据。

PDB 文件中相应的氨基酸是以 3 个字母的形式表示的，而一般序列文件中氨基酸是以单字母形式表示的。需要注意的是一些小分子（如甘油、乙二醇等）有时会被用来作为添加剂来解析蛋白质晶体结构，所以并不是所有在 PDB 文件中存在的小分子都与该蛋白有相关性，这时就需要进一步了解 PDB 文件中蛋白及小分子的结构，或挖掘相关文献加以判断。PDB 数据库中对小分子一般以 SDF 格式存储。另外，PDB 数据库中同时存储经过 X 晶体衍射和 NMR 方法获得的结构，但两个方法存储的数据是不太相同的。一般经过 X 晶体衍射法获得的蛋白就只有一种结构类型，而通过 NMR 法获得的是蛋白质结构的集合。两者不同的原因是 X 晶体衍射法通过蛋白质晶体获得数据，而 NMR 是扫描蛋白质在溶液中的结构（即动态的过程）获得数据。PDB 结构需要通过特定的结构工具才能直观地显示其图形。学术界目前已经开发不少蛋白质三维结构的可视化工具，如 Pymol 和 Rasmol 等。

PDB 提供 2 种检索方式。①基本检索：通过所有字段（Everything）、作者（Author）、大分子名称（Macromolecule name）、序列（Sequence）和配体（Ligands）进行检索。②高级检索（Advanced Search）：可以选择某一字段、实验方法和分子类型进行检索，支持 AND 逻辑检索。

PDB 提供 13 种浏览方式：解剖治疗化学分类（Anatomical Therapeutic Chemical，ATC）、生物学过程（Bio. Process）、CATH 分类（CATH）、细胞成分（Cellular Component）、酶分类号（EC Numbers）、基因组定位（Genome Location）、医学主题词（MeSH）、膜蛋白（Membrane Prot.）、分子功能（Molecular Function）、蛋白质对称性（Protein Symmetry）、SCOP 分类（SCOP）、来源生物体（Source Organism）、转运蛋白分类（Transporter Classification）。

（2）MMDB 分子模型数据库（Molecular Modeling Database，网址为 https://www.ncbi.nlm.nih.gov/structure）：是 NCBI 所开发的生物信息数据库集成系统 Entrez 的一部分，数据库的内容包括来自实验的生物大分子结构数据。该数据库主要包括四方面的数据：大分子结构（Macromolecular structures）、保守结构域和蛋白质分类（Conserved domains and protein classification）、小分子及其生物学活性（Small molecules and their biological activity）和生物系统（Biological systems）。与 PDB 相比，对于数据库中的每一个生物大分子结构，MMDB 分子模型数据库具有许多附加的信息，包括经程序验证的显性化学图像信息，一致的二级结构衍生定义，与 MEDLINE 相匹配的引用，基于源自生物实体的蛋白质或核酸链进行分类的分子匹配，分子的生物学功能、产生功能的机制、分子的进化历史等。此外，MMDB 分子模型数据库还提供生物大分子三维结构模型显示、结构分析和结构比较工具，利用矢量分析检索工具 VAST（Vector Alignment Search Tool）搜索三维结构信息。VAST 具有检索结构相似而序列不相似的生物高聚体的能力。蛋白质结构文件可以保存为 Cn3D、MAGE 及 Rosmal 等生物大分子视图化工具可识别的格式（图 6-3-5）。

5. 蛋白质结构分类数据库 蛋白质三维结构信息可以在一定程度上揭示其功能和进化历程。

（1）SCOP 数据库（STRUCTURAL CLASSIFICATION OF PROTEINS，网址为 http://scop.mrc-lmb.cam.ac.uk/scop/）：蛋白质结构分类数据库 SCOP 详细描述了已知的蛋白质结构之间的关系，所涉及的蛋白质包括结构数据库 PDB 中的所有条目。除提供蛋白质结构和进化关系信息外，SCOP 数据库还提供每个蛋白质的 PDB 的链接、序列、参考文献、结构的图像等信息。SCOP 的结构分类主要通过人工完成，通过图形显示器观察和比较蛋白质结构，并借助软件工具进行分析（图 6-3-6）。

SCOP 数据库是对 PDB 数据库中已知三维结构的蛋白质进行分类，并描述蛋白质结构和进化之间关系的一个非常具有代表性的数据库，分成家族（family）、超家族（super family）、折叠（fold）和类型（class）4 个层次。SCOP 数据库中的蛋白质序列及三维结构信息可以通过其网站中的链接进行下载，其既提供蛋白的 PDB 结构文件，同时也提供 FASTA 格式的序列文件。SCOP 数据库中的不同层次之间的区分界线并不十分严格，通常层次越高，越能清晰地反映结构及进化的相关性。根据

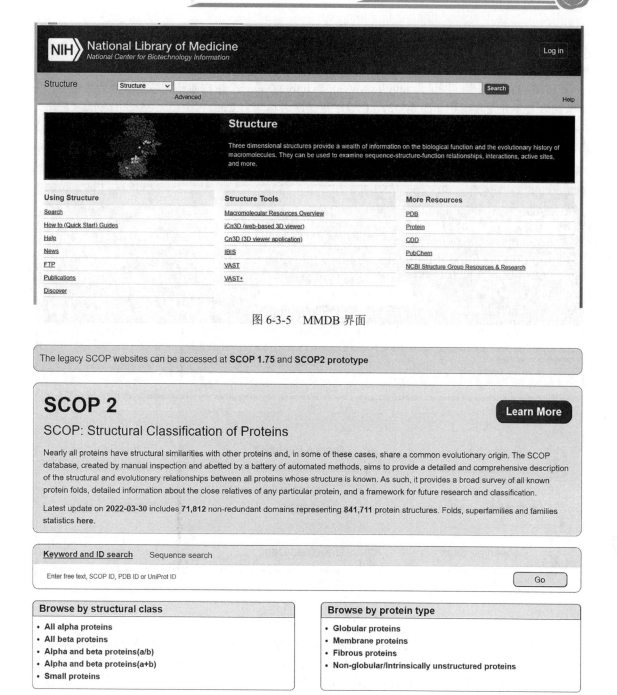

图 6-3-5 MMDB 界面

图 6-3-6 SCOP 数据库主页

SCOP 数据库网站上的介绍，属于 SCOP 数据库同一家族的蛋白质成员序列的相似性程度在 30% 以上，而且同一家族的蛋白质之间有比较明确的进化关系。但在某些情况下，尽管序列的相似性很低，例如某些球蛋白之间的序列全同率（sequence identity）虽然只有 10%，也可以从结构和功能相似性上推断它们来自共同祖先，这些序列相似性低但又同源的序列一般用来分析蛋白质弱同源性。超家族中的蛋白一般是结构和功能上都有一定的相似性。无论有无共同的进化起源，只要二级结构单元具有相同的排列和拓扑结构，即认为这些蛋白质具有相同的折叠方式。在这些情况下，结构的相似性主要依赖于二级结构单元的排列方式或拓扑结构。SCOP 数据库定义蛋白质结构类型（classes），主要包括 α-螺旋蛋白、β-折叠蛋白、α/β 结构域（主要由平行的 β-折叠片层和 α-螺旋构成）、α+β 结构域（主要由反平行的 β-片层结构和 α-螺旋构成）。SCOP 数据库由英国医学研究委员会（Medical Research Council）的分子生物学实验室和蛋白质工程研究中心维护。SCOP 数据库的分类主要依赖于结构生物学家的专业人工判断。由于蛋白质结构种类繁多，所以人工构建蛋白质结构分类数据库是一项十分复杂的工作，因此 SCOP 数据库的版本更新速度比较慢。同时，SCOP 数据库提供了根据不同的序列全同率和 E-value 阈值筛选子数据集的功能。这项功能常用于构建数据集，评价折叠识别算法识别弱同源蛋白的性能，寻找目标蛋白的序列不相似但为同源蛋白的算法的性能。

（2）CATH 数据库（网址为 http://www.cathdb.info/）：是一个蛋白质结构域分级分类数据库，由英国伦敦大学开发和维护（图 6-3-7）。CATH 数据库名称来自 Class（类型）、Architecture（构架）、Topology（拓扑结构）和 Homologous（同源性）的首字母组合，同时也表示数据库主要包括 4 个层次：类（Class，C）、构架（Architecture，A）、拓扑（Topology，T）和同源超家族（Homology superfamily，H）。

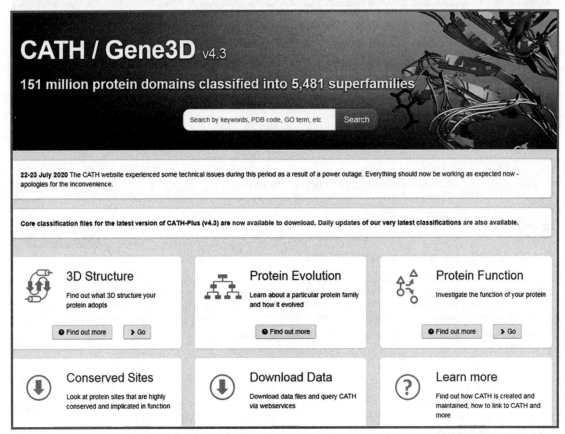

图 6-3-7　CATH 主页

CATH 数据库的分类基础是蛋白质结构域。与 SCOP 不同的是，CATH 主要是根据二级结构把蛋白质分为：α 主类、β 主类，α-β 类（α/β 型和 α+β 型）和低二级结构类。低二级结构类是指二级结构成分含量很低的蛋白质分子。CATH 数据库的第二个分类依据为由 α 螺旋和 β 折叠形成的超二级结构排列方式，而不考虑它们之间的连接关系。形象地说，就是蛋白质分子的构架，如同建筑物的立柱、横梁等主要部件，这一层次的分类主要依靠人工方法。CATH 的拓扑层描述的是折叠家族的水平。家族的概念在 SCOP 和 CATH 中有所差别，SCOP 家族的概念强调的是序列的相似性，而 CATH 的家族则强调的是二级结构的相似性，利用 SSAP 算法将蛋白质结构域聚类成不同的家族。属于同一个拓扑的蛋白质并不一定是同源的。与此对应，同源超家族层次则将对此具有同源性的蛋白质聚类在一起。CATH 数据库的最后一个层次为序列（Sequence）层次，在这一层次上，只要结构域中的序列同源性＞35%，就被认为具有高度的结构和功能的相似性。对于较大的结构域，则至少要有 60% 与小的结构域相同。

6. 疾病基因数据库

（1）在线人类孟德尔遗传数据库（Online Mendelian Inheritance in Man，OMIM，网址为 https://www.ncbi.nlm.nih.gov/omim）：是一个全面的、权威的人类基因和遗传表型纲要，可免费获得并且每日更新（图 6-3-8）。OMIM 数据库是由 John Hopkins 大学医学院 McKusick-Nathans 遗传医学研究所在 Ada Hamosh 博士的指导下撰写和编辑的，内容包括所有已知的遗传病、遗传决定的性状及其基因，除了简略描述各种疾病的临床特征、诊断、鉴别诊断、治疗与预防外等文本资料，还提供已知有关疾病相关基因的连锁关系、染色体定位、组成结构和功能、动物模型，并附有其相关的图片、研究历史和参考文献。OMIM 具有报道及时、数据准确权威、资料翔实、实用性强等优点。

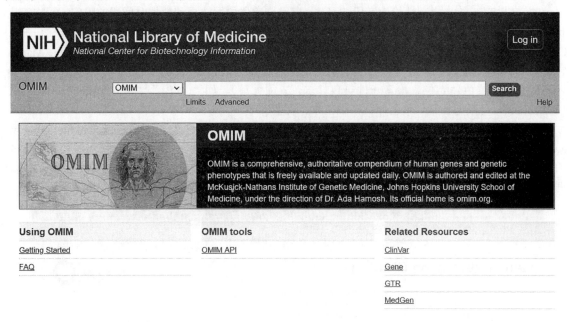

图 6-3-8　OMIM 界面

OMIM 每一条记录都有一个唯一的编号，即 OMIM 存取号，对应一个基因或者某种疾病。OMIM 存取号采用 6 位数字系统（表 6-3-2）。

表 6-3-2　OMIM 条目的六位数编号

编号	含义
1-----（100000）	常染色体基因座或表型（1994 年 5 月 15 日之前创建的条目）
2-----（200000）	
3-----（300000）	X 连锁基因座或表型
4-----（400000）	Y 连锁基因座或表型
5-----（500000）	线粒体基因座或表型
6-----（600000）	常染色体基因座或表型（1994 年 5 月 15 日之后创建的条目）

如果存在等位基因，则可以在 OMIM 存取号后添加四位数的小数数字以区分不同的变异体。例如，因子Ⅸ基因（300746）中的等位基因变体编号为 300746.0001 至 300746.0101。此外，OMIM 存取号前通常带有一种前缀符号，具体前缀符号及其含义见表 6-3-3。

表 6-3-3　OMIM 存取号的前缀符号及其含义

符号	含义
星号（*）	表示该记录是一个基因
井号（#）	这是一条描述性的记录，通常是表型，并不代表唯一的基因座
加号（+）	表示该条目包含对已知序列的基因和表型的描述
百分号（%）	表示条目描述了已确认的孟德尔表型或表型基因座，其潜在的分子基础未知
无前缀或其他任何符号	通常表示对孟德尔基础的表型的描述，但是它的孟德尔疾病基础还未被清楚地证实，或者该表型与其他条目中表型的区别尚不清楚
插入符号（^）	表示该条目不再存在，因为它已从数据库中删除或移动到另一个条目

OMIM 基本检索与 GenBank 的 Entrez 检索相同，可以用记录内检索字段中出现的任何词（包括

基因符号、疾病名称、症状、染色体定位、著者等）。词与词间可以用字段名称加以限定，也可用逻辑运算符相连进行复合检索。

OMIM 高级检索（Advanced Search）提供了 3 个检索入口：①OMIM 的高级检索，即根据 OMIM 记录的字段特点，给出限制性检索字段的复选，以及染色体位置选择和数据时间段的限定。②临床症状高级检索（Clinical Synopsis），提供 Inheritance（遗传）、Growth（生长）、Head and neck（头颈）、Cardiovascular（心血管）、Respiratory（呼吸）等 20 多个限定。③基因图谱高级检索（Gene Map），它针对 OMIM 所描述的表达基因及疾病基因的细胞遗传学定位图（染色体定位）的检索。可以输入基因符号、染色体定位来检索（性染色体 X、Y 须大写），如"CYP1"、"5"、"1pter"、"Xq"或"alzheimer"，可限定在某一染色体、常染色体、表型。

（2）基因表达数据库（Gene Expression Omnibus, GEO，网址为 https://www.ncbi.nlm.nih.gov/geo/）：是一个国际公共存储库，用于存档和免费分发研究界提交的微阵列、下一代测序和其他形式的高通量功能基因组学数据（图 6-3-9）。GEO 以芯片数据为主，收录基因表达谱数据、SNP 芯片数据、比较基因组学数据、microRNA 芯片数据等，此外还收录了一些非芯片类型的数据。

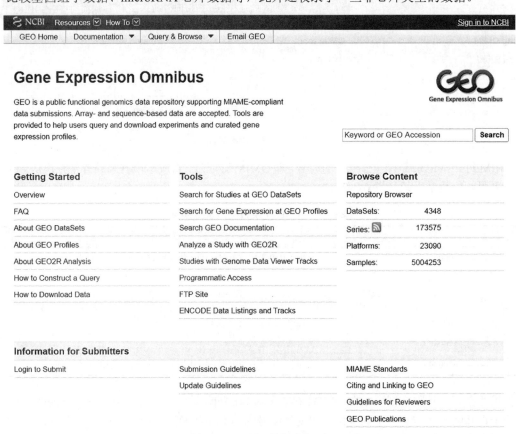

图 6-3-9　GEO 数据库主页

GEO 的 3 个主要目标是：提供强大的多功能数据库，在其中有效存储高通量功能基因组数据；提供简单的提交程序和格式，支持来自研究界的完整且注释良好的数据存储；提供给用户友好的交互机制，允许用户查询、定位、查看和下载感兴趣的研究和基因表达谱。

GEO 的数据存储分为 4 个层次。

1）GPL—Platform：描述实验平台的信息，对芯片平台而言，描述芯片类型及芯片上的探针（probe）的数据；平台记录由阵列或测序仪的摘要描述组成，对于基于阵列的平台，还包括定义阵列模板的数据表。每个平台记录都分配有一个唯一且稳定的 GEO 登录号（GPL×××）。一个平台可能会引用多个提交者提交的多个样本。

2）GSM—Sample：样品记录描述了处理单个样品的条件、对其进行的操作以及从中衍生的每种元素的丰度测量。每个样本记录都分配有一个唯一且稳定的 GEO 登录号（GSM×××）。Sample 实体必须仅引用一个平台，但可以包含在多个系列中。

3）GSE—Series：系列记录将一组相关样本（GSM）链接在一起，并提供整个研究的焦点和描述。系列记录还可能包含描述提取数据、总结结论或分析的表格。每个系列记录都分配有一个唯一且稳定的 GEO 登录号（GSE×××）。

4）GDS—Dataset：由 GEO 专家根据 GSM 编纂而成的条目，与 GSE 类似，描述了多个相关样本所有基因的表达量等信息。GEO 系列记录是原始提交者提供的总结实验的记录。这些数据由 GEO 工作人员重新组合成 GEO 数据集记录（GDS×××）。数据集代表了经过精心挑选的具有生物学和统计学可比性的 GEO 样本集合，并构成了 GEO 数据显示和分析工具套件的基础。DataSet 中的样本指的是同一个平台，也就是说，它们共享一组公共的数组元素。假设 DataSet 中每个 Sample 的值测量以等效方式计算，即后台处理和标准化等考虑因素在 DataSet 中是一致的。反映实验因素的信息通过 DataSet 子集提供。系列和数据集都可以使用 GEO 数据集界面进行搜索，数据集构成了 GEO 高级数据显示和分析工具的基础，包括基因表达谱图和数据库集群。并非所有提交的数据都适合 DataSet 组装，因此并非所有 Series 都有相应的 DataSet 记录。

GEO 数据可以使用 Entrez GEO DataSets（数据集）和 Entrez GEO Profiles（表达谱）进行查询。Entrez GEO Profiles 查询预处理的基因表达/分子丰度图谱，即样品和系列记录，而 Entrez GEO DataSets 查询所有的实验注解，可以使用布尔算符，并限定字段进行有效的查询。

（3）其他疾病基因数据库

1）GeneCards（网址为 https://www.genecards.org/）：是收集人类基因及其产物和相关疾病等综合信息的知识平台。

2）HGMD（Human Gene Mutation Database，网址为 http://www.hgmd.cf.ac.uk/ac/index.php）：是由英国卡尔地夫医学遗传研究所（Institute of Medical Genetics in Cardiff，United Kingdom）构建的人类基因突变数据库。

3）dbSNP（网址为 https://www.ncbi.nlm.nih.gov/snp/）：是由 NCBI 和美国国家人类基因组研究所（NHGRI）共同创建的单核苷酸多态性数据库，是一个主要的公共遗传变异数据库。

4）JSNP（网址为 http://snp.ims.u-tokyo.ac.jp/）：是日本人群的单核苷酸多态性数据库，由东京大学医学科学研究所的人类基因组中心（HCG）和日本科技局（JJST）共同创建。

7. 功能数据库

（1）KEGG（Kyoto Encyclopedia of Genes and Genomes，京都基因和基因组百科全书，网址为 http://www.genome.ad.jp/kegg/）数据库：自 1995 年以来一直由 Kanehisa Laboratories 开发，现已成为整合和解释由基因组测序和其他高通量实验技术生成的大规模分子数据集的重要参考知识库。

KEGG 数据库是用于从基因组和分子水平信息中了解生物系统（如细胞、有机体和生态系统）高级功能和效用的一种数据库资源。它是对生物系统的计算机表达，由基因和蛋白质（基因组信息）和化学物质（化学信息）的分子构件组成，这些构件与相互作用、反应和关系网络（系统信息）的分子接线图知识相结合。它还包含疾病和药物信息（健康信息）及其与生物系统之间的作用关系。

KEGG 数据库是一个集成的数据库资源，由如表 6-3-4 中所示的 16 个数据库组成。它们大致分为系统信息、基因组信息、化学信息和健康信息，可以通过网页的颜色编码来区分。

表 6-3-4　KEGG 数据库组成

类别	数据库	内容	颜色
系统信息	KEGG PATHWAY	KEGG 通路地图	
	KEGG BRITE	BRITE 层次结构和表格	KEGG（墨绿）
	KEGG MODULE	KEGG 模块和反应模块	
基因组信息	KEGG ORTHOLOGY（KO）	功能直向同源物	KEGG（棕色）
	KEGG GENES	基因和蛋白质	KEGG（粉紫）
	KEGG GENOME	KEGG 生物和病毒	

续表

类别	数据库	内容	颜色
化学信息	KEGG COMPOUND	代谢物和其他化学物质	
	KEGG GLYCAN	聚糖	KEGG（墨蓝）
	KEGG REACTION	生化反应	
	KEGG RCLASS	反应类	
	KEGG ENZYME	酶命名法	
健康信息	KEGG NETWORK	疾病相关的网络变异	
	KEGG VARIANT	人类基因变异	KEGG（深紫）
	KEGG DISEASE	人类疾病	
	KEGG DRUG	药物	
	KEGG DGROUP	药物组	

KEGG 数据库提供了 Java 的图形工具来访问基因组图谱，比较基因组图谱和操作表达图谱，以及其他序列比较、图形比较和通路计算的工具，可以免费获取。

（2）相互作用的蛋白质数据库（Database of Interacting Proteins，DIP，网址为 https://dip.doe-mbi.ucla.edu/dip/Main.cgi）：收集了由实验验证的蛋白质与蛋白质之间的相互作用（图6-3-10）。数据库包括蛋白质的信息、相互作用的信息和检测相互作用的实验技术三个部分。用户可以根据蛋白质、生物物种、蛋白质超家族、关键词、实验技术或引用文献来查询 DIP 数据库。存储在 DIP 数据库中的数据由专家管理人员手动管理，同时自动使用计算方法进行管理。数据库开发团队利用这些计算方法从最可靠的 DIP 数据核心子集中提取有关蛋白质-蛋白质相互作用关联网络的知识。

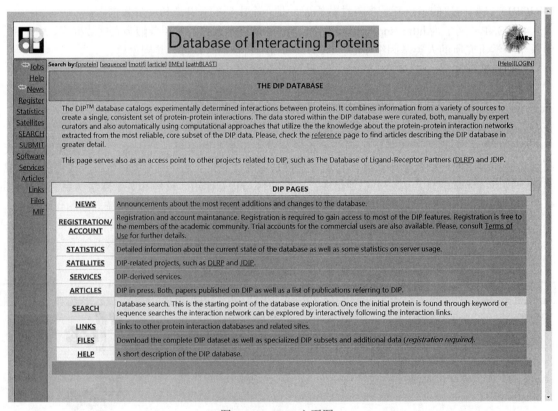

图 6-3-10 DIP 主页图

二、生物信息学数据库的使用

建立各种生物信息学数据库的最终目的就是要将它应用于进一步的科学研究中。对于生物信息学数据库的使用，通常包括以下两个方面：数据库查询（database query）和数据库搜索（database search）。数据库查询是指对序列、结构及各种二次数据库中注释信息进行关键词匹配查找；数据库搜索是指通过特定的序列相似性比对算法，找出核酸和蛋白质序列数据库中与检测序列具有一定程度相似性的序列，也称为序列比对（sequence alignment）。各生物信息学数据库网站提供了相应的查询和搜索系统，以便于用户对数据库收录的数据进行获取并加以利用。本书这里介绍的生物信息学数据库的使用，主要侧重于生物信息学数据库查询系统的使用。

下面以来源物种为人类的白介素 6 为查询对象，以 NCBI 数据库中 Entrez 所包含的生物信息学数据库为查询系统，来讲解查询系统的使用。

（一）Entrez 集成系统的跨库查询

Entrez 是 NCBI 中重要的文本检索和数据查询系统，它将 PubMed 生物医学文献数据库与其他 38 个文献和分子数据库（包括 DNA 和蛋白质序列、结构、基因、基因组、遗传变异和基因表达）集成在一起。

Entrez 的搜索和查询界面具有构建精确搜索和管理结果的多种智能选项。选项包括可配置预设方案的过滤器，以帮助获取特定数据类型的结果。高级搜索界面有助于构建更复杂的查询。每个数据库都有专门的搜索入口和查询字段，可以在高级搜索界面的检索策略构造器部分浏览和选择。其他的功能包括可以访问最近结果的搜索历史记录和可以临时保存搜索结果的剪贴板。NCBI 的个人账户通过提供更大的灵活性来增加系统的功能。Entrez 将数据与数据库内部和数据库之间的链接集成在一起。这种互联不仅增强了导航功能，还允许快速聚焦或扩展搜索结果，为科学发现的产生提供可能。

几乎所有出现在 NCBI 网站上的搜索框都可以访问 Entrez 系统。NCBI 主页顶部的搜索框是开始 Entrez 搜索的便捷位置。使用默认的 All Databases 选项，结果显示在 Global Query 界面上（图 6-3-11）。此界面列出了 Entrez 系统以及查询在每个数据库中找到的相应记录数量。数据库在 Global Query 界

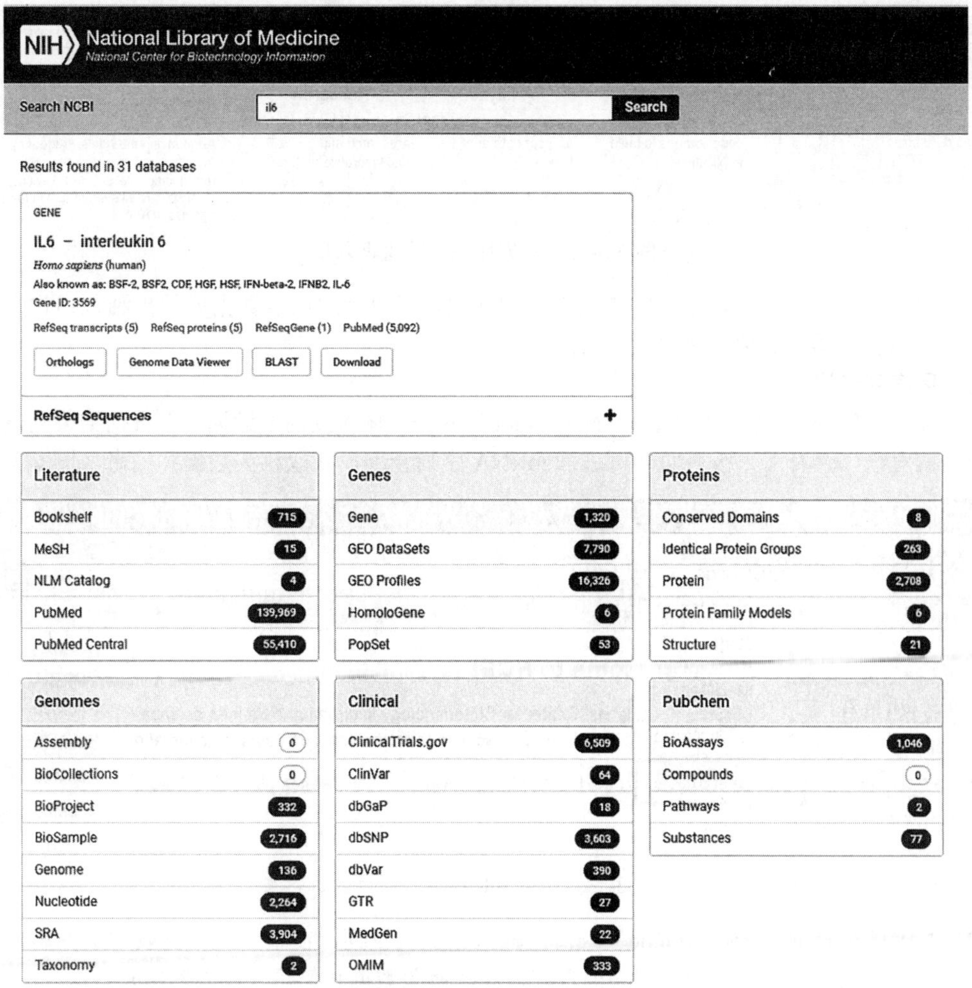

图 6-3-11 Global Query 界面

面上分为六大类：文献、基因、蛋白质、基因组、临床和化学品。跨库查询界面本身可以通过在输入框中输入一个简单的搜索词或短语来搜索所有数据库。单击查询结果中的数字或数据库名称可查看该数据库中的查询结果。

（二）数据库独立的查询入口

NCBI 中包含的数据库基本上都会有自己的独立入口。用户可以将输入框前面的"All Databases"切换为各个数据库对应的独立查询入口；还可以点击主页右侧的"Resource List"或"All Resources"浏览所有的数据库资源，选择所需要使用的数据库入口，点击链接进入数据库进行数据的查询和获取（图 6-3-12）。

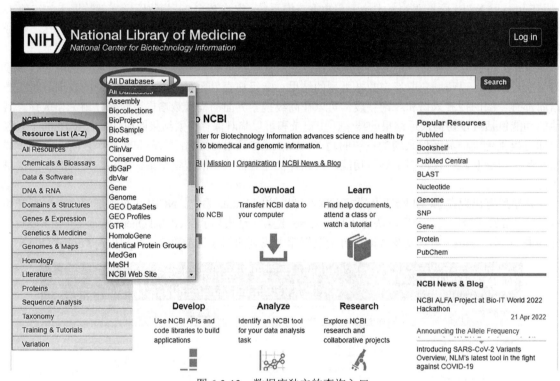

图 6-3-12　数据库独立的查询入口

如果用户需要进行单一数据库的数据查询和获取，可以使用所需数据库的单独入口进入进行查询。下面列举出两类共 9 种查询的独立入口。

1. 基因序列查询

（1）基因 mRNA 序列查询：选择"Nucleotide"入口，输入查询关键词，在查询结果列表中选择用户所需的对象，查看下一级界面即可进行 mRNA 序列查询，获取相关数据和信息（图 6-3-13）。

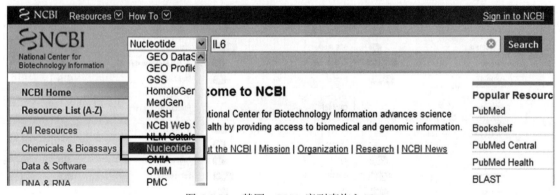

图 6-3-13　基因 mRNA 序列查询入口

（2）基因序列查询：选择"Gene"入口，输入查询关键词，在查询结果列表中选择用户所需的对象，查看下一级界面即可进行基因序列查询，获取相关数据和信息（图 6-3-14）。

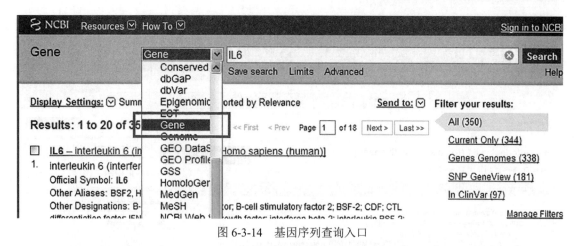

图 6-3-14　基因序列查询入口

（3）基因组信息查询：选择 NCBI 主页右侧的"Resource List（A-Z）"（图 6-3-15），选择"G"组内点击"Genome Data Viewer（GDV）"，进入基因组信息查询数据库，输入查询关键词，在查询结果列表中选择用户所需的对象，查看下一级界面即可进行基因组信息查询，获取相关数据和信息（图 6-3-16）。

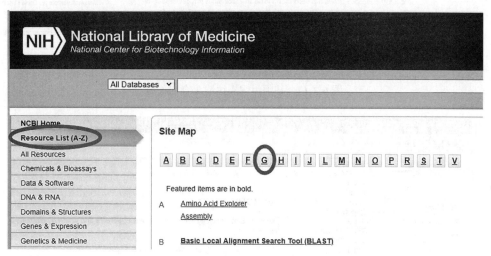

图 6-3-15　NCBI 主页右侧的"Resource List（A-Z）"

（4）基因组织表达情况查询：曾经作为独立数据库集成在 Entrez 内的基因组织表达数据库，现在作为基因查询结果界面内的一部分进行数据展示。在所选基因查询结果的数据信息页面内，点击右侧"Table of contents"组内的"Expression"即可查看基因组织表达情况相关数据和信息（图 6-3-17）。

（5）基因与疾病关系的查询：选择"OMIM"入口，输入查询关键词，在查询结果列表中选择用户所需的对象，查看下一级界面即可进行基因与疾病关系的查询，获取相关数据和信息（图 6-3-18）。基因与疾病关系的查询使用的是前面讲述过的 OMIM 数据库。

（6）同源基因的查询：选择"HomoloGene"入口，输入查询关键词，在查询结果列表中选择用户所需的对象，查看下一级界面即可进行同源基因的查询，获取相关数据和信息（图 6-3-19）。

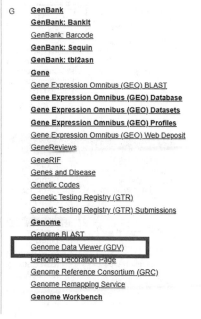

图 6-3-16　基因组信息查询入口

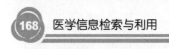

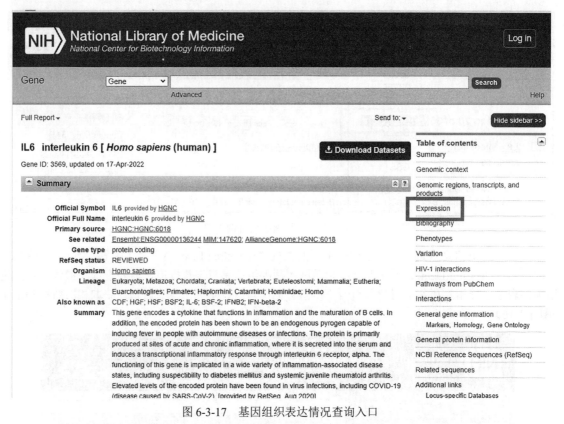

图 6-3-17 基因组织表达情况查询入口

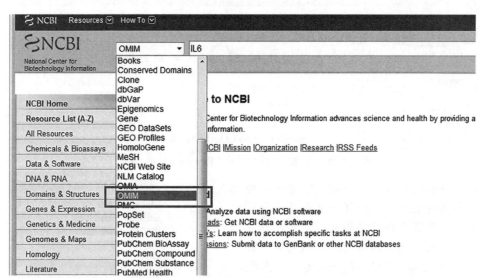

图 6-3-18 基因与疾病关系的查询入口

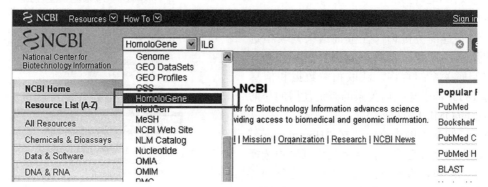

图 6-3-19 同源基因查询入口

2. 蛋白质查询

（1）蛋白质序列查询：选择"Protein"入口，输入查询关键词，在查询结果列表中选择用户所需的对象，查看下一级界面即可进行蛋白质序列查询，获取相关数据和信息（图6-3-20）。

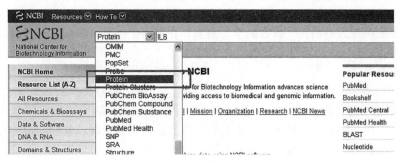

图 6-3-20　蛋白质序列查询界面

（2）蛋白质保守序列查询：选择"Conserved Domains"入口，输入查询关键词，在查询结果列表中选择用户所需的对象，查看下一级界面即可进行蛋白质保守序列查询，获取相关数据和信息（图6-3-21）。

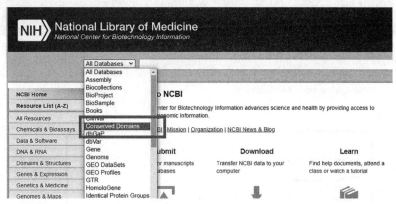

图 6-3-21　蛋白质保守序列查询界面

（3）蛋白质结构信息查询：选择"Structure"入口，或选择 NCBI 主页右侧的"Domains & Structures"组内点击"Structure（Molecuar Modeling Database）"进入 MMDB 数据库，之后输入查询关键词，在查询结果列表中选择用户所需的对象，查看下一级界面即可进行蛋白质结构信息查询，获取相关数据和信息。蛋白质结构信息查询使用的是前面讲述过的 MMDB 数据库（图6-3-22）。

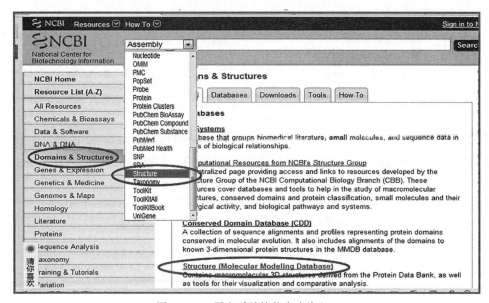

图 6-3-22　蛋白质结构信息查询入口

（三）综合查询实例

前面提到，Entrez 将数据与数据库内部和数据库之间的链接集成在一起。所以如果用户想要进行全面综合的或者多种类数据的查询和获取，可以通过数据库之间的链接进行多个相关数据库的数据查询和获取。

下面以来源物种为人类的白介素 6 为查询对象，在 NCBI 数据库中 Entrez 查询系统中完成上述两类共 9 种查询。

1. 基因序列查询

（1）基因序列查询：选择查询入口"GENE"，输入"il6"后点击"Search"，在查询结果界面上方会出现快捷提示栏（图 6-3-23）。若快捷提示栏中显示的基因即用户所需的查询对象，则可以选择点击提示栏中的基因名称，进入基因的数据获取界面，可以获取该基因的检索号、基因标准名称、曾用名、序列长度、外显子数目、转录变异体等相关信息，还可以通过界面提供的链接转到其他相关的数据库（图 6-3-24）。如果快捷提示栏显示的基因不是用户所需的查询对象，用户则可以通过浏览查询结果列表中的记录、增加或修改筛选条件、更换查询关键词等方式找到所需要的基因对象。

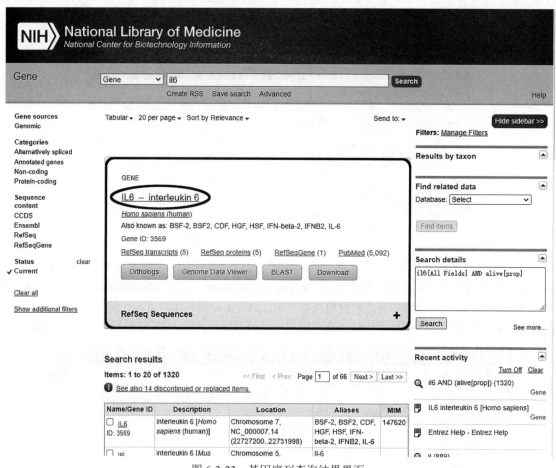

图 6-3-23　基因序列查询结果界面

（2）基因组信息查询：在基因序列查询结果界面点击快捷提示栏里面的链接"Genome Data Viewer"（图 6-3-25）；或在基因查询数据界面（图 6-3-26）选择查看"Genomic context"组，点击组内右上方的"Genome Data Viewer"链接；或点击该界面右侧"Genome Browsers"链接组内的"Genome Data Viewer"，可以进入基因 IL6 的基因组信息获取界面（图 6-3-27），可以获取基因所在染色体的序列号、在染色体的位置、邻近基因等相关数据和信息。

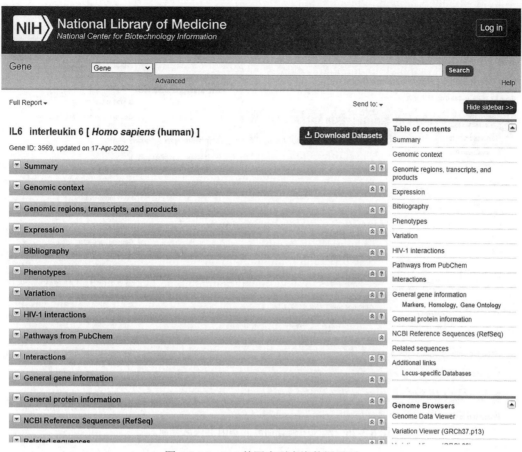

图 6-3-24　IL6 基因序列查询数据界面

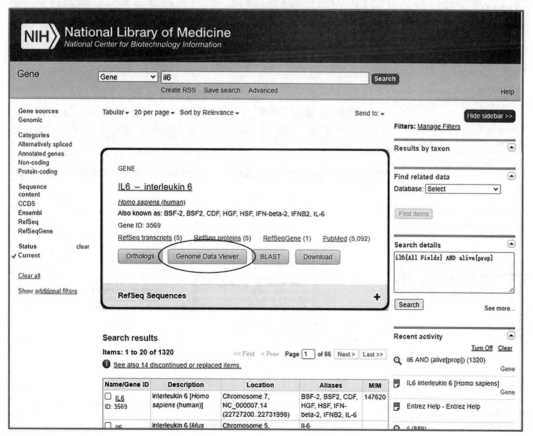

图 6-3-25　基因序列查询结果界面基因组信息查询入口

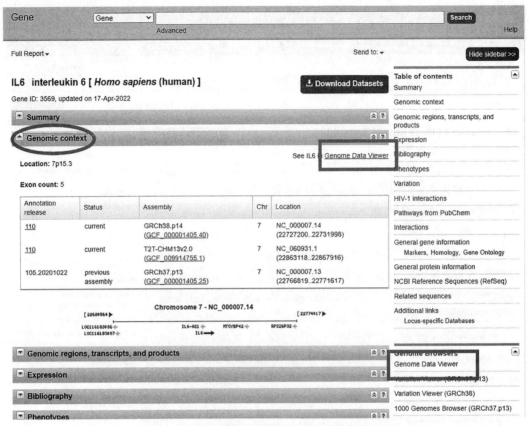

图 6-3-26　基因序列查询界面基因组信息查询入口

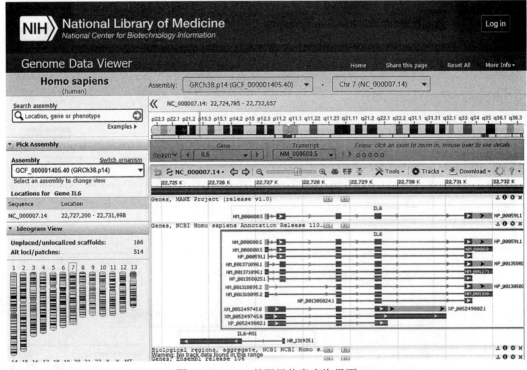

图 6-3-27　IL6 基因组信息查询界面

（3）基因组织表达情况查询：通过点击 IL6 基因序列查询数据界面（图 6-3-28）的"Expression"，或点击该界面右侧"Table of contents"组中的"Expression"来获取基因组织表达数据和信息（图 6-3-29）。

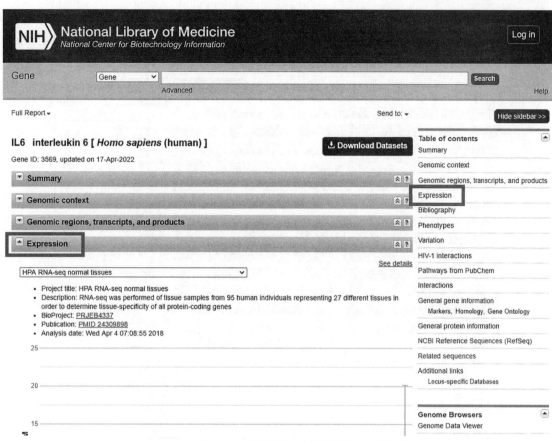

图 6-3-28　基因序列查询界面基因组织表达情况查询入口

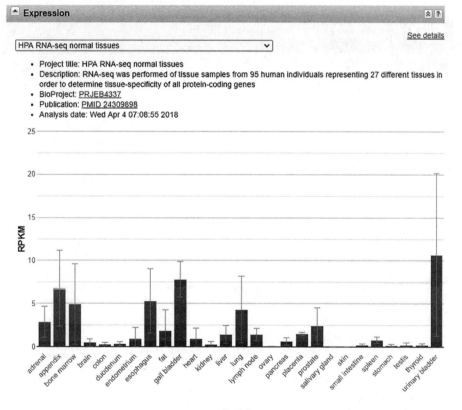

图 6-3-29　IL6 基因组织表达情况

（4）基因与疾病关系的查询：通过点击IL6基因序列查询数据界面（图6-3-30）右侧的"Related information"组中的"OMIM"链接来查询IL6基因与疾病或表型之间的相关信息（图6-3-31，图6-3-32）。

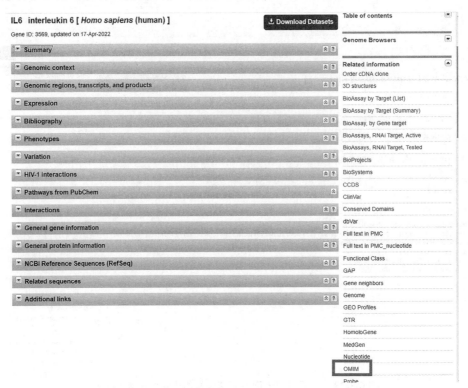

图 6-3-30　基因序列查询界面基因与疾病关系查询入口

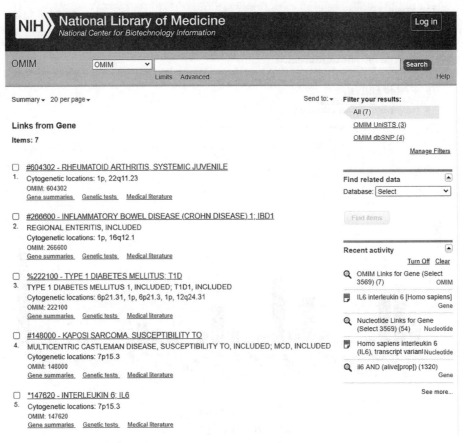

图 6-3-31　OMIM 数据库查询结果列表

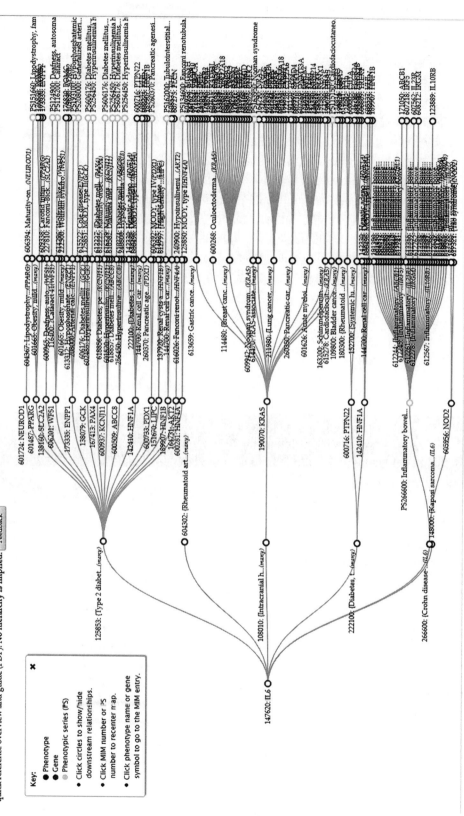

图 6-3-32 IL6 基因表型关系图

（5）同源基因的查询：通过点击 IL6 基因序列查询数据界面（图 6-3-33）右侧的"Related information"组中的"HomoloGene"链接来进行 IL6 基因的同源基因查询（图 6-3-34）。

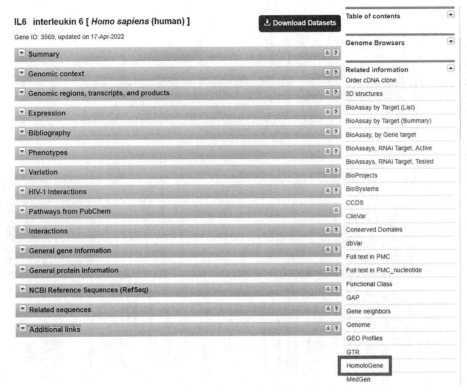

图 6-3-33　基因序列查询界面同源基因查询入口

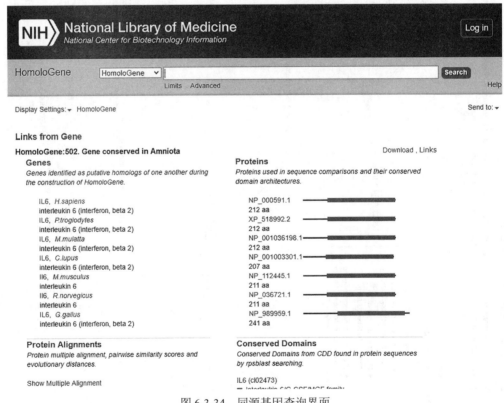

图 6-3-34　同源基因查询界面

（6）基因 mRNA 序列：点击 IL6 基因序列查询结果界面（如图 6-3-35）快捷提示栏中的"RefSeq transcripts"链接，可以获取该基因对应的转录变异体，结果列表页面如图 6-3-36 所示。

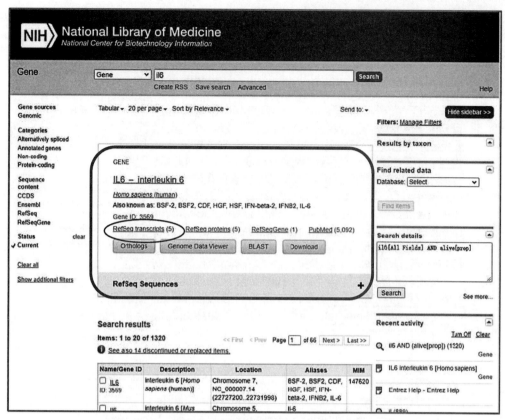

图 6-3-35 基因序列查询结果界面 mRNA 序列查询入口

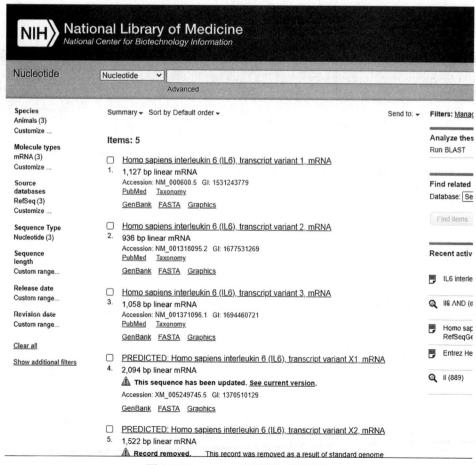

图 6-3-36 mRNA 序列查询结果列表

也可以通过点击 IL6 基因序列查询数据界面（图 6-3-37）中的"NCBI Reference Sequences（RefSeq）"（参考序列），或点击该界面右侧"Table of contents"组中的"NCBI Reference Sequences（RefSeq）"链接来成对地查看 mRNA 和 Protein 数据信息及链接。

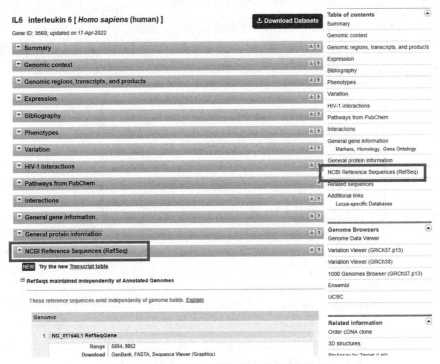

图 6-3-37 基因序列查询页面参考序列入口

这里选择点击"Transcript Variant 1"进行 mRNA 序列查询，进入下一级界面（图 6-3-38）。通过查看界面数据，可以获取序列号、检索号、外显子、核心编码区及 FASTA 格式的源序列等相关信息。

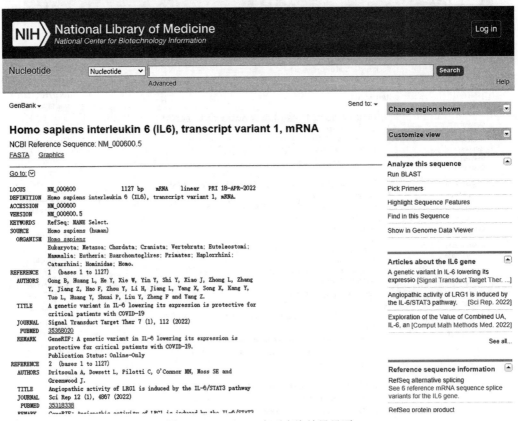

图 6-3-38 mRNA 序列查询结果界面

2. 蛋白序列查询

（1）蛋白序列查询：点击基因序列查询结果界面（图 6-3-39）快捷提示栏中的"RefSeq proteins"链接，可以获取该基因对应蛋白序列信息，结果列表界面如图 6-3-40 所示。

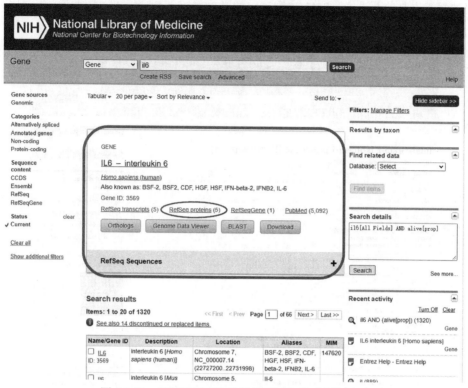

图 6-3-39 基因序列查询结果界面蛋白序列查询入口

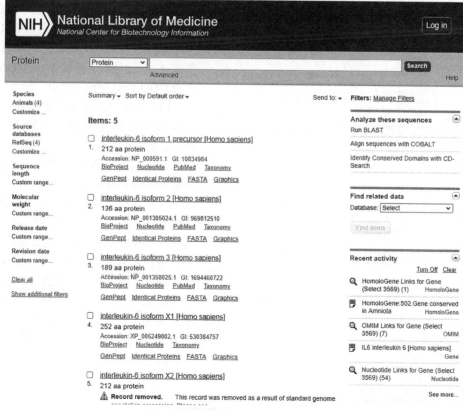

图 6-3-40 蛋白序列查询结果列表

也可以通过点击 IL6 基因序列查询数据界面中的"NCBI Reference Sequences（RefSeq）"（参考序列），或点击该界面右侧"Table of contents"组中的"NCBI Reference Sequences（RefSeq）"链接来成对地查看 mRNA 和 Protein 数据信息及链接。

这里选择点击与前面进行 mRNA 序列查询的"Transcript Variant 1"相对应的蛋白序列进行查询，进入下一级界面（图 6-3-41），获取蛋白序列相关数据信息。

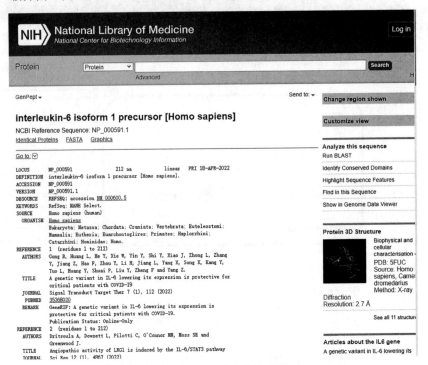

图 6-3-41　蛋白序列查询结果界面

```
                    ##RefSeq-Attributes-END##
FEATURES            Location/Qualifiers
    source          1..212
                    /organism="Homo sapiens"
                    /db_xref="taxon:9606"
                    /chromosome="7"
                    /map="7p15.3"
    Protein         1..212
                    /product="interleukin-6 isoform 1 precursor"
                    /note="hybridoma growth factor; interleukin BSF-2; B-cell
                    differentiation factor; CTL differentiation factor;
                    interferon beta-2; B-cell stimulatory factor 2"
                    /calculated_mol_wt=20813
    sig_peptide     1..29
                    /note="/evidence=ECO:0000269|PubMed:1883960,
                    ECO:0000269|PubMed:2610854, ECO:0000269|PubMed:3279116;
                    propagated from UniProtKB/Swiss-Prot (P05231.1)"
                    /calculated_mol_wt=2923
    mat_peptide     30..212
                    /product="Interleukin-6. /id=PRO_0000015582"
                    /note="propagated from UniProtKB/Swiss-Prot (P05231.1)"
                    /calculated_mol_wt=20813
    Region          33..211
                    /region_name="IL6"
                    /note="Interleukin-6/G-CSF/MGF family; cl02473"
                    /db_xref="CDD:413331"
    Site            73
                    /site_type="glycosylation"
                    /note="N-linked (GlcNAc...) asparagine.
                    /evidence=ECO:0000269|PubMed:1883960; propagated from
                    UniProtKB/Swiss-Prot (P05231.1)"
    Site            81
                    /site_type="phosphorylation"
                    /note="Phosphoserine, by FAM20C.
                    /evidence=ECO:0000269|PubMed:20091039; propagated from
                    UniProtKB/Swiss-Prot (P05231.1)"
    CDS             1..212
                    /gene="IL6"
                    /gene_synonym="BSF-2; BSF2; CDF; HGF; HSF; IFN-beta-2;
                    IFNB2; IL-6"
                    /coded_by="NM_000600.5:64..702"
                    /note="isoform 1 precursor is encoded by transcript
                    variant 1"
                    /db_xref="CCDS:CCDS5375.1"
                    /db_xref="GeneID:3569"
                    /db_xref="HGNC:HGNC:6018"
                    /db_xref="MIM:147620"
ORIGIN
```

（2）蛋白质保守序列查询：通过查看蛋白序列查询结果界面中的 FEATURES 信息，获取该蛋白有无保守区。点击"CDD"链接（图 6-3-42），获取保守区的位置、名称及 CDD 号码等相关信息。

（3）蛋白质结构信息查询：点击蛋白序列查询结果界面右侧的"Protein 3D Structure"组内的相关链接（图6-3-43），可以进行蛋白质结构信息的查询，查询结果列表如图 6-3-44 所示。

这时使用的数据库是前面介绍过的蛋白质结构数据库 MMDB。列表中显示的是通过核磁共振和 X 射线的方式获取的IL6 与其他蛋白质或化学物质形成的配合物的结构。用户选择所需对象的链接点击进入，可以获取相关的蛋白质结构信息，还可以通过页面提供的入口链接到蛋白质结构数据库 PDB，查看该对象在 PDB 数据库中的数据和信息。

图 6-3-42　蛋白质保守序列查询中的 FEATURES 信息

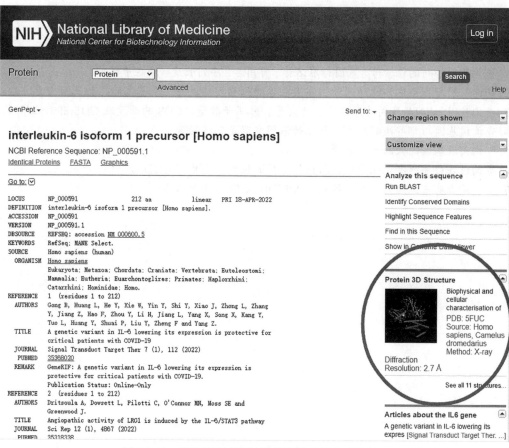

图 6-3-43 蛋白序列查询结果界面结构信息查询入口

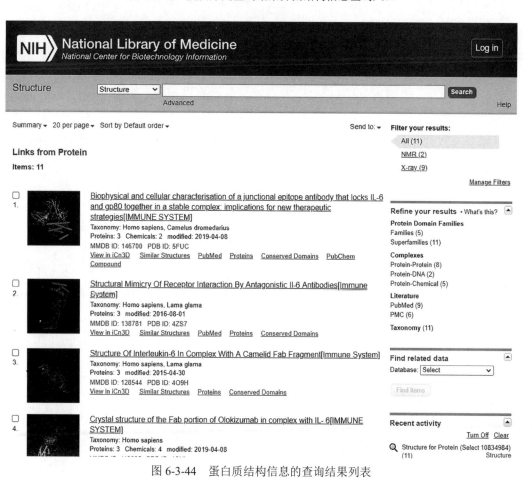

图 6-3-44 蛋白质结构信息的查询结果列表

思 考 题

对来源物种为 HOMO 的基因 EGF 进行生物信息数据库的查询，完成下列题目：

1. 查询基因序列的检索号、基因标准名称、曾用名、序列长度、外显子数目、转录变异体的数量。

2. 查询基因所在染色体的序列号、在染色体的位置、邻近的 2 个基因的名称及检索号。

3. 查询基因 mRNA 序列的序列号、检索号、外显子数量、CDS 的长度及 CDS 前十位序列。

4. 查询该基因与哪些疾病相关，具体的基因突变是怎样的。

5. 查询同源基因的来源和检索号。

6. 查询该蛋白序列有无保守区，写出保守区的位置、名称及 CDD 号。

7. 查询是否有三维结构，写出结构在 MMDB 及 PDB 中的编号。

第七章 特种文献资源

特种文献是指那些公开或内部发行、出版形式与收藏单位都比较特殊的科学资料，其特色鲜明、内容比较新颖、数量庞大、科技含量较高、类型复杂多样，能够从多个侧面反映当前科技发展的前沿动态和水平，因而具有较高的参考价值和学术利用价值。特种文献主要包括学位论文、专利文献、会议文献、标准文献、科技报告、政府出版物、产品说明书等。

第一节 学位论文

一、学位论文概述

（一）学位论文的含义

学位论文（dissertation）是高等院校和科研院所的毕业生为获得相应的学位，在导师的指导下撰写完成的、具有一定独创性、学术性的研究论文。

（二）学位论文的等级及特点

根据三级学位制度，学位论文分为学士论文、硕士论文和博士论文，从检索层面上讲，学位论文一般指硕士论文和博士论文。

学位论文具有独创性、科学性、专业性、学术性、逻辑性、规范性等特点，内容翔实，参考文献全面丰富，是非正式出版物，一般由学位授予单位指定收藏。

学位论文一般与导师的科研方向、承担的课题相关，在一定程度上能够反映学生的科研能力，提供相关科研进展情况，是一种重要的文献信息资源。目前，我国的学位论文主要由国家图书馆、中国科学技术信息研究所和学位授予单位授权收藏，检索时主要通过网络版数据库资源进行。

二、国内学位论文数据库

（一）CNKI学位论文库

1.概况　CNKI（网址为 https://www.cnki.net）的系列产品中包含 2 个学位论文库，分别为中国博士学位论文全文数据库（China Doctoral Dissertations Full-text Database，CDFD）和中国优秀硕士学位论文全文数据库（China Master's Theses Full-text Database，CMFD），以全文数据库的形式连续、动态出版我国博士、硕士学位论文，论文主要来自全国 985、211 工程等重点高校，以及中国科学院、社会科学院等研究院所，内容覆盖基础科学、工程技术、农业、哲学、医学、人文、社会科学各个领域，按学科划分为十大专辑、168 个专题。目前收录全国 500 余家培养单位的优秀博士论文，收录 780 余家培养单位的优秀硕士论文，收录年限可回溯至 1984 年。截至 2021 年 10 月，共收录 40 余万篇博士学位论文（医药卫生科技专辑 10 余万篇）、460 余万篇硕士学位论文（医药卫生科技 56 余万篇）。

2.检索方法　系统提供以下几种检索方法，分别为一框式检索、高级检索、专业检索、句子检索、学位授予单位导航检索及文献分类检索。

（1）一框式检索与学位授予单位导航检索：CNKI 学位论文库一框式检索界面如图 7-1-1 所示，其检索方法非常简单，首先进行字段选择，然后在检索框中输入检索词，点击右侧的检索按钮即可获得检索结果。

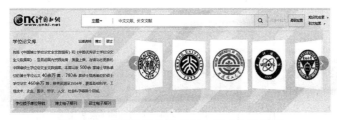

图 7-1-1　CNKI 学位论文库一框式检索界面

可选字段有主题、篇关摘、关键词、题名、全文、作者、作者单位、导师、第一导师、学位授予单位、基金、摘要、目录、参考文献、中图分类号、学科专业名称及DOI。默认在主题字段中检索。

在一框式检索界面点击"学位授予单位导航"即可进入出版物导航界面，对学位授予单位直接进行浏览检索。

（2）高级检索：在一框式检索界面的右侧点击"高级检索"，即可进入高级检索界面（图7-1-2），本案例可选择主题、关键词、篇关摘等字段的其中之一，输入检索词"肺栓塞"，在下方的"学位论文"处，点击倒三角符号选择"硕士"，然后点击"检索"按钮，在检索结果界面浏览检索结果，进一步确定相对应的学位授予单位、学科专业设置、导师姓名、承担课题情况等。

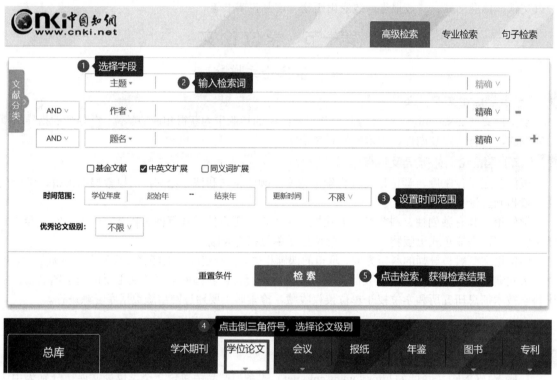

图 7-1-2　CNKI 学位论文库高级检索界面

（3）专业检索：点击"专业检索"标签，可在检索界面根据课题要求及界面提示的可检索字段，构建复杂检索式。检索时分别输入检索字段及相应的检索词，确定检索式之间的逻辑关系，点击"检索"显示检索结果（图7-1-3）。

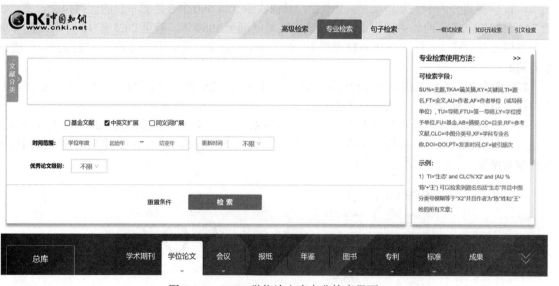

图 7-1-3　CNKI 学位论文库专业检索界面

（4）句子检索：通过输入的 2 个检索词，在全文范围内查找同时包含这 2 个词的句子，找到有关事实的问题答案。句子检索不支持空检，同句、同段检索时必须输入 2 个检索词（图 7-1-4）。

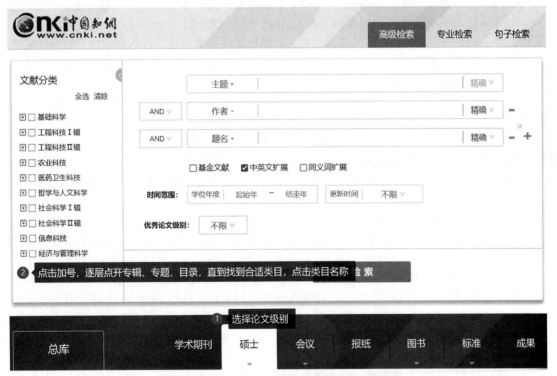

图 7-1-4　CNKI 学位论文库句子检索界面

（5）文献分类检索：点击高级检索界面左侧的"文献分类"（图 7-1-5），然后逐层点击专辑、专题，直到找到与检索需求最相关的类目，直接点击类目即可获得某一类的全部相关论文。

图 7-1-5　CNKI 学位论文的文献分类检索界面

本案例先选择"硕士"学位论文，然后采用文献分类检索"医药卫生科技"—"呼吸系统疾病"—"肺疾病"—"肺栓塞"顺序逐层展开类目，点击"肺栓塞"类目浏览相关论文，获取相关招生单位及其学科专业设置、导师姓名等情况。例如，昆明医科大学、新疆医科大学、吉林大学、河北医科大学、天津医科大学、山西医科大学等单位研究肺栓塞疾病的硕士学位论文较多。

3. 检索结果管理　检索结果可以按详情和列表两种格式显示（图 7-1-6），也可按主题、学位授予年度、学位授予单位、学科、导师、基金、学科专业等进行筛选、分组浏览检索结果。还可按相关度、出版时间、被引频次、下载频次、学位授予年度进行排序。可对检索结果进行批量下载、导出和可视化分析。

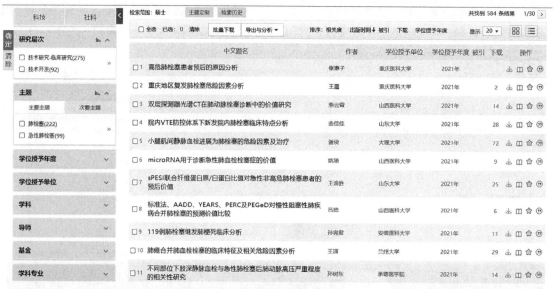

图 7-1-6　CNKI 学位论文检索结果界面

（1）题录、摘要下载：CNKI 学位论文库检索结果的题录和摘要可以免费下载。在结果显示界面，选择本页全部或部分题录，在"导出与分析"下选择"导出文献"中的任意格式，进入结果输出界面，选择输出格式（默认为 GB/T 7714-2015 格式引文），点击"导出"。输出格式包括 GB/T 7714-2015 格式引文、知网研学（原 E-Study）、CAJ-CD 格式引文、MLA 格式引文、APA 格式引文、查新格式、RefWorks、EndNote、NoteExpress、NoteFirst、自定义格式。

（2）全文浏览与下载：在检索结果显示界面，单击论文题名链接，进入结果细览页面，可选择"整本下载"、"分页下载"、"分章下载"或"在线阅读"。CNKI 学位论文库的全文浏览及下载后的查看必须下载安装特定的阅读器 CAJ Viewer。

（3）可视化分析：可对已选结果或全部检索结果进行分析。在结果显示界面的"导出与分析"下选择"可视化分析"中的"已选结果分析"或"可视化分析"进入结果分析界面，可查看年度分布、主题分布学科分布、基金分布等采用柱状图或饼图展示的分组数据。

（二）中国学位论文全文数据库

1. 概况　中国学位论文全文数据库（China Dissertations Database，网址为 https://c.wanfangdata.com.cn/thesis）是中国科技信息研究所万方数据公司开发研制，由万方数据知识服务平台提供检索服务。数据库收录了 1980 年以来我国学位授予单位提供的博士、硕士学位论文，内容涵盖基础科学、理学、工业技术、人文科学、社会科学、医药卫生、农业科学、交通运输、航空航天和环境科学等22 个学科领域，包括哲学、经济学、法学、教育学、文学、历史学、理学、工学、农学、医学、军事学、管理学 12 个学科专业，其中医学专业又分为基础医学、临床医学、门腔医学、公共卫生与预防医学、中医学、中西医结合、药学、中药学 8 个二级类目。截至 2021 年 10 月，中国学位论文全文数据库共收录学位论文 694 余万篇。

2. 检索方法　系统提供简单检索、高级检索、专业检索、作者发文检索、学科目录浏览检索、专业目录浏览检索、授予单位浏览检索等方法。

（1）高级检索：根据课题需求，检索时选择检索字段、输入检索词（可以选择检索词精确还是模糊匹配）、利用逻辑"与"、逻辑"或"、逻辑"非"关系构造检索表达式，也可以在输入框内使用括号及运算符构建检索表达式，设定论文发表时间，点击"检索"（图 7-1-7）。可选字段包括全部、主题、题名或关键词、题名、作者、作者单位、摘要、关键词、中图分类号、导师、学位授予单位、学位、专业。

（2）专业检索：使用带检索字段的检索词和布尔算符构建检索表达式进行检索（图 7-1-8）。

（3）作者发文检索：输入作者名称和作者单位等字段来精确查找相关作者的学术成果，系统默认精确匹配，可自行选择精确还是模糊匹配（图 7-1-9）。

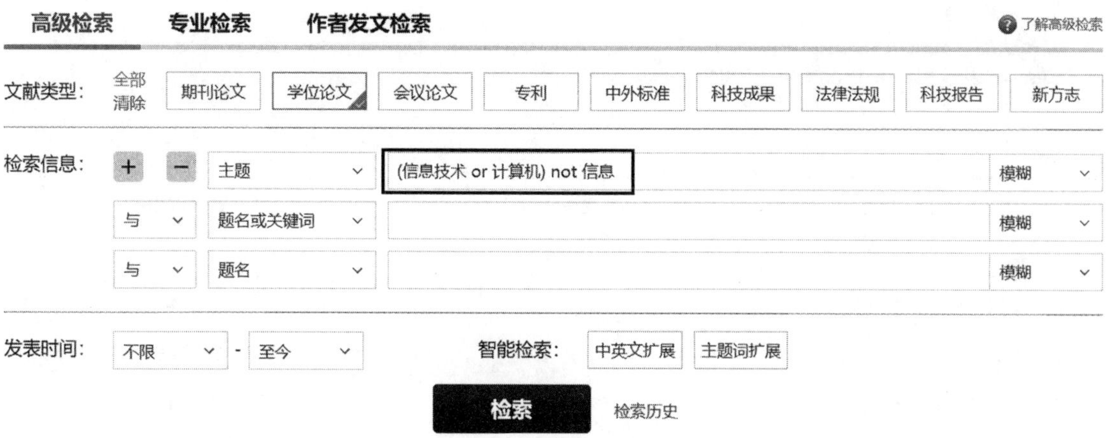

高级检索 **专业检索** **作者发文检索** ❓了解高级检索

| 文献类型: | 全部清除 | 期刊论文 | 学位论文 | 会议论文 | 专利 | 中外标准 | 科技成果 | 法律法规 | 科技报告 | 新方志 |

检索信息: **+** **−** | 主题 ∨ | (信息技术 or 计算机) not 信息 | 模糊 ∨

与 ∨ | 题名或关键词 ∨ | | 模糊 ∨

与 ∨ | 题名 ∨ | | 模糊 ∨

发表时间: 不限 ∨ - 至今 ∨   智能检索: 中英文扩展 主题词扩展

检索   检索历史

图 7-1-7 中国学位论文全文数据库高级检索界面

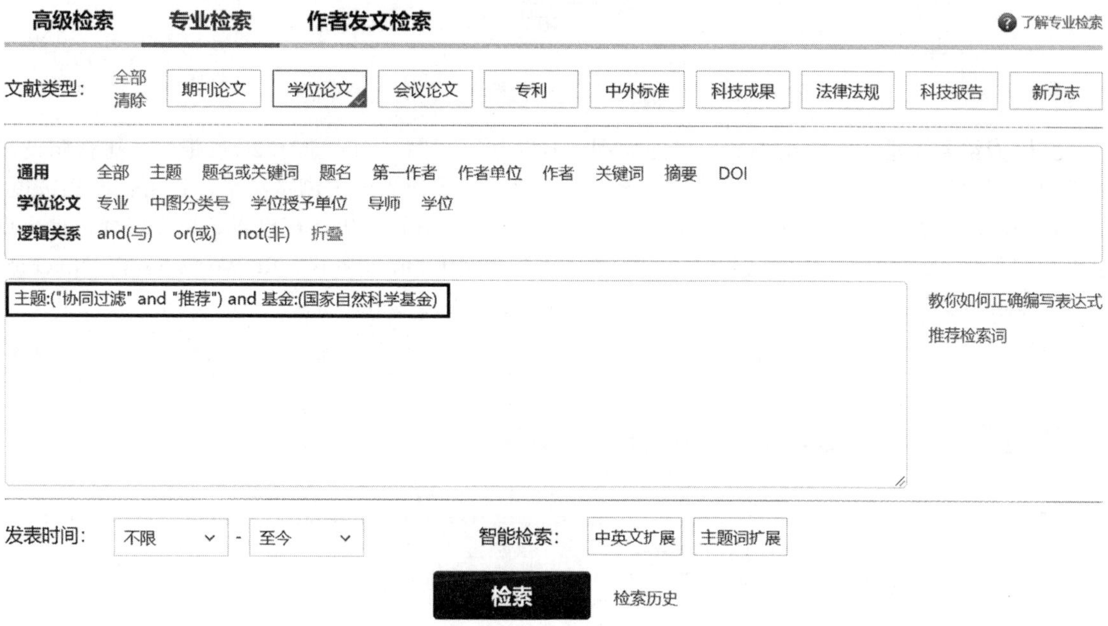

高级检索 **专业检索** **作者发文检索** ❓了解专业检索

| 文献类型: | 全部清除 | 期刊论文 | 学位论文 | 会议论文 | 专利 | 中外标准 | 科技成果 | 法律法规 | 科技报告 | 新方志 |

通用 全部 主题 题名或关键词 题名 第一作者 作者单位 作者 关键词 摘要 DOI
学位论文 专业 中图分类号 学位授予单位 导师 学位
逻辑关系 and(与) or(或) not(非) 折叠

主题:("协同过滤" and "推荐") and 基金:(国家自然科学基金)

教你如何正确编写表达式
推荐检索词

发表时间: 不限 ∨ - 至今 ∨   智能检索: 中英文扩展 主题词扩展

检索   检索历史

图 7-1-8 中国学位论文全文数据库专业检索界面

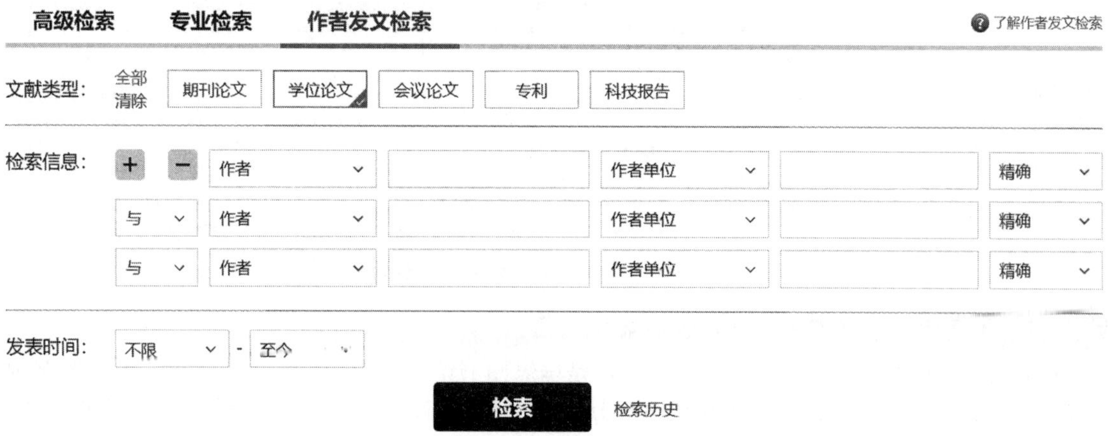

高级检索 **专业检索** **作者发文检索** ❓了解作者发文检索

| 文献类型: | 全部清除 | 期刊论文 | 学位论文 | 会议论文 | 专利 | 科技报告 |

检索信息: **+** **−** | 作者 ∨ | | 作者单位 ∨ | | 精确 ∨

与 ∨ | 作者 ∨ | | 作者单位 ∨ | | 精确 ∨

与 ∨ | 作者 ∨ | | 作者单位 ∨ | | 精确 ∨

发表时间: 不限 ∨ - 至今 ∨

检索   检索历史

图 7-1-9 中国学位论文全文数据库作者发文检索界面

（4）学科目录浏览检索、专业目录浏览检索、授予单位浏览检索：在学位论文导航页，通过学科、专业目录、授予单位的选择，逐级缩小范围浏览相关论文（图 7-1-10）。

中国学位论文全文数据库（China Dissertations Database），收录始于1980年，年增30余万篇，涵盖基础科学、理学、工业技术、人文科学、社会科学、医药卫生、农业科学、交通运输、航空航天和环境科学等各学科领域。

学科	专业	授予单位

马克思主义、列宁主义、毛泽东思想、邓小平理论	哲学、宗教	社会科学总论
政治、法律	军事	经济
文化、科学、教育、体育	语言、文字	文学
艺术	历史、地理	自然科学总论
数理科学和化学	天文学、地球科学	生物科学
医药、卫生	农业科学	工业技术
交通运输	航空、航天	环境科学、安全科学
综合性图书		

图 7-1-10　中国学位论文全文数据库浏览检索界面

3. 检索结果管理　检索结果显示界面如图 7-1-11 所示，默认每页显示 20 条记录。可按照论文的学位授予时间、学科分类、授予学位、学位授予单位、导师等分组浏览结果，也可按照相关度、学位授予时间、被引频次及下载量进行排序。可对检索结果进行导出，在检索结果中选择记录，点击"导出"即可。导出文件格式包括参考文献格式、NoteExpress 格式、RetWorks 格式、NoteFirst 格式、EndNote 格式、自定义格式、查新格式及 Bibtex 格式。

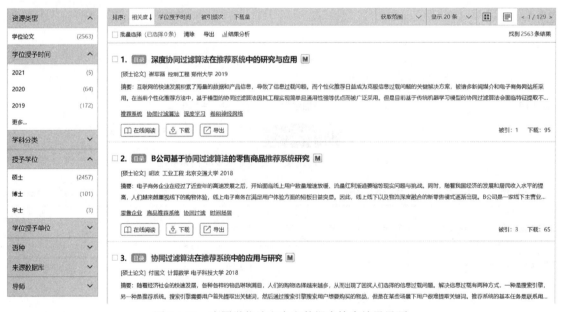

图 7-1-11　中国学位论文全文数据库检索结果界面

（三）中国国家图书馆博士论文数据库

1. 概况　中国国家图书馆博士论文数据库是国家图书馆馆藏特色资源之一（网址为 http://read.nlc.cn），是以国家图书馆 20 多年来收藏的博士论文为基础建设的学位论文影像数据。目前博士论文全文影像资源库以书目数据、篇名数据为内容，提供 25 万多篇博士论文的展示浏览。

2. 检索方法　系统提供简单检索、热门机构和热门学科浏览检索、高级检索。

（1）简单检索和浏览检索（图 7-1-12）：简单检索时直接在检索框中输入检索词，点击"检索"即可。还可根据热门机构和热门学科进行分类浏览检索，点击相应机构或学科即可。

（2）高级检索（图 7-1-13）：选择字段输入检索词，可选精确或模糊检索，点击"检索"即可获得检索结果。可选字段包括标题、论文作者、学位授予单位及出版时间。

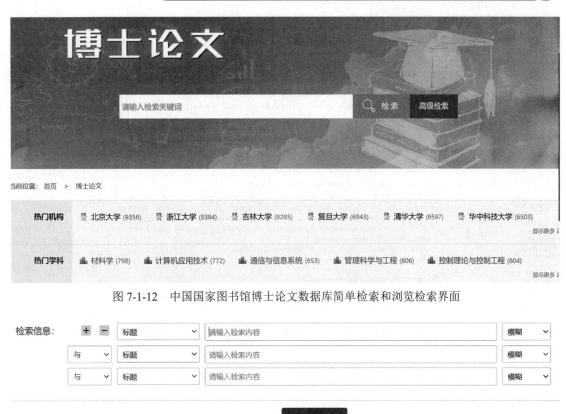

图 7-1-12 中国国家图书馆博士论文数据库简单检索和浏览检索界面

图 7-1-13 中国国家图书馆博士论文数据库高级检索界面

3. 检索结果显示 简单检索结果以大图或列表形式显示，高级检索结果仅以大图形式显示。

（四）国家科技图书文献中心（NSTL）学位论文数据库

1. 概况 国家科技图书文献中心（NSTL）学位论文数据库（网址为 https://www.nstl.gov.cn/resources_search.html?t=DegreePaper）收录了中外文的学位论文，其中中文学位论文收录 1984 年至今我国高校、科研院所授予的硕士、博士和博士后学位论文 220 多万篇，每年增加论文近 20 万篇。学科涉及自然科学各专业领域，涵盖全国 1093 所高校及科研机构。经济（F）、医药卫生（R）及自动化技术、计算机技术（TP）的学位论文馆藏量分列前三位。外文学位论文，收藏 ProQuest 公司出版的自 2001 年以来的电子版优秀硕博士论文 30 多万篇，每年新增约 4 万篇，涉及自然科学和社会科学领域，涵盖 924 所国外高校及科研机构。工程类、生物学、化学学科的学位论文馆藏量分列前三位。

2. 检索方法 数据库提供简单检索、高级检索及分类浏览检索功能。

（1）简单检索与分类浏览检索：简单检索时可直接输入检索词或在院校、专业及导师字段输入检索词进行检索（图 7-1-14）。分类浏览检索时，可按照学科分类、资源分类、院校、出版年、语种、学位、主题词、导师、专业、关键词、馆藏等分类浏览查看。

（2）高级检索：可结合学科分类在检索条件区选择字段输入检索词（图 7-1-15），同时在筛选条件区设置好筛选条件，点击"检索"，获得检索结果。

3. 检索结果的处理 检索结果显示页面如图 7-1-16 所示，默认每页显示 10 条记录。可按照论文的出版年、学位、院校、学科分类、导师等分组浏览结果。可按照时间、被引频次及 Nstl Metric 进行排序。可对检索结果进行导出，在检索结果中选择记录，点击"导出"即可。导出文件格式包括参考文献格式、NoteExpress 格式、RefWorks 格式、NoteFirst 格式、EndNote 格式、自定义格式、查新格式及 Bibtex 格式。

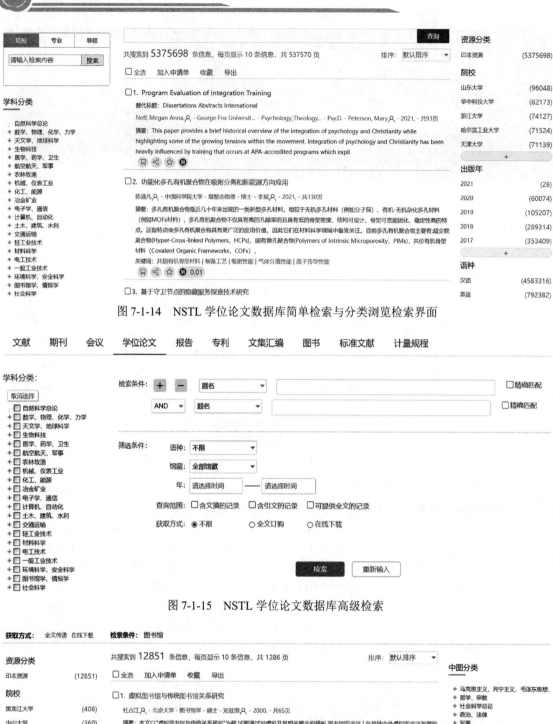

图 7-1-14　NSTL 学位论文数据库简单检索与分类浏览检索界面

图 7-1-15　NSTL 学位论文数据库高级检索

图 7-1-16　NSTL 学位论文数据库检索结果界面

三、国外学位论文数据库

（一）ProQuest 博硕士论文数据库

1. 概况　ProQuest 博硕士论文数据库（ProQuest Digital Dissertations&Theses，PQDT，网址为 http://www.pqdtcn.com/）由美国 ProQuest 公司出版，提供国外高质量学位论文全文，主要收录了欧美国家 2 000 余所高等院校提交的优秀博硕士论文，学科涉及理、工、医、农、人文、社会科学等领域。我国教育部 CALIS 中心组织我国部分高校、科研单位及公共图书馆联合采购了 PQDT 的部分学位论文全文，成员馆可通过 CALIS 全国文理中心（北京大学图书馆）、中国科学技术信息研究所、上海交通大学图书馆三个镜像站共享订购的资源，使用时需在机构 IP 内登录。

2. 检索方法　在系统的中文检索界面提供基本检索、高级检索和分类导航检索功能（图 7-1-17）。

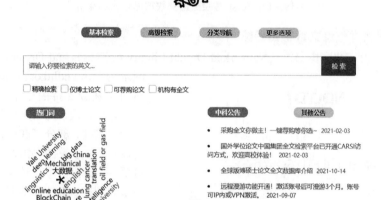

图 7-1-17　ProQuest 博硕士论文数据库基本检索界面

基本检索时直接输入检索词进行检索，可勾选精确检索锁定专业词汇，同时可以筛选可获得的论文种类。

分类导航检索包括按主题分类和按学校分类检索。

高级检索界面如图 7-1-18 所示，检索时根据课题要求，选择检索字段（标题、摘要、学科、作者、大学/机构、导师），输入相应的检索词进行逻辑组配，点击"检索"。高级检索可检索的字段包括作者、标题、摘要、学校/机构、学科、导师、ISBN、全文等。

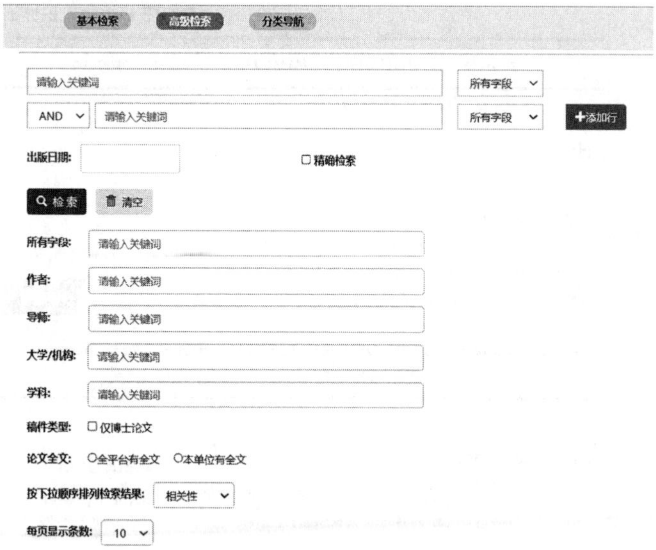

图 7-1-18　ProQuest 博硕士论文数据库高级检索界面

3. 检索结果 检索结果界面如图 7-1-19 所示。可对检索结果按照相关性、发表年度及全文上传时间进行排序，还可将检索结果导出或发送到邮箱，同时可对检索结果进行筛选。筛选的维度包括有无全文、发表年度、学科、学校/机构及语言。

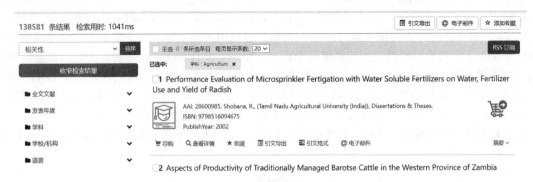

图 7-1-19 ProQuest 博硕士论文数据库检索结果界面

（二）美国网络学位论文数字图书馆

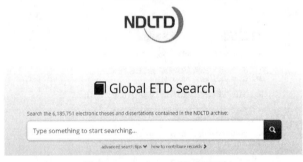

图 7-1-20 NDLTD 检索界面

美国网络学位论文数字图书馆（Networked Digital Library of Theses and Dissertations，NDLTD，网址为 http://ndltd.org）是由美国国家自然科学基金支持的一个网上学位论文共建、共享联盟，为用户提供免费学位论文题录和摘要，部分可获取论文全文。目前全球有 200 多家图书馆及研究机构加入成员单位，收录的学位论文有来自德国、丹麦等欧洲国家和中国香港、中国台湾等地的学位论文。

检索界面如图 7-1-20 所示，输入检索词检索即可获得结果。

（三）The DART-Europe 欧洲学位论文存储库

The DART-Europe 欧洲学位论文存储库（网址为 https://www.dart-europe.org/basic-search.php）是由致力于提高全球获取欧洲研究论文的研究性图书馆和图书馆联盟建立的合作组织，提供来自 29 个欧洲国家的 570 所大学的开放存取研究论文。

数据库提供基本检索和分类浏览检索功能（图 7-1-21），基本检索直接在检索框中输入检索词检索，分类浏览可通过学校、来源集、国家、时间分组浏览查看。

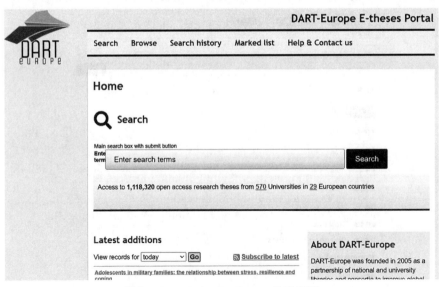

图 7-1-21 The DART-Europe 检索界面

案例 7-1-1

　　某医科大学临床专业学生对肺栓塞疾病的研究比较感兴趣，为了能够做出正确的决策，选择到适合自己报考兴趣的研究方向及学校、导师，欲了解我国相关专业硕士招生情况（如学位授予单位、学科研究方向、导师及承担课题情况）。

　　问题：

　　1. 该生可以通过什么方式了解硕士招生信息？

　　2. 我国常用的学位论文数据库有哪些？

　　3. 学位论文通常有哪些检索字段？

　　4. 本案例的需求包含了哪些显性、隐性检索点？

　　分析：

　　1. 选择考研报考方向及学位授予单位时，考生可通过各高校及科研院所发布的硕士招生简章了解相关信息。另外，一些学位论文数据库也提供了辅助查询功能。通过学位论文数据库检索，可获知论文题名、导师姓名、学位授予单位、研究方向、学生姓名、论文摘要等重要信息。

　　2. 我国常用的学位论文数据库有 CNKI 的中国博士学位论文全文数据库和中国优秀硕士学位论文全文数据库，万方数据知识服务平台的中国学位论文数据库、国家科技图书文献中心（NSTL）中文学位论文数据库等。

　　3. 学位论文的检索字段一般有论文篇名、论文作者、学位授予单位、学位年度、分类号、导师姓名、研究方向/学科、论文级别等，可根据需求或已知条件分别检索。

　　4. 本案例需求包含显性检索点：主题/关键词/摘要—肺栓塞；隐性检索点：采用分类导航系统逐层递进找到"医药卫生科技"—"呼吸系统疾病"—"肺疾病"—"肺栓塞"类目；论文级别—硕士学位。

第二节　会议文献

一、会议文献概述

（一）会议文献的含义

　　会议文献（conference literature）是指各类学术会议的资料和出版物，一般包括学术报告、会议录、论文集等。会议信息是指会议组织者或学、协会在会议前后发布的有关会议的消息，如会议主题、参会人员、会议召开的时间、地点等。

　　会议文献是了解各国科技水平动态、跟踪和预测科技发展趋势、进行信息分析和信息研究的重要参考资料，是传递科技信息、交流科技成果与经验的重要科技信息源之一，对于医学工作者来说，医学会议文献是获取最新医学信息、掌握学科前沿动态的重要信息源。

（二）会议文献的类型和特点

　　根据时间把会议文献分为会前文献、会中文献及会后文献。

　　会前文献指会议召开前出版的会议论文预印本或会议论文摘要，也包括会议预告、征文启事和会议通知书及会议日程表等。有的会议不会出版会议录，此时预印本就成为唯一的会议资料。

　　会中文献包括开幕词、讲话、讨论记录、会议简报、会议决议、闭幕词等行政事务性资料，许多内容价值性不高。

　　会后文献是指会议结束后正式发表的会议论文，是最具价值性的文献，包括会议录、会议论文集、会议论文汇编、会议出版物等。

　　由于重要的会议都会有一些国内外的行业领军人物、主要专家学者参加并作大会主题报告，会议文献往往还包含许多新问题、新观点、新成果，具有专业性和针对性强、内容新颖、传递情报迅速等特点。此外，会议文献出版和发行方式灵活多样，是重要的情报源。

二、国内会议文献

（一）中国重要会议论文全文数据库

　　1. 概况　中国重要会议论文全文数据库（网址为 https://kns.cnki.net/kns8?dbcode=CIPD）重点收

录自 1999 年以来中国科协、社科联系统及省级以上的学会、协会，高校、科研机构，以及政府机关等举办的重要会议上发表的文献。其中，全国性会议文献超过总量的 80%，部分连续召开的重要会议论文回溯至 1953 年。目前，已收录出版 3 万次国内重要会议投稿的论文，累积文献总量 260 余万篇。产品分为十大专辑、168 个专题。

2. 检索方法　系统提供一框式检索、高级检索、专业检索、作者发文检索、句子检索、会议导航检索及文献分类浏览检索。

（1）一框式检索与会议导航检索：CNKI 中国重要会议论文全文数据库一框式检索界面如图 7-2-1 所示。其检索方法非常简单，首先进行字段选择，然后在检索框中输入检索词，点击右侧的"Q"即可获得检索结果。

可选字段有主题、篇关摘、关键词、题名、全文、作者、单位、会议名称、第一作者、主办单位、基金、摘要、小标题、参考文献、中图分类号、论文集名称。默认在主题字段中检索。

在一框式检索界面点击"会议导航"即可进入会议导航界面，对论文集、会议、主办单位直接进行浏览检索。

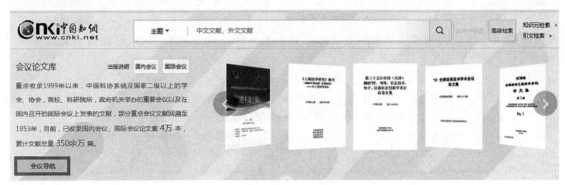

图 7-2-1　中国重要会议论文全文数据库一框式检索界面

（2）高级检索：在一框式检索界面的右侧点击"高级检索"按钮，进入高级检索界面（图 7-2-2），检索时选择检索字段、输入检索词，设置检索控制条件，点击"检索"，获得检索结果。

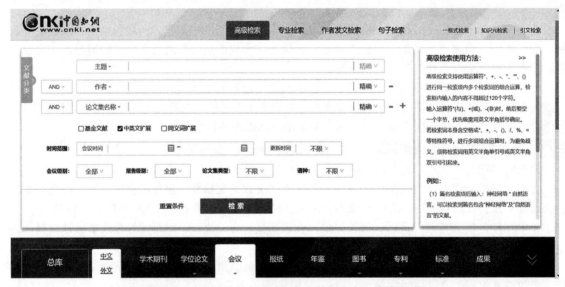

图 7-2-2　中国重要会议论文全文数据库高级检索界面

（3）作者发文检索：在高级检索界面切换"作者发文检索"标签，可进行作者发文检索（图 7-2-3）。作者发文检索通过输入作者姓名及其单位信息，检索某作者发表的文献，功能及操作与高级检索基本相同。

3. 检索结果管理　检索结果可以按详情和列表两种格式显示（图 7-2-4），也可按研究层次、主题、发表年度、主办单位、学科、会议论文集、作者、单位、基金等进行筛选、分组浏览检索结果。还可按相关度、时间、被引频次、下载频次进行排序。可对检索结果进行批量下载、导出和可视化分析。

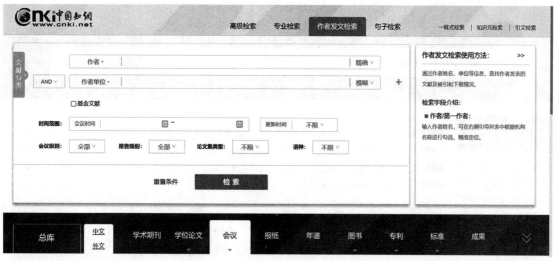

图 7-2-3 中国重要会议论文全文数据库作者发文检索界面

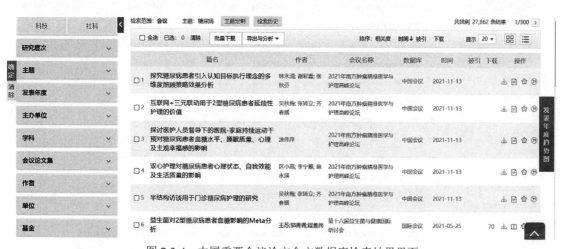

图 7-2-4 中国重要会议论文全文数据库检索结果界面

（二）中国学术会议文献数据库

1. 概况 中国学术会议文献数据库（网址为 https://c.wanfangdata.com.cn/conference）由万方数据知识服务平台提供服务，会议资源包括中文会议和外文会议，中文会议收录始于 1982 年，年收集约 3 000 个重要学术会议，年增 20 万篇论文，每月更新。外文会议主要来源于 NSTL 外文文献数据库，收录了 1985 年以来世界各主要学协会、出版机构出版的学术会议论文共计 766 万篇全文（部分文献有少量回溯），每年增加论文 20 余万篇，每月更新。

2. 检索方法 系统提供简单检索、会议导航浏览检索、高级检索、专业检索、作者发文检索等方式。

（1）简单检索与会议导航浏览检索（图 7-2-5）：简单检索时，在检索框中输入检索词可检索相关会议论文或会议。会议导航浏览检索包括按学科分类浏览、按会议名称首字母筛选、按主办单位、主办地及会议级别浏览查看。

（2）高级检索（图 7-2-6）：根据课题需求，选择检索字段，输入检索词，点击"检索"。可选检索字段包括主题、题名、题名或关键词、作者、作者单位、摘要、关键词、中图分类号、全部、DOI、第一作者、会议名称、会议-主办单位。

专业检索和作者发文检索方法参见第七章第一节。

3. 检索结果管理 会议论文的检索结果界面如图 7-2-7 所示，默认每页显示 20 条记录。可按照论文的年份、学科分类、会议级别、语种、会议名称、作者、机构、会议主办单位等分组浏览结果。可按照相关度、出版时间、被引频次及下载量进行排序。可对检索结果进行导出，在检索结果中选择记录，点击"导出"即可。导出文件格式包括参考文献格式、NoteExpress 格式、RetWorks 格式、NoteFirst 格式、EndNote 格式、自定义格式、查新格式及 Bibtex 格式。

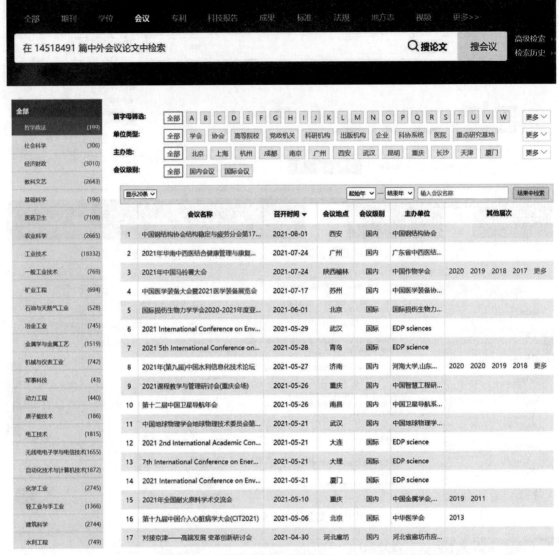

图 7-2-5　中国学术会议文献数据库简单检索与会议导航浏览检索界面

高级检索　　专业检索　　作者发文检索　　　　　　　　　　　　　　　　　　　　? 了解高级检索

| 文献类型： | 全部 清除 | 期刊论文 | 学位论文 | 会议论文 | 专利 | 中外标准 | 科技成果 | 法律法规 | 科技报告 | 新方志 |

检索信息：　+　-　主题　∨　　　　　　　　　　　　　　　　　　　　　　模糊　∨

　　　　　　与　∨　题名或关键词　∨　　　　　　　　　　　　　　　　　　模糊　∨

　　　　　　与　∨　题名　∨　　　　　　　　　　　　　　　　　　　　　　模糊　∨

发表时间：　不限　∨　- 至今　∨　　　　　智能检索：　中英文扩展　主题词扩展

检索　检索历史

图 7-2-6　中国学术会议文献数据库高级检索界面

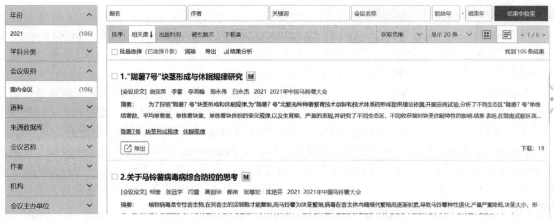

图 7-2-7 中国学术会议文献数据库检索结果页面

三、国外会议文献

（一）会议录索引数据库

会议录索引数据库（Conference Proceedings Citation Index，CPCI）由科学技术会议录引文索引（Conference Proceedings Citation Index-Science，CPCI-S）和社会科学及人文科学会议录引文索引（Conference Proceedings Citation Index-Social Science&Humanities，CPCI-SSH）2 个数据库组成，收录了自 1990 年以来超过 11 万个重要的国际会议，内容覆盖 256 个学科。CPCI 整合到 Web of Science™ 检索平台的 Web of Science™ 核心合集中，汇集了世界上最新出版的会议录资料，包括以专著、丛书、期刊、预印本、来源于期刊的会议论文等形式出版的国际会议论文文摘及参考文献索引信息，提供综合全面、多学科的会议论文资料，是目前查找世界上权威会议文献最主要的检索工具。

CPCI 提供基本检索、作者检索、被引参考文献检索及高级检索四种检索途径，使用方法参见 Web of Science™ 核心合集的相关检索方法。

（二）IEEE 会议文献

IEEE 会议文献（网址为 https://ieeexplore.ieee.org/Xplore/home.jsp）收录了自 1988 年以来的美国电气电子工程师学会（IEEE）和英国工程技术学会（IET）出版的 1 700 多种前沿会议论文集，获得了学术界和工业界的广泛认可，是全世界公认的最重要的电气工程、计算机科学综合出版论文集。

数据库提供基本检索、分类浏览检索、高级检索、命令检索和引文检索。

分类浏览可按照题名和主题浏览会议出版物，高级检索界面如图 7-2-8 所示，检索时选择字段输入检索词构造检索表达式，设置时间范围点击"Search"。

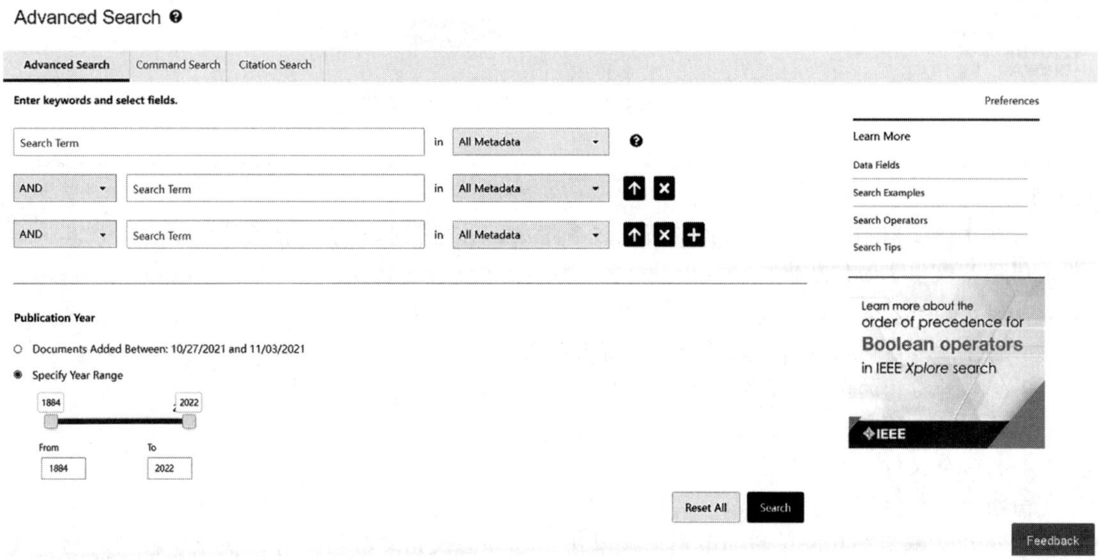

图 7-2-8 IEEE 高级检索界面

（三）OCLC 会议论文数据库

美国联机计算机图书馆中心（Online Computer Library Center，OCLC，网址为 http://www.oclc.org）总部设在美国的俄亥俄州，是世界上最大的提供文献信息服务的机构之一。OCLC 系统中包含 2 个重要的会议数据库，分别是 PapersFirst 和 ProceedingsFirst。

PapersFirst：即世界各地会议论文索引数据库，对全球范围召开的大会、座谈会、博览会、研讨会、专业会、学术报告会所发表的论文进行索引，涵盖了 1993 年至今来自于大英图书馆文献供应中心的上述资料，目前共有 940 多万条记录，可通过馆际互借获取全文。数据每两周更新。

ProceedingsFirst：即世界各地会议录索引数据库，是 PapersFirst 的相关库，收录来源和会议范围与 PapersFirst 数据库相同，区别是对这些会议的会议录进行索引，而且每条记录都包含一份在每次会议上所呈交的文件清单，从而提供各次活动的一个概貌，共有近 49 万条记录。数据每周更新两次。

（四）国家科技图书文献中心外文会议数据库

国家科技图书文献中心外文会议数据库（National Science and Technology Library，NSTL，网址为 http://www.nstl.gov.cn）主要收录了 1985 年以来世界各主要学协会、出版机构出版的学术会议论文，部分文献有少数回溯。学科涵盖基础科学、工程技术、农业科学、医学科学等领域。

数据库提供简单检索、高级检索及分类浏览检索功能，高级检索界面如图 7-2-9 所示，检索时在检索区构建检索式，多行检索式可进行逻辑组配检索，可进行精确或模糊检索。筛选区可对语种、馆藏、时间、查询范围及获取方式等维度进行设置。可选择的检索字段包括题名、出处、作者、机构、关键词、主题词、摘要、出版者、会议名称、ISBN、ISSN、EISBN、EISSN。

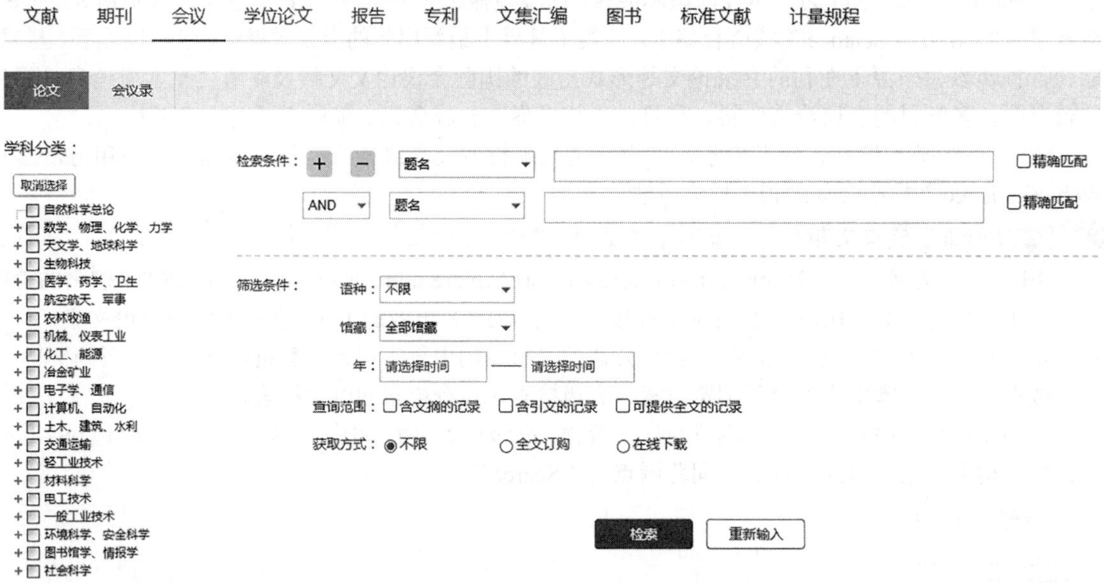

图 7-2-9　NSTL 外文会议数据库检索界面

案例 7-2-1

某学生欲了解国内外糖尿病最新研究进展情况，并想获取本学科相关的学术会议信息，如何能够满足该学生的信息需求？

问题：

1. 该学生可以通过什么方式了解学科前沿动态？

2. 国内外常用的会议论文数据库有哪些？

3. 会议论文通常有哪些检索字段？

4. 检索会议信息常用哪些资源？

分析：

1. 会议文献能够反映学科的最新发展动态，选择会议论文数据库可以快速掌握学科动态及发展趋势，了解国内外领军人物及同行的研究进展情况。

2. 国内外常用的会议论文数据库有 CNKI 中国重要会议论文数据库、中国学术会议论文数据库、国家科技图书文献中心（NSTL）中外会议论文库、会议论文引文索引等。

3. 会议论文的检索字段一般有论文篇名、作者、会议名称、会议主办单位、会议年度、会议地点、学科、论文级别（国家级、地区级）等。

4. 检索会议信息常用资源：首席医学网-医学会议、HON 在线会议信息、学术会议网医学会议预报、学/协会网站会议信息栏目、搜索引擎等。

第三节　专利文献

一、专利文献概述

（一）专利和专利文献

专利（patent）是指获得专利权的发明创造。专利权是国家专利主管机关授予申请人在一定时间内享有的不准他人任意制造、使用或销售其专利产品或者使用其专利方法的权利。授予专利权的发明和实用新型应当具备新颖性、创造性和实用性。

专利文献（patent document）是指记录有关发明创造信息的文件，是实行专利制度的国家或组织在审批专利过程中产生的官方文件及其出版物的总称，包括专利说明书、专利公报、专利索引、专利文摘、专利分类表、专利数据库等。专利说明书是专利文献的核心内容，上面记载着发明的实质性内容及付诸实施的具体方案，并提出专利权范围。专利检索的最终目标是获取专利说明书。

（二）专利和专利文献的类型

不同国家对专利的种类有不同的规定，我国专利有发明专利、实用新型专利和外观设计专利。

现代专利文献可分为三大类型：一次专利文献（各种形式的专利说明书）、二次专利文献（主要指专利公报和专利索引）、专利分类资料（专利分类表、分类表索引等）。

（三）专利和专利文献的特点

专利具有排他性、区域性和时间性。

专利文献具有内容新颖完整、报道翔实、技术含量高的特点，在医学及新药的开发研制方面具有重要的意义。

专利文献增长速度非常快，95% 以上的最新技术首先在专利文献中报道。目前，世界许多知识产权组织将专利数据库在网络上免费开放，专利文献检索更加便捷，用户能够迅速获取相关的核心技术。

二、国内专利文献数据库

（一）中国国家知识产权局专利检索及分析系统

1. 概况　中国国家知识产权局专利及检索分析系统（网址为 http://pss-system.cnipa.gov.cn）是集专利检索与专利分析于一身的综合性专利服务系统。本系统依托于丰富的数据资源，提供了简单、方便、快捷、丰富的专利检索与分析功能，丰富的接口服务和工具性功能也为检索和分析业务提供了强有力的支撑。支持多种语言检索。

2. 检索方法　专利检索及分析系统提供常规检索、高级检索、导航检索、药物专题检索、命令行检索等方法。用户注册后即可直接登录访问。

（1）常规检索：检索字段包括自动识别、检索要素、申请号、公开（公告）号、申请（专利权）人、发明人及发明名称。检索时可选择数据范围和检索字段进行检索（图7-3-1）。

（2）高级检索：主要根据收录数据范围提供了丰富的检索入口及智能辅助的检索功能。可以根据自身的检索需求，在相应的检索表格项中输入相关的检索要素，并确定这些检索项目之间的逻辑运算，进而拼成检索式进行检索。如果希望获取更加全面的专利信息，或对技术关键词掌握得不够全面，可以利用系统提供的"智能扩展"功能辅助扩展检索要素信息。高级检索界面主要包含4个区域：检索历史、范围筛选、高级检索和检索式编辑区（图7-3-2）。

笔记栏

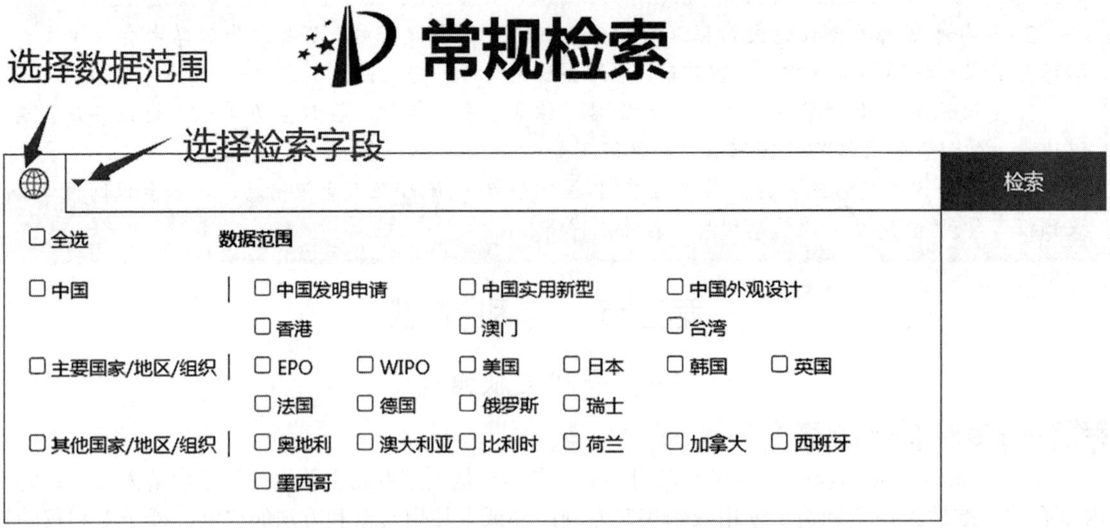

选择数据范围

常规检索

选择检索字段

检索

☐ 全选　　　　　**数据范围**

☐ 中国　　│　☐ 中国发明申请　　☐ 中国实用新型　　☐ 中国外观设计
　　　　　　│　☐ 香港　　　　　　☐ 澳门　　　　　　☐ 台湾

☐ 主要国家/地区/组织 │ ☐ EPO　☐ WIPO　☐ 美国　☐ 日本　☐ 韩国　☐ 英国
　　　　　　　　　　 │ ☐ 法国　☐ 德国　☐ 俄罗斯　☐ 瑞士

☐ 其他国家/地区/组织 │ ☐ 奥地利　☐ 澳大利亚　☐ 比利时　☐ 荷兰　☐ 加拿大　☐ 西班牙
　　　　　　　　　　 │ ☐ 墨西哥

图 7-3-1　专利检索及分析系统常规检索界面

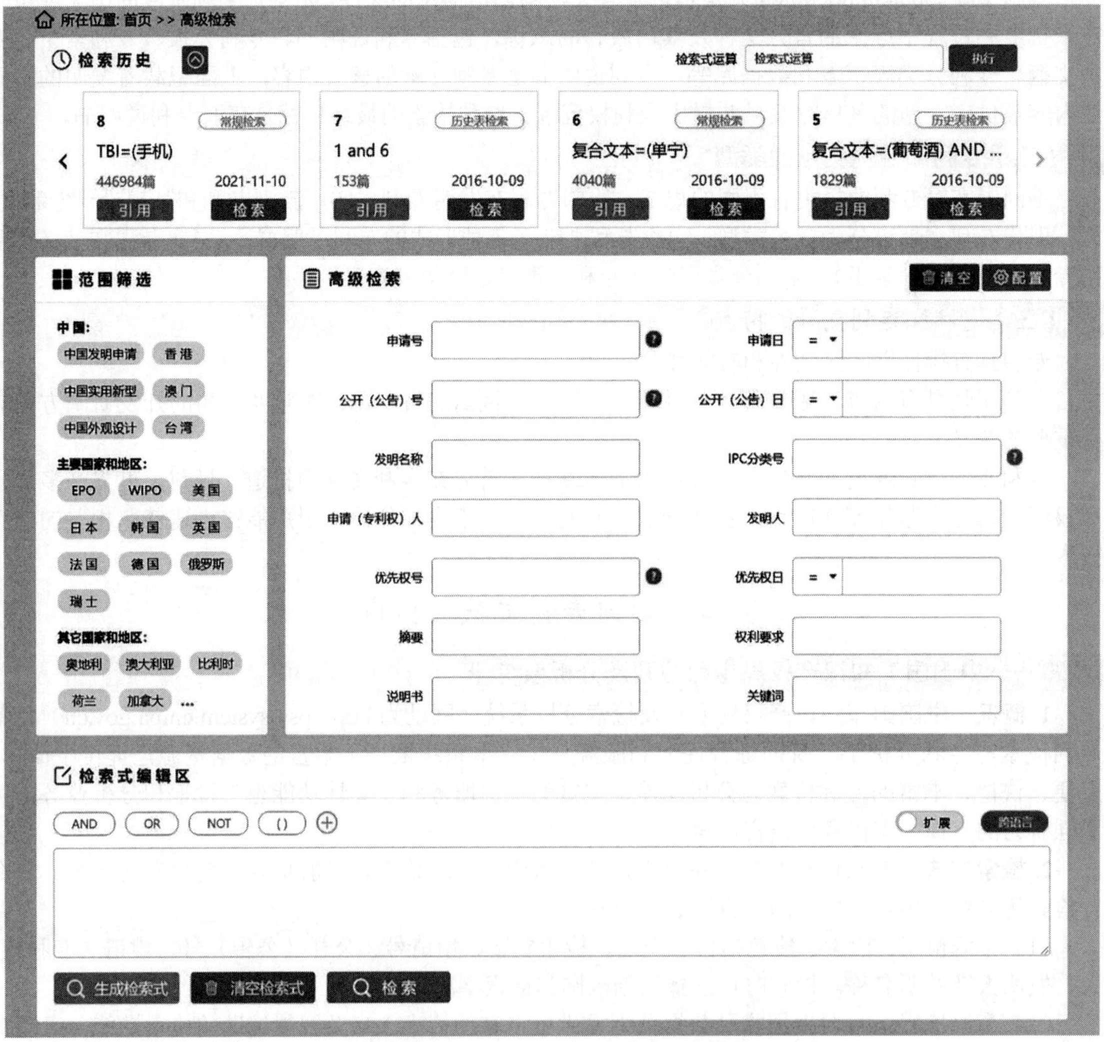

图 7-3-2　专利检索及分析系统高级检索界面

　　高级检索区根据专利可检索字段设置了表格检索功能，提供了不同的检索表格项，系统默认各检索字段之间为逻辑"与"的关系。系统提供的主要检索字段包括申请号、申请日、公开（公告）号、公开（公告）日、发明名称、IPC分类号、申请（专利权）人、发明人、优先权号、优先权日、摘要、权利要求、说明书、关键词等。

（3）导航检索：提供 IPC 分类号信息查询，可查询 IPC 分类表和按 IPC 分类表浏览、检索专利文献。

国际专利分类（International Patent Classification，IPC）于 1968 年诞生于欧洲。目前使用的第 8 版，结合了功能分类原则及应用分类原则，共 8 个部、128 个大类、640 个小类，小类之下还分有大组和小组，类目总数达 6 万个，适用面较广。

IPC 国际专利分类大类表：A 部为人类生活必需。B 部为作业；运输。C 部为化学；冶金。D 部为纺织；造纸。E 部为固定建筑物。F 部为机械工程；照明；加热；武器；爆破。G 部为物理。H 部为电学。

如图 7-3-3 所示，A 部——人类生活必需；A61 医学或兽医学；卫生学；A61P 化合物或药物制剂的特定治疗活性〔7〕；A61pl 治疗消化道或消化系统疾病的药物〔7〕；A61pl/18 治疗胰腺疾病的药物，例如胰酶〔7〕。点击分类号 A6lpl/18 旁边的"检索"，即可在下方获得检索结果，可对检索结果进行浏览和下载相关专利文献。

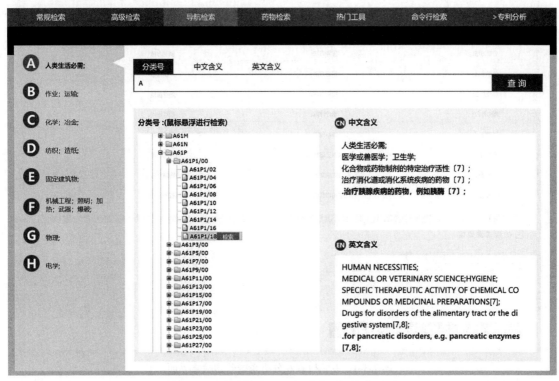

图 7-3-3　专利检索及分析系统导航检索界面

（4）药物专题检索：是基于药物专题库的检索功能，为从事医药化学领域研究的用户提供检索服务。用户可以使用此功能检索出西药化合物和中药方剂等多种药物专利。系统提供高级检索、方剂检索和结构式检索等多种检索模式，方便用户快速定位文献，西药辞典和中药辞典可提供检索辅助（图 7-3-4）。

3. 检索结果管理　可免费浏览检索结果，包括申请号、申请日、公开（公告）号、公开（公告）日、发明名称、IPC 分类号、申请（专利权）人、发明人、优先权号、优先权口、代理人、代理机构，还可进一步点击链接"详览"、查看"法律状态"、查看"申请人"基本信息（图 7-3-5）。

可对检索结果按照申请日或公开日进行排序，以搜索式、列表式、多图式进行显示。

可对检索结果进行过滤和统计，统计维度包括申请人、发明人、技术领域、申请日和公开日。

（二）CNIPR 专利信息服务平台

1. 概况　由知识产权出版社创建的中国知识产权网（China Intellectual Property Net，CNIPR，网址为 http://search.cnipr.com）设立了专利信息服务平台，主要提供对中国专利和国外（美国、日本、英国、德国、法国、加拿大、瑞士、欧洲专利局、世界知识产权组织等 90 多个国家和组织）专利的检索。

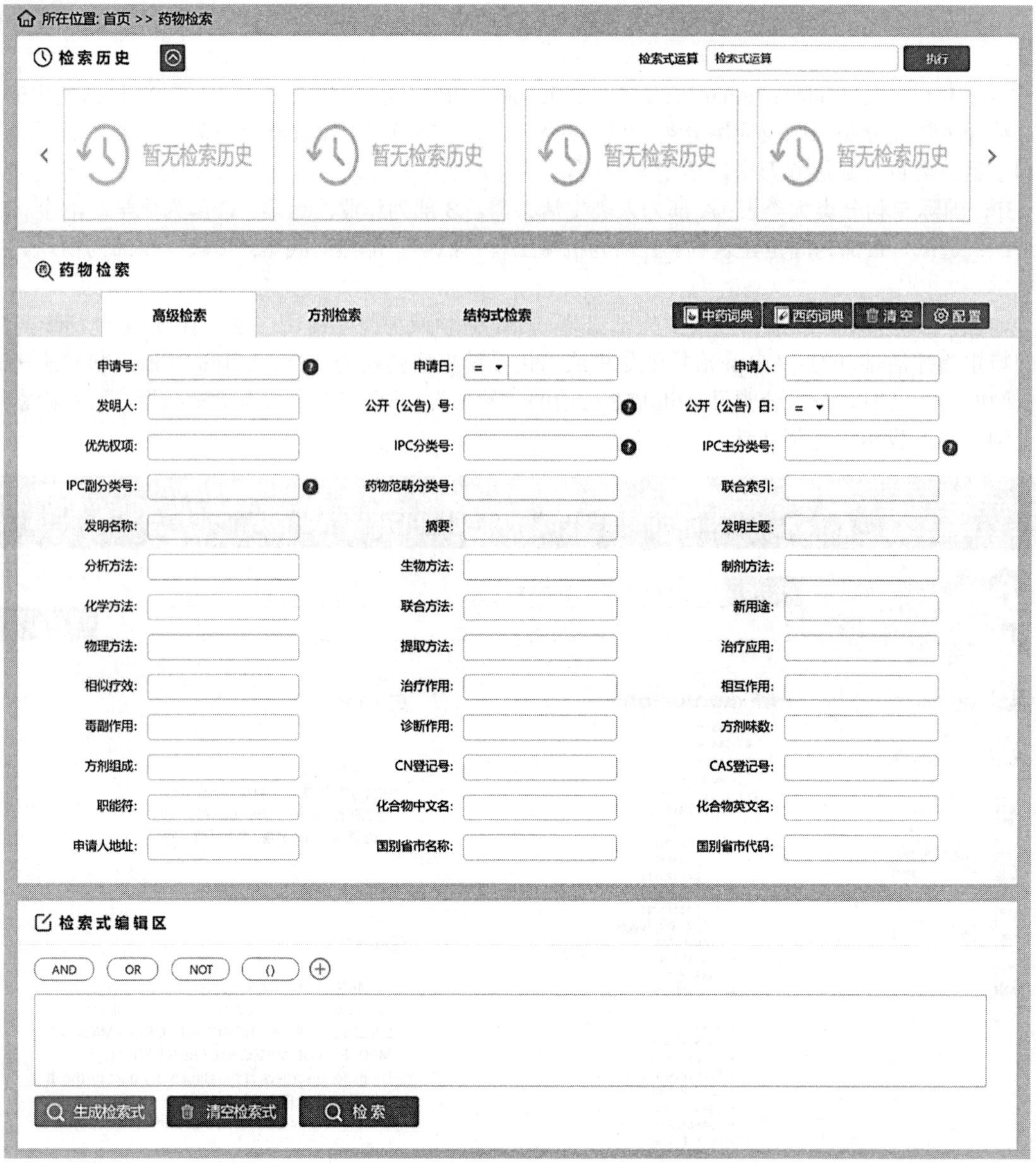

⌂ 所在位置: 首页 >> 药物检索

🕐 检索历史 ⊙ | 检索式运算 [检索式运算] [执行]

< 🕐 暂无检索历史 | 🕐 暂无检索历史 | 🕐 暂无检索历史 | 🕐 暂无检索历史 >

🔍 药物检索

| 高级检索 | 方剂检索 | 结构式检索 | [📥中药词典] [📥西药词典] [🗑清空] [⚙配置] |

申请号:		❓	申请日: [= ▾]		申请人:	
发明人:			公开（公告）号:		❓	公开（公告）日: [= ▾]	
优先权项:			IPC分类号:		❓	IPC主分类号:		❓
IPC副分类号:		❓	药物范畴分类号:			联合索引:	
发明名称:			摘要:			发明主题:	
分析方法:			生物方法:			制剂方法:	
化学方法:			联合方法:			新用途:	
物理方法:			提取方法:			治疗应用:	
相似疗效:			治疗作用:			相互作用:	
毒副作用:			诊断作用:			方剂味数:	
方剂组成:			CN登记号:			CAS登记号:	
职能符:			化合物中文名:			化合物英文名:	
申请人地址:			国别省市名称:			国别省市代码:	

✏ 检索式编辑区

(AND) (OR) (NOT) (()) (＋)

[🔍 生成检索式] [🗑 清空检索式] [🔍 检索]

图 7-3-4　专利检索及分析系统药物检索界面

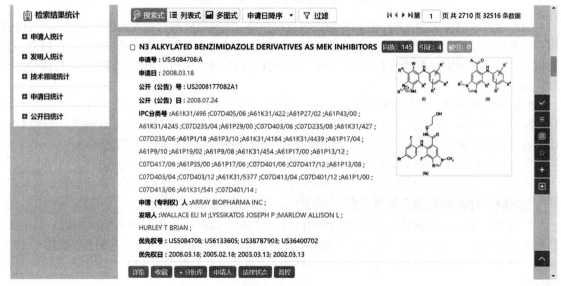

图 7-3-5　专利检索及分析系统检索结果显示

2.检索方法 专利信息服务平台提供中外专利混合检索、IPC分类导航检索、运营信息检索、中国专利法律状态检索、中国失效专利检索。检索方法包括简单检索、高级检索、逻辑检索、二次检索、过滤检索、同义词检索等。用户需注册使用。

如图7-3-6所示，专利信息服务平台高级检索界面提供3种检索功能：表格检索、逻辑检索和号单检索。检索字段包括申请（专利）号、申请日、公开（公告）号、公开日、名称、摘要、权利要求书、说明书、申请（专利权）人、发明（设计）人、国际专利主分类号、国际专利分类号、地址、国省代码、同族专利、优先权、代理机构、代理人、名称/摘要、法律状态、名称/摘要/权利要求书等。

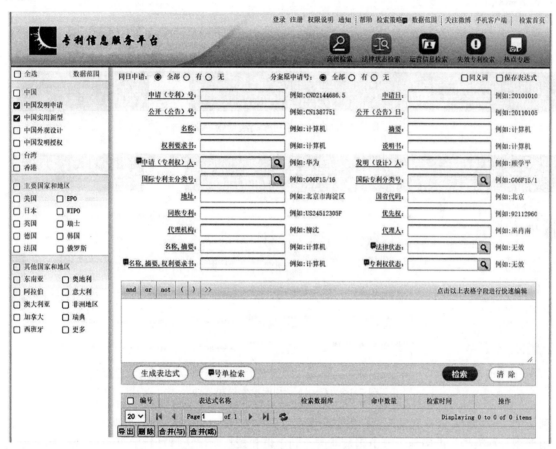

图 7-3-6 专利信息服务平台高级检索界面

（三）CNKI专利库

1.概况 CNKI专利库（网址为https://kns.cnki.net/kns8?dbcode=SCOD）包括中国专利和海外专利。中国专利收录了1985年以来在大陆申请的发明专利、外观设计专利、实用新型专利，共3650余万项，每年新增专利约250万项；海外专利包含美国、日本、英国、德国、法国、瑞士、俄罗斯、韩国、加拿大、澳大利亚、世界知识产权组织、欧洲专利局等十国两组织的专利，共计收录从1970年至今专利1.0余亿项，每年新增专利约200万项。

2.检索方法 CNKI专利库提供了一框式检索、高级检索、专业检索和文献分类检索方法。

高级检索界面如图7-3-7所示，该界面可切换至专业检索和文献分类检索。检索方法参见CNKI学位论文、会议论文的检索方法。

其中文献分类检索包括国际专利分类检索和学科导航检索。

3.检索结果的处理 如图7-3-8所示，可对检索结果按照相关度、公开日和申请日进行排序；按照主题、专利类别、年度、学科分组浏览查看检索结果；对检索结果进行导出和分析。

（四）万方中外专利数据库

1.概况 中外专利数据库（Wanfang Patent Database，WFPD，网址为https://c.wanfangdata.com.cn/patent）涵盖1.3亿余条国内外专利数据。其中，中国专利收录始于1985年，共收录3300万余条

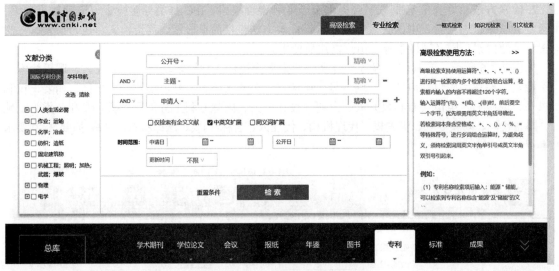

图 7-3-7　CNKI 专利库高级检索界面

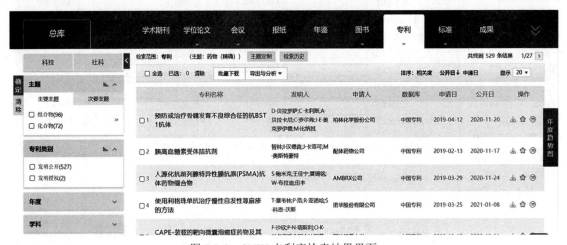

图 7-3-8　CNKI 专利库检索结果界面

专利全文，可本地下载专利说明书，数据与国家知识产权局保持同步，包含发明专利、外观设计和实用新型三种类型，准确地反映中国最新的专利申请和授权状况，每月新增 30 余万条。国外专利 1 亿余条，均提供欧洲专利局网站的专利说明书全文链接，收录范围涉及中国、美国、日本、英国、德国、法国、瑞士、俄罗斯、韩国、加拿大、澳大利亚、世界知识产权组织、欧洲专利局十一国两组织数据，每年新增 300 余万条。

2. 检索方法　系统提供简单检索、高级检索、专业检索、作者发文检索及 IPC 国际专利分类等方法。

专利检索的字段包括申请号、申请日期、公开号、专利名称、摘要、主分类号、分类号、申请人、发明人、代理机构、代理人、主权项、国别省市代码等检索项。简单检索、高级检索、专业检索、作者发文检索方法参见万方学位论文、会议论文的相关检索方法。IPC 国际专利分类如图 7-3-9 所示，根据需求选择相应类目进行检索。

3. 检索结果的处理　如图 7-3-10 所示，可对检索结果按照相关度、申请时间、公开时间和下载量进行排序；可按照专利分类、专利类型、国家/地区/组织、公开/公告年份、法律状态、专利权人和发明人分组浏览查看检索结果；可对检索结果进行二次检索和导出。

■（五）SOOPAT 专利数据库

1. 概况　SooPat（网址为 http://www.soopat.com/）是一个免费的专利数据搜索引擎。可以检索中国专利与世界 99 个国家和地区的专利文献。SooPat 可免费检索，并提供全文浏览和下载，如需进行深度利用和个性化服务可注册升级成为 SooPat 的高级会员。

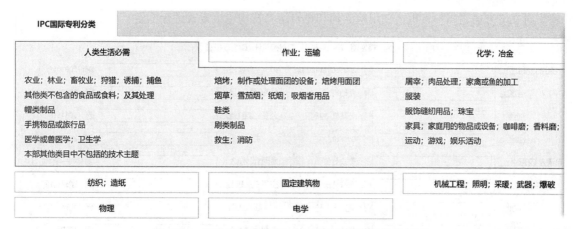

图 7-3-9　万方中外专利库 IPC 国际专利分类检索界面

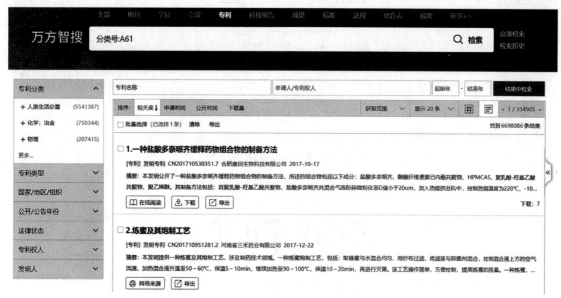

图 7-3-10　万方中外专利库检索结果界面

2. 检索方法　系统提供简单检索、表格检索、IPC 分类搜索等检索方法。

（1）简单检索：可检索不同类型的中国专利和世界专利，世界专利检索时应尽量使用英文，但也支持中文检索（图 7-3-11）。

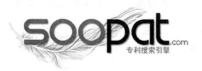

图 7-3-11　SooPat 简单检索界面

（2）表格检索：由两部分组成，分别是上方的表格检索和下方的逻辑检索（图 7-3-12）。使用表格检索时，可在相应检索框内输入检索词进行检索，不同检索框之间默认进行逻辑"与"的运算。逻辑检索时在下方的逻辑检索框内使用检索词和逻辑运算符构造检索式进行检索。

图 7-3-12　SooPat 高级检索界面

（3）IPC 分类搜索：可以使用 IPC 检索工具辅助检索（图 7-3-13）。

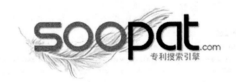

图 7-3-13　SooPat IPC 分类检索界面

3. 检索结果的显示　检索结果可按照搜索式、两栏式、多图式和表格式等形式显示；可对检索结果按照相关度、申请日和公开日进行排序；可对检索结果进行多维度的统计，包括申请人、发明人、申请日、公开日、分类号、外观分类等；可对检索结果按照法律状态进行筛选，导出时以 Excel 格式批量导出。此外还可手机扫描二维码查看具体专利信息（图 7-3-14）。

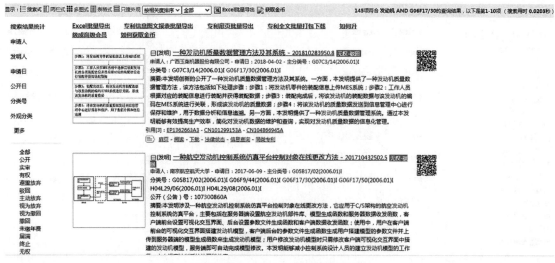

图 7-3-14　SooPat 检索结果页面

（六）incoPat 专利数据库

1. 概况　incoPat 专利数据库（网址为 https://www.incopat.com/）收录了全球 120 个国家、组织、地区 1 亿余件专利信息。数据采购自各国知识产权官方和商业机构，全球专利信息每周更新 4 次，数据全面覆盖，快速更新。通过全面的数据整合加工，可以检索的字段达 260 余个，形成了深入加工的多维度特色数据。对全球专利均提供了中英双语的标题和摘要，支持中文、英文和小语种检索全球专利，打破语言障碍，同时支持 70 余个数据维度的自定义统计分析，支持一键生成可视化图形的专利分析报告。

2. 检索方法　系统提供简单检索、高级检索、批量检索、引证检索、法律检索、AI 检索、语义检索、扩展检索以及图形检索等检索入口。

（1）简单检索：是一种较模糊的检索方式，在检索框中输入任意信息即可实现同时对多个字段的检索。可设置是否需要在说明书字段中进行检索。简单检索界面如图 7-3-15 所示。

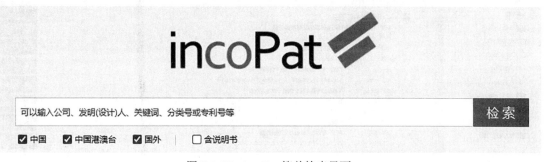

图 7-3-15　incoPat 简单检索界面

（2）高级检索：是一种精准的检索方式，界面分为"选择数据范围"、"表格检索"和"指令检索"3 个区域（图 7-3-16）。在检索区域选择检索字段，输入对应的检索要素就可检索，而且字段内部及多个字段之间可以进行逻辑运算。在指令检索区，可自行编辑逻辑关系复杂的检索式来检索。

3. 检索结果的显示　在检索结果显示界面，用户可自行设置检索结果排序方式、显示方式、显示字段、关键词高亮和去重。

用户可使用的排序方式有很多，除相关度、公开（公告日）、申请日排序外，还可以按照被引证次数、同族数量和合享价值度排序，一定程度上帮助用户从众多的检索结果中快速找出重要程度较高的专利。

有 5 种显示方式可供选择，分别是列表显示、图文显示、首图浏览、深度浏览和多图浏览。在"图文显示"模式下，还可以自行设定所需显示的字段。

可按照申请号或者同族对检索结果进行合并，以便于按照专利件数或同族个数来统计和分析检索结果。用户可以对检索结果进行二次检索、统计筛选和筛选关键词。

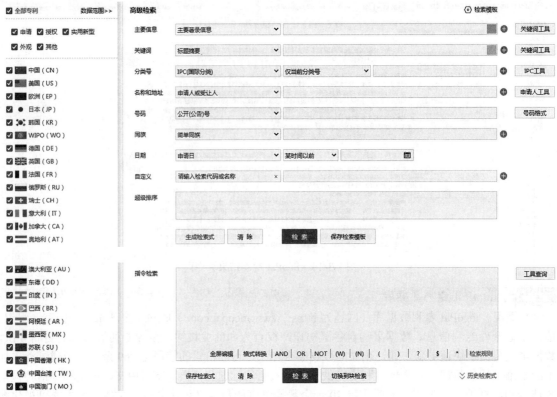

图 7-3-16　incoPat 高级检索界面

在检索结果显示界面的右侧有一系列工具栏，可以对检索结果执行保存（打印、发送邮件、下载著录项目）、下载说明书 PDF 原始文件、引证分析和导入智能库等操作（图 7-3-17）。

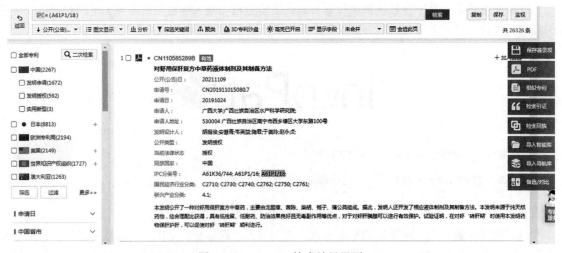

图 7-3-17　incoPat 检索结果界面

三、国外专利文献数据库

（一）Espacenet 专利数据库

1. 概况　欧洲专利组织（European Patent Organisation）通过 Espacenet 网站（网址为 http://worldwide.espacenet.com/）免费提供专利检索服务，提供 1836 年至今 90 多个国家和地区的 1.3 亿余条专利文献记录。

2. 检索方法　系统主要提供简单检索、高级检索、分类检索三种检索方式。

（1）简单检索：如图 7-3-18 所示，在检索框中输入任意检索词，点击"Q"即可。在检索结果显示页面，打开"Filters"，可以对检索结果进行筛选和分组查看。

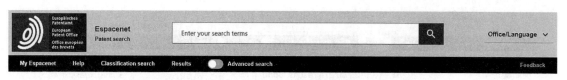

Espacenet: free access to over 130 million patent documents

图 7-3-18　Espacenet 简单检索界面

（2）高级检索（Advanced search）：如图 7-3-19 所示，可选择检索语言，提供包括英语在内的 3 种检索语言。提供的检索字段有题名（Title）、题名/摘要（Title or abstract）、申请号（Application number）、优先权号（（Priority number）、申请人（Applicants）、发明人（Inventors）、IPC 号等。

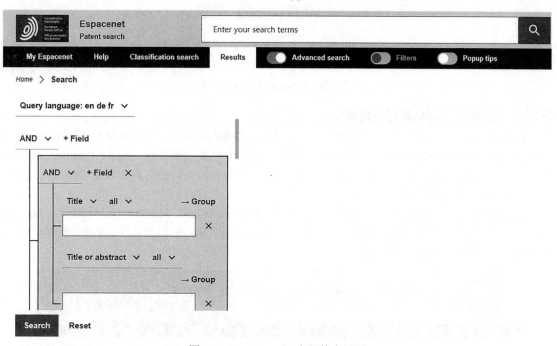

图 7-3-19　Espacenet 高级检索界面

（3）分类检索（Classification search）：如图 7-3-20 所示，利用合作专利分类系统 CPC 号进行检索。可直接输入相应的分类号检索，也可先输入关键词查找相应的分类号后再检索相关专利，或者通过分类浏览找到相应的分类号后进行检索。

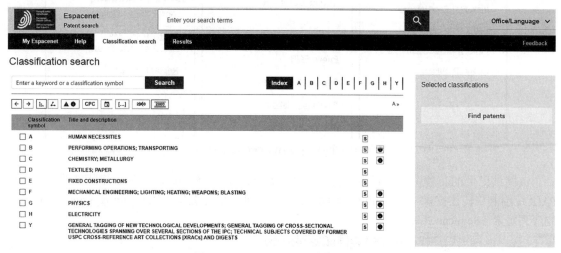

图 7-3-20　Espacenet 分类检索界面

3. 检索结果管理　如图 7-3-21 所示，打开"Filters"，可以对检索结果进行筛选和分组查看。检索结果包括著录项目（专利基本信息）、文本式说明书、专利权要求、专利附图、专利说明书全文、法律状态信息等，点击某一条记录可在右侧显示详细信息。

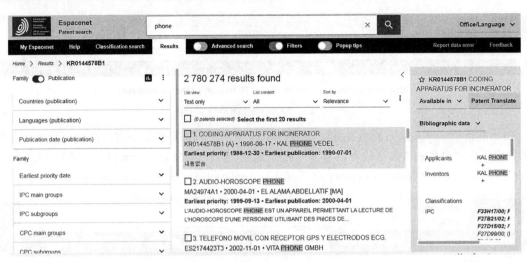

图 7-3-21　Espacenet 检索结果界面

（二）美国专利商标局专利数据库

1. 概况　美国专利商标局专利数据库（网址为 http://patft.uspto.gov）由美国专利商标局（United States Patent and Trademark Office，USPTO）提供，包括专利授权数据库（Issued Patents）和专利申请数据库（Patent Applications）两部分，可提供 1790 年至今的全文图像说明书及 1976 年至今的全文文本说明书，数据库每周更新 1 次。

2. 检索方法　系统提供了 3 种检索方式：快速检索（Quick Search）、高级检索（Advanced Search）、专利号检索（Number Search）。可检索专利首页的内容，包括著录项、文摘、专利权项（图 7-3-22）。专利说明书的下载需付费。

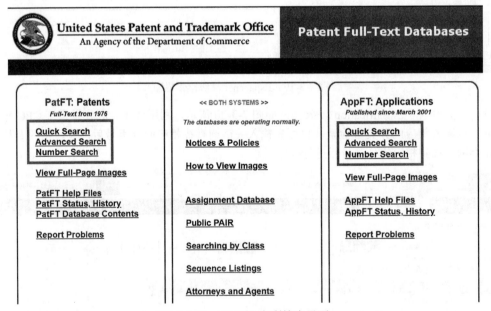

图 7-3-22　USPTO 专利检索界面

该网站提供的相关资源包括专利分类检索（Searching by Class）、专利法律状态检索（Public PAIR）、专利权转让检索（Assignment Database）、专利律师和代理人检索（Attorneys and Agents）、生物序列检索（Sequence Listings）。

（三）世界知识产权数字图书馆国际专利数据库

1. 概况　世界知识产权组织（World Intellectual Property Organization，WIPO）于 1998 年组织建立了国际专利数据库（WIPO PATENT SCOPE，网址为 http://patentscope.wipo.int/search），其目的是为政府机构和个人用户提供电子化知识产权信息服务，目前收录 9 900 余万条专利记录。检索界面提供多种语言格式。

2.检索方法　提供简单检索、高级检索、字段组合检索。

（1）简单检索：提供首页（Front Page）、任意字段（Any Field）、全文（Full Text）、识别码/编码（ID/Number）、国际专利分类（IPC）、名称（Names）以及公布日（Publication Date）等检索字段，检索时选择相应字段输入检索词检索即可（图7-3-23）。

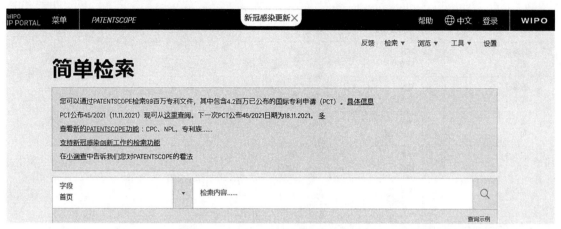

图7-3-23　PATENTSCOPE简单检索界面

（2）高级检索：在检索框中输入检索词并使用字段限定和逻辑运算构造检索式进行检索，同时可在检索框下方进行语种和检索范围的限定（图7-3-24）。

图7-3-24　PATENTSCOPE高级检索界面

（3）字段组合检索：检索界面提供的检索字段包括首页（Front Page）、WIPO公布号（WIPO Publication Number）、申请号（Application Number）、公布日（Publication Date）、标题（Title）、摘要（Abstract）、申请人名称（Applicant Name）、国际分类（International Class）、发明人名称（Inventor Name）、局代码（Officer Code）、中文说明书（Description）、中文权利要求书（Claims）等。检索时在相应字段的检索框中输入检索词，选择逻辑运算符构建检索表达式进行检索（图7-3-25）。

3.检索结果　可对检索结果进行可视化分析、排序及详情查看（图7-3-26）。

■ **（四）德温特创新平台**

德温特创新平台（Derwent Innovation）为科睿唯安（Clarivate Analytics）公司提供的专利检索和分析工具，包括来自全球100多个国家/地区的专利信息。其数据组成包括德温特世界专利索引（Derwent World Patents Index，DWPI）、德温特专利引文索引（Derwent Patents Citation Index，DPCI）及美国、欧洲、英国、加拿大、法国、德国、日本、韩国、WIPO等国家和组织专利全文数据。

字段组合 ▾

运算符		字段		值	
		首页	▾	值	⑦
和	▾	字段 WIPO 公布号	▾	值	⑦
和	▾	字段 申请号	▾	值	⑦
和	▾	字段 公布日	▾	值	⑦
和	▾	字段 中文标题	▾	值	⑦
和	▾	字段 摘要	▾	为空: 不适用	▾
和	▾	字段 可提供技术许可	▾	☐	

⊕ 再添加一个检索字段   ⊖ 重置检索字段

专利局 全部	▾
语言 中文	▾
☐ 词根提取	
☐ 单一族成员	
☐ 包括NPL	

重置   检索

图 7-3-25　PATENTSCOPE 字段组合检索界面

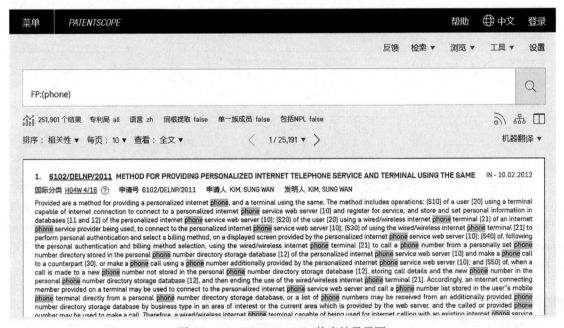

图 7-3-26　PATENTSCOPE 检索结果界面

提供多种检索方式,包括智能检索、表单检索、专家检索和公开号检索。提供专利原文下载、数据导出、多级文件夹、自动预警和监控等功能,实现便捷的信息存储、共享、追踪;提供可视化和多样化的分析工具，包括专利地图，文本聚类，引证分析，对专利记录进行分组分析的预定义图表和自定义图表等。

案例 7-3-1

某医院正在开发研制一种治疗胰腺疾病的药物，拟申报国家发明专利，欲全面获取国内外同类药物的专利信息。

问题：

1. 如何获取同类药物的专利信息？

2. 国内外常用的专利信息检索资源有哪些？

3. 专利信息检索常用的字段有哪些？

分析：

1. 获取同类药物的专利信息，可通过查询记录发明创造信息的官方文件，即专利文献，如专利说明书、专利公报、专利索引、专利文摘、专利分类表、专利数据库等。专利说明书详细记载着发明的实质性内容及专利权范围，是专利文献的核心内容，也是专利检索的最终目的。

2. 国内外常用的专利信息检索资源包括中国国家知识产权局专利检索及分析系统、中国知识产权网专利信息服务平台、欧洲专利局 Espacenet 专利数据库、美国专利商标局网站专利数据库、德温特创新索引数据库（DII）、世界知识产权数字图书馆国际专利数据库（IPDL）、国家科技文献图书中心中外专利数据库等。

3. 专利检索常用的字段包括专利名称、摘要、关键词、发明人、专利权人、申请号、申请人、发明人、公开号、IPC 号等。

第四节　标准文献

一、标准文献概述

（一）标准的含义

标准（standard）是公认的权威机构批准的标准化工作成果，是科研、生产、交换和使用的技术规定，也是质量管理和质量保证的依据。

（二）标准的分类

标准按其性质可分为技术标准、工作标准和管理标准，其中技术标准（technical standard）是标准文献的主体，是具有法律效力的文件。根据使用范围可分为国际标准、区域标准、国家标准、地方标准和行业标准及企业标准。根据内容可分为基础标准、产品标准、零部件标准、原材料标准和方法标准。按标准状态可分为现行标准、即将实施标准、被替代标准、废除标准等。根据成熟度分为法定标准、推荐标准和试行标准。根据国家标准化管理条例，我国标准分为国家标准、行业标准和企业标准三级。

（三）标准文献的特点

标准文献具有较强的权威性、规范性、法律性和时效性等特点，也包括国家颁布的消费品安全法、药典、政府标准化管理机构的有关文件等，需要定期修订。

二、国内标准文献数据库

（一）CNKI 标准数据总库

CNKI 的标准数据总库是我国数据量最大、收录最完整的标准数据库，包括国家标准全文、行业标准全文、职业标准全文及国内外标准题录数据库，共收录数据 60 余万项。用户可根据各级分类导航系统进行浏览或检索，免费下载题录和摘要。

1. CNKI 国家标准全文数据库　收录了 1950 年至今由中国标准出版社出版的，国家标准化管理委员会发布的国家标准共计 6 万条。如图 7-4-1 所示，CNKI 国家标准全文数据库设置了中国标准分类导航、国际标准分类导航、学科导航 3 种浏览方式。分类导航设置了 24 个类目，其中与医药卫生较为相关的类目有医药、卫生、劳动保护；食品；农业、林业等。医药、卫生、劳动保护类目下设有医药、卫生、劳动保护综合；医药；医疗器械；卫生；劳动安全技术；劳动保护管理；消防；制药、安全机械与设备。

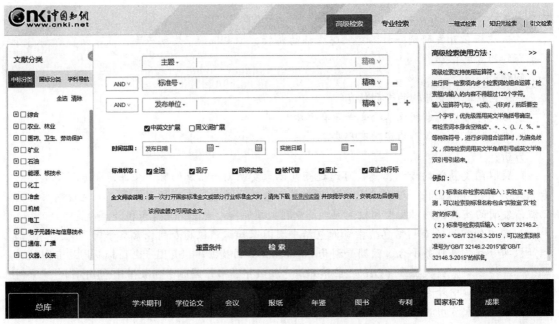

图 7-4-1　CNKI 国家标准全文数据库

检索字段包括标准名称、标准号、起草单位、起草人、采用标准、发布日期、中国标准分类号、国际标准分类号等。

标准状态可选择全选、现行、即将实施、被代替、废止、废止转行标。

2. CNKI 中国行业标准全文数据库　收录了现行、废止、被代替及即将实施的行业标准，全部标准均获得权利人的合法授权。收录了 1950 年以来的电子、轻工、黑色冶金、有色金属、稀土、中医药、卫生、医药、纺织、林业、煤炭、烟草等近 40 个行业标准的约 3 万项数据。可以通过全文、标准号、中文标准名称、起草单位、起草人、出版单位、发布日期、中国标准分类号、国际标准分类号等检索项进行检索。

3. CNKI 职业标准全文数据库　收录了 1999 年以来由人力资源和社会保障部职业能力建设司编制，由中国劳动社会保障出版社出版的国家职业标准汇编本，为各级职业技能鉴定机构及职业教育培训机构、职业院校等开展职业教育培训和职业技能鉴定工作提供了重要依据。采用高职专业分类和 CNKI 168 学科分类法。用户可以根据各级分类导航浏览。

4. CNKI 国内外标准题录数据库　是我国数据量最大、收录最完整的标准数据库，分为中国标准题录数据库（SCSD）和国外标准题录数据库（SOSD）。SCSD 收录了所有的中国国家标准（GB）、国家建设标准（GBJ）、中国行业标准的题录摘要数据，共计 10 余万条；SOSD 收录了世界范围内的重要标准，如国际标准（ISO）、国际电工标准（IEC）、欧洲标准（EN）、德国标准（DIN）、英国标准（BS）、法国标准（NF）、日本工业标准（JIS）、美国标准（ANSI）、美国部分学/协会标准（如 ASTM、IEEE、UL、ASME）等 18 个国家的标准题录摘要数据，共计 30 余万条。可以通过标准号、标准名称、关键词、发布单位、起草单位、发布日期等检索项进行检索。

本案例可选择 CNKI 标准数据总库，导航系统选择中标分类类目"医药、卫生、劳动保护"—"卫生"—"职业病诊断标准"；检出结果中包含世界各国有关职业病的诊断标准（图 7-4-2）。

（二）万方数据知识服务平台"中外标准数据库"

1. 概况　万方数据知识服务平台"中外标准数据库"（China Standards Database，网址为 https://c.wanfangdata.com.cn/standard）是由万方数据知识服务平台提供的标准题录检索。收录了所有的中国国家标准（GB）、中国行业标准（HB）及中外标准题录摘要数据，共计 200 余万条，其中中国国家标准全文数据内容来源于中国质检出版社，中国行业标准全文数据收录了机械、建材、地震、通信标准及由中国质检出版社授权的部分行业标准。

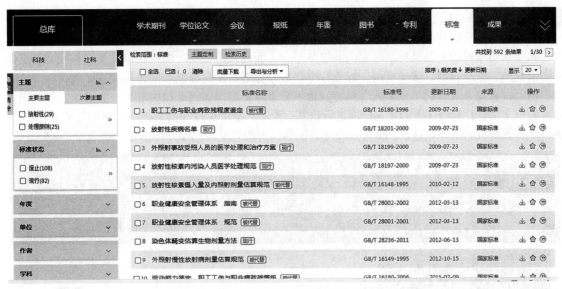

图 7-4-2 职业病诊断标准文献结果

2. 检索方法 数据库提供简单检索、中国标准分类导航检索、高级检索及专业检索方法。

（1）简单检索与中国标准分类导航检索：可直接输入检索词或点击分类类目进行检索（图7-4-3）。

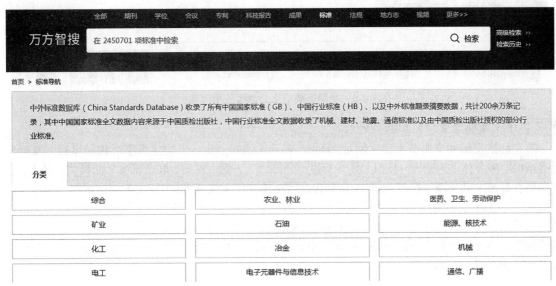

图 7-4-3 中外标准数据库简单检索与中国标准分类导航检索界面

（2）高级检索：检索字段包括标准编号、题名、关键词、标准-发布单位、中国标准分类号、国际标准分类号等（图7-4-4）。

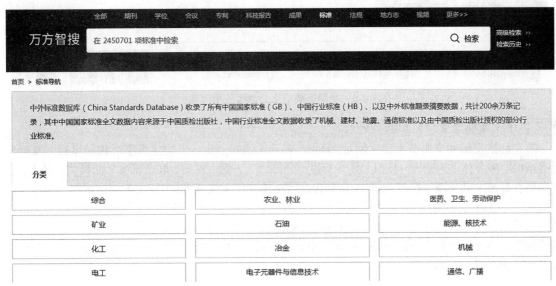

图 7-4-4 中外标准数据库高级检索界面

（三）全国标准信息公共服务平台

全国标准信息公共服务平台（网址为 http://std.samr.gov.cn/）是国家标准化管理委员会标准信息中心具体承担建设的公益类标准信息公共服务平台，面向政府机构、国内企事业单位和社会公众提供国家标准、国际标准、国外标准、行业标准、地方标准、企业标准和团体标准等标准化信息，为用户提供资源统一入口的"一站式"服务。该平台可以查询国家标准相关信息，如已经发布的国家标准的全文信息；制修订中的国家标准过程信息；国家标准意见反馈信息；技术委员会及委员信息；还可以查询国内、国外、行业、地方、企业、团体标准的目录信息和详细信息链接（图 7-4-5）。

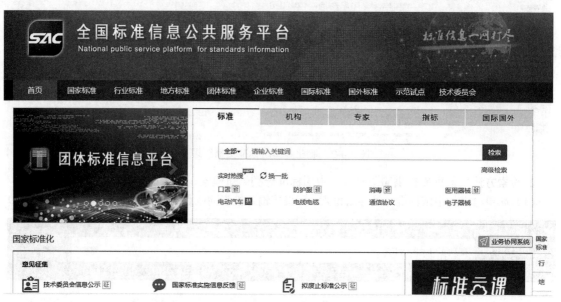

图 7-4-5　全国标准信息公共服务平台首页

（四）国家标准文献共享服务平台

国家标准文献共享服务平台（网址为 http://www.nssi.org.cn/）以构建数字时代国家标准文献资源战略保障服务体系为宗旨，按照"统一标准、分布加工、集中发布、联合服务"的机制，采集、收藏和整合标准文献资源，统筹我国 31 个省份地方标准化研究院和 62 个行业部门的资源，建立了数据总量达 170 余万条的国内外标准文献数据库和数据总量达 30 余万条的技术法规全文数据库。标准资源品种包括中国国家标准、中国行业标准、国际标准、国外国家标准、国外专业学协会标准、技术法规等。该平台向社会开放服务，提供标准动态跟踪、标准文献检索、标准文献全文传递和在线咨询等功能（图 7-4-6）。

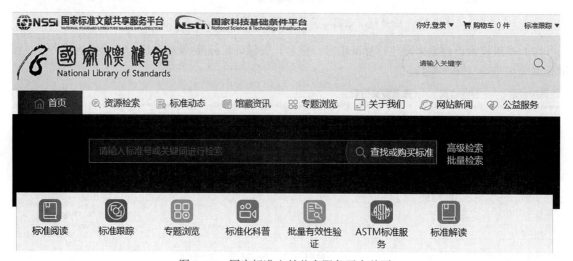

图 7-4-6　国家标准文献共享服务平台首页

三、国外标准文献数据库

（一）国际标准化组织

国际标准化组织（International Organization for Standardization，ISO，网址为 http://www.iso.org/）是国际上最权威的标准制定单位，也是世界上最大的非政府性标准化专门机构，其主要活动是制定国际标准，协调世界范围内的标准化工作。ISO 在线网址可查询国际标准信息，网站提供简单检索、高级检索、分类浏览检索等方式。

高级检索界面如图 7-4-7 所示，可选择检索范围包括颁布标准（Published）、即将实施标准（Under Development）、撤销标准（Withdrawn）、废除标准（Deleted-last 12 months）等。检索字段包括关键词或短语（Keyword or phrase）、ISO 标准号码（ISO number）、文档类型（Document type）、语种（Language）、日期（Date）、标准委员会（Committee）等。

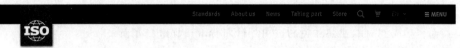

图 7-4-7　国际标准化组织高级检索界面

（二）Techstreet 国际标准数据库

Techstreet 国际标准数据库（网址为 https://www.techstreet.com）整合了全球 150 多个标准发布组织的标准，拥有超过 55 万件标准相关文档，涵盖各个行业。

数据库提供简单检索，在该界面输入检索词即可进行检索（图 7-4-8）。

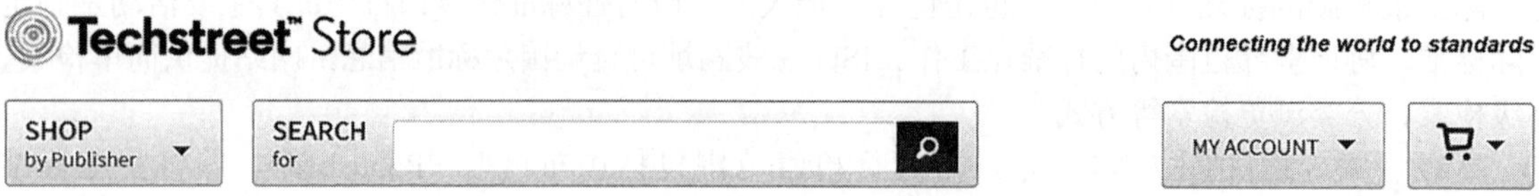

◎ Techstreet™ Store　　　　　　　　　　　*Connecting the world to standards*

| SHOP by Publisher ▼ | SEARCH for ⬚ 🔍 | MY ACCOUNT ▼ | 🛒▾ |

图 7-4-8　Techstreet 国际标准数据库检索界面

案例 7-4-1

某学生在医院实习中，参与了一些企业职工健康体检工作，从中发现有些人员带有明显的职业病倾向，因而想对职业病相关的国内外诊断标准情况进行了解。

问题：

1. 标准的制定是否有专门机构？

2. 检索标准文献常用的资源有哪些？

3. 标准文献通常有哪些检索字段？

4. 本案例的需求包含了哪些显性、隐性检索点？

分析：

1. 标准属于特种资源，具有较强的权威性、规范性、法律性和时效性等特点，是经过权威机构认定和批准的标准化工作成果。通过国际、国内的标准化组织机构认定的资源获得的标准信息才能保证真实、可靠。

2. 检索标准文献常用的资源有 CNKI 标准数据库（包括国家标准全文数据库、中国行业标准全文数据库、中国标准数据库、国外标准数据库）、万方数据知识服务平台的中外标准数据库、中国国家标准化管理委员会网、ISO 国际标准化组织在线等。

3. 标准文献的检索字段一般有标准号、标准名称、关键词、起草单位、起草人、采用标准号、发布日期、中国标准分类号、国际标准分类号、发布单位、摘要、被代替标准等。可根据需求或已知条件分别检索。

4. 本案例需求包含的显性检索点：标准名称/关键词/全文—职业病；隐性检索点：可采用文献分类目录"中标分类"导航系统逐层递进找到"医药、卫生、劳动保护"—"卫生"—"职业病诊断标准"类目；标准级别—国家标准、国际标准。

第五节　其他特种文献

一、科技报告

科技报告是记录科技研究工作成果或进展情况的报告。

按内容分，有报告书（report）、札记（note）、论文（paper）、备忘录（memorandum）、通报（bulletin）、技术译文（technical translation）、特种出版物（special publication）等；按科研进度，又有初步报告（primary report）、进展报告（progress report）、中间报告（interim report）、终结报告（final report）之分。就保密程度而言，有保密、解密和公开三种。

科技报告出版形式较特殊，每份报告自成一册，有机构名称，有统一编号。发表较及时，报道新成果的速度一般快于期刊及其他文献；内容较新颖、详尽、专深，注重报道进行中的科研工作。

大多数科技报告都与政府的研究活动、国防及尖端科学技术领域有关，所报道的研究成果一般必须经过主管部门组织有关单位审查鉴定，故所反映的技术内容具有较好的成熟性、可靠性和新颖性，是一种非常重要的情报来源。

科技报告出现于 20 世纪初，自第二次世界大战以来，国外不少军事、科研、工业机构用其对内对外传递科技情报，发展迅速，目前已成为科技文献的一大门类。全世界每年发表约 70 万件科技报告，出版量和影响最大的是美国政府的四大报告（AD 报告、PB 报告、NASA 报告和 AECERDA-DOE 报告）。我国的《科学技术研究成果报告》是报道我国重大科研成果的重要科技报告。查寻科技报告多用专门编辑的检索工具。

（一）国家科技报告服务系统

国家科技报告服务系统（网址为 https://www.nstrs.cn）主要针对社会公众、专业人员和管理人员三类用户。向社会公众无偿提供科技报告摘要浏览服务，社会公众不需要注册，即可通过检索科技报告摘要和基本信息，了解国家科技投入所产出科技报告的基本情况。向专业人员提供在线全文浏览服务，专业人员需要实名注册，通过身份认证即可检索并在线浏览科技报告全文，不能下载保存全文。科技报告作者实名注册后，将按提供报告页数的 15 倍享有获取原文推送服务的阅点。向各级科研管理人员提供面向科研管理的统计分析服务，管理人员通过科研管理部门批准注册，免费享有批准范围内的检索、查询、浏览、全文推送及相应统计分析等服务。

以"社会公众"用户为例，在首页点击"社会公众"，进入"社会公众"首页，大致分为四部分：导航栏（首页、报告导航、工作动态、标准规范、撰写培训、收录证书、政策解读和政务咨询）、分类导引、报告检索和报告样例。如图 7-5-1 所示，可通过分类导航或输入检索词检索。

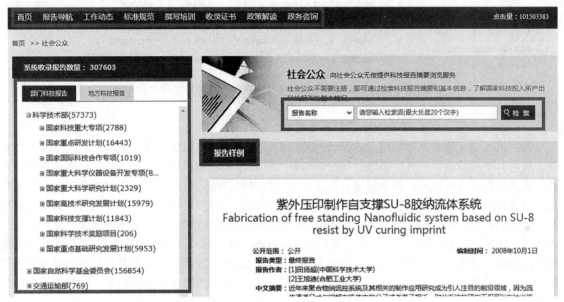

图 7-5-1　国家科技报告服务系统"社会公众"首页

（二）地方科技报告系统

地方科技报告系统包含了 22 个省、自治区的科技报告服务系统，分别为安徽科技报告共享服务系统、福建科技报告服务系统、甘肃科技报告共享服务系统、广东省科技报告服务系统、广西科技报告服务系统、河北科技报告服务系统、河南省科技报告共享服务系统、黑龙江科技报告服务系统、湖北科技报告共享服务系统、湖南科技报告共享服务系统、吉林科技报告共享服务系统、江苏科技报告共享服务系统、辽宁科技报告服务系统、宁夏科技报告服务系统、青海科技报告服务系统、山东科技报告服务系统、山西科技报告服务系统、陕西省科技报告服务系统、四川科技报告共享服务系统、新疆维吾尔自治区科技报告服务系统、云南科技报告服务系统及浙江科技报告共享服务系统，使用方法同国家科技报告系统。

（三）科技报告数据库

万方中外科技报告数据库（网址为 https://c.wanfangdata.com.cn/nstr）包括中文科技报告和外文科技报告。中文科技报告收录始于 1966 年，源于中华人民共和国科学技术部，共计 2.6 万余份。外文科技报告收录始于 1958 年，涵盖美国政府四大科技报告（AD、DE、NASA、PB），共计 110 万余份。

数据库提供简单检索、分类导航、高级检索、专业检索及作者发文检索。图 7-5-2 为简单检索和分类导航检索界面，可输入检索词或按来源、学科、地域、类型及字顺分类浏览检索。高级检索、专业检索及作者发文检索方法参见本章第一节。

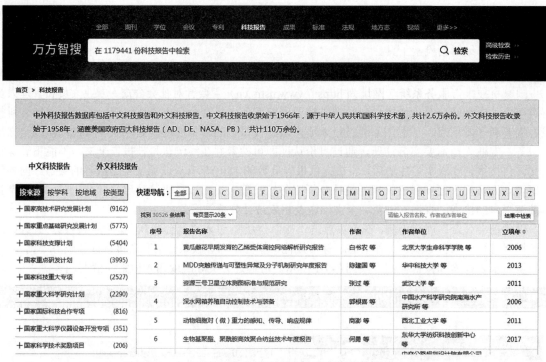

图 7-5-2 中外科技报告数据库简单检索和分类导航检索界面

二、政府出版物

政府出版物又称官方出版物。各国政府部门及其所属机构出版的文献。内容广泛，涉及基础科学、应用科学和社会科学各个领域。按性质可分为行政性文献和科技文献两大类。前者包括国会记录、司法资料、方针政策、规章制度、决议、指示以及调查统计资料等；后者包括各部门的研究报告、科普资料、技术政策文件等。它们对于了解各国政治、经济、法制、文化、教育、科技发展情况、方针政策及组织规划有重要的参考价值。许多国家政府都设有专门的文献出版机构，组织专家学者编辑出版政府文献，并指定一些图书馆作为"寄存图书馆"或"文献保存中心"，全面系统地收藏政府出版物，以供查考。政府出版物中最主要的是美国政府出版物，每年公开的科技文献有四五千篇。英国、加拿大、法国、日本等国也有一定数量出版。政府出版物在出版前后，往往通过其他形式发表，故重复率较高。一些国家的政府出版物有专门编辑的检索工具，查寻比较方便。

（一）政府门户网站

政府出版物可在各官方政府门户网站上查到，如可以通过中国政府网的国务院政策文件库查询已经公开发布的行政法规、规章和行政规范性文件如图 7-5-3 所示。

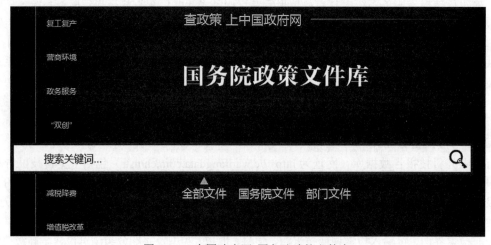

图 7-5-3 中国政府网-国务院政策文件库

（二）CNKI 政府文件

CNKI 政府文件检索，如图 7-5-4 所示，可按照发布机关或文种分类浏览检索，也可在高级检索的检索框中输入检索词构建检索表达式进行检索。

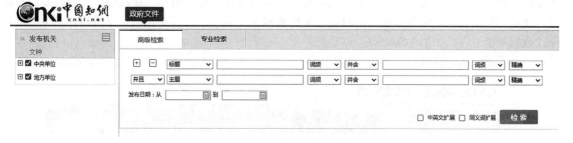

图 7-5-4 CNKI 政府文件检索界面

三、产品资料

产品资料又称产品说明书或产品目录。厂商为介绍、推销其产品而印发的商业宣传品。包括具体介绍一种或若干种产品的产品样本、罗列某一类或某一厂商产品的产品目录及产品说明书、厂商介绍、厂刊或外贸刊物、技术座谈资料等；以国内外工业产品样本和目录为多。所载内容为定型产品的性能、特点、用途、规格等，技术成熟，数据可靠，图文并茂，形象直观；出版发行迅速，多数由厂商赠送。这类资料对于技术人员在产品造型、设计、试制、改造及引进国外技术与设备等方面都有参考价值。各国厂商为了掌握竞争对手的活动情况，加快新产品的试制和推销，加速产品的更新换代，提高本企业产品的市场竞争能力，都很重视产品资料的搜集和利用。全世界产品资料的出版发行量很大，据不完全统计，每年有 50 万～60 万种。

（一）中国商品信息服务平台

中国商品信息服务平台（网址为 http://www.gds.org.cn/）是基于计算机网络技术、全球统一标识系统而构建的标准化信息交换平台。平台以权威准确、翔实全面的高质量商品信息为基础，广泛应用于零售消费、物品流通、资源计划、电子采购和品类管理等领域，为商品的制造商、零售商、批发商及咨询机构提供优质的信息服务。

中国商品信息服务平台（图 7-5-5）由商品信息注册系统、商品数据质量保证系统、任务计划处理系统、全球数据同步（GDS）管理系统四大部分组成，能够满足商业信息交换的个性化需求，实现信息资源价值的最大化利用。

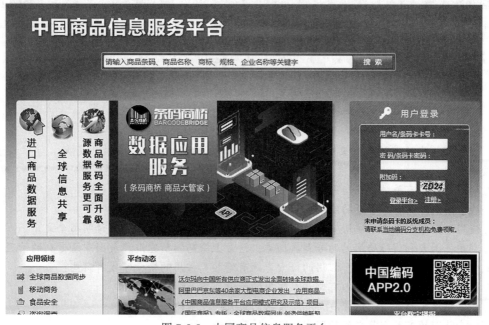

图 7-5-5 中国商品信息服务平台

（二）中国医疗器械信息网

中国医疗器械信息网（网址为 https://www.cmdi.org.cn）始建于 1998 年 10 月，由国家药品监督管理局信息中心主办，网站内容涵盖了医疗器械及周边行业的资讯、监管、服务、政策、专业数据查询及网上博览会几大内容，为广大医疗器械生产和经营企业、医疗机构提供权威、专业、及时、准确、翔实的资讯信息及专业数据，同时促进医疗器械生产企业、经营企业和医疗机构的商务交流合作。数据库检索界面如图 7-5-6 所示。

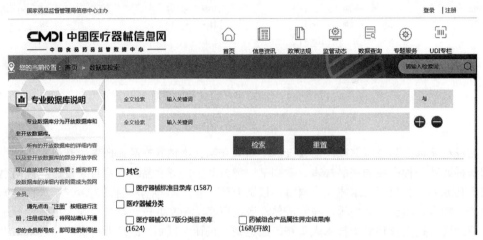

图 7-5-6　中国医疗器械信息网数据库检索界面

（三）中国价格信息网

中国价格信息网（网址为 http://www.chinaprice.com.cn/）由国家发展改革委价格监测中心主办，包含了价格政策文件及农业、工业、汽车、医药等行业最新及历史价格数据，是各级政府实施宏观价格调控，抑制通货膨胀的重要决策支持系统；也是促进企业调整产品结构，加强经营管理，使企业真正面向市场，推动企业发展的重要服务系统。中国价格信息网通过网上查询、信息邮递、市场调查、信息咨询、企业宣传、企业信息发布等内容、形式向用户提供服务（图 7-5-7）。

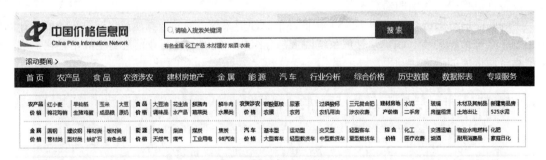

图 7-5-7　中国价格信息网界面

思　考　题

1. 检索有关中医药治疗胃炎的学位论文，写出 1 篇的论文篇名、作者、导师、学位授予单位、学位授予时间。

2. 检索近 3 年有关脑损伤与细胞凋亡关系的学位论文。

3. 检索国内外近 2 年召开的有关高血压药物治疗的会议文献。

4. 使用中国专利检索系统检索有关肝炎疫苗的专利，任选一件浏览其说明书全文。

5. 利用美国专利商标局网站的专利数据库，检索上海药物研究院在美国申请专利的情况。

6. 学位论文的特点是什么？常用的检索资源有哪些？常用的检索字段有哪些？

7. 检索专利文献常用的资源有哪些？常用的检索字段有哪些？

8. 检索会议文献常用的资源有哪些？常用的检索字段有哪些？

9. 检索最新的有关血管支架的国家标准、国际标准。

第八章 循证医学信息资源

循证医学（evidence-based medicine，EBM）又称证据医学，最早出现于 20 世纪 90 年代初的美国，其方法与内容来源于临床流行病学。此后，循证医学的浪潮席卷了整个医学界与全世界。它的出现使传统的生物-心理-社会医学模式发生了深刻的变革。专家学者们坚信它将彻底改变 21 世纪的医学实践模式。循证医学正是一场将知识转化为医疗卫生服务质量与效率的革命。

第一节 循证医学概论

一、循证医学的概念

循证医学意为遵循科学证据的临床医学，即临床决策需建立在当前对最佳科学证据基础上。1996 年循证医学创始人之一、世界著名流行病学家萨基特（Sackett）教授正式将循证医学定义为"慎重地（conscientious）、准确地（explicit）、明智地（judicious）应用当前最佳证据，对患者做出诊疗决策"。目前这一定义被广泛引用。循证医学的核心思想是在医疗决策中将临床证据、临床医生的个人专业技能和多年临床经验与患者的实际状况和意愿三者相结合，制订患者的治疗措施。

循证医学是最好的临床研究证据与临床实践（临床经验、临床决策）及患者价值观（关注、期望、需求）的结合。EBM 是运用最新、最有力的科研信息，指导临床医生采用最适宜的诊断方法、最精确的预后估计和最安全有效的治疗方法来治疗患者。EBM 强调医师应认真地深思熟虑地将目前所得到的最佳证据，用于对每一个患者进行健康服务时的决策，使提供的医疗服务建立在目前所能获得的证据基础上。

二、循证医学的起源和发展

（一）循证医学的起源

1948 年，英国医学研究会组织了世界上第一个临床随机对照试验，提出了链霉素治疗肺结核疗效的科学证据。1972 年英国流行病学专家科克伦（Cochrane）在其专著《疗效与效益：卫生服务随想》中指出，由于资源优先，临床工作者应该充分利用那些可获得的已经证明可靠的临床研究结果，尤其强调利用随机对照试验证据来指导临床实践。1979 年 Cochrane 在《疗效与效益：医疗保健中的随机对照试验》中提出，各临床专业应该对所有的随机对照试验（randomized controlled trial，RCT）结果进行整理，做出分析评价，并不断收集新的结果以更新这些评价，从而为临床治疗实践提供可靠的证据。从此以后，RCT 在临床研究中被普遍应用。

20 世纪 80 年代，在欧美发达国家 RCT 开始得到临床医生的广泛认可，并开展了大量 RCT 临床试验。许多人体大样本 RCT 结果发现，一些理论上应该有效的治疗方案实际上无效或害大于利，而另一些似乎无效的治疗方案却被证实利大于害，应该推广。

20 世纪 80 年代初，Sackett 等将流行病学与统计学的原理与方法，有机地与临床医学结合起来，创立了现代临床流行病学，对循证医学系统科学的发展起了重要的作用。

1992 年，《美国医学会杂志》发表题为 "Evidence-Based Medicine:A New Approach to Teaching the Practice of Medicine" 的文章，第一次正式提出循证医学的概念。文章指出医学科学发展迅速，医生应该掌握检索、理解、应用科学研究报告的能力，从而不断地直接从科学研究中学习新知识。而传统经验医学教育强调医生经验积累，恰恰缺乏对这些知识和技能的培养。这篇文章预示了一个新的医学实践模式即将兴起。

（二）国外循证医学的开展情况

20 世纪 90 年代以来，循证医学在世界各地得到迅猛发展。1992 年在英国牛津成立了以 Cochrane 博士姓氏命名的英国 Cochrane 中心。1993 年 10 月，来自于 11 个国家的 77 名 EBM 倡导者联合成立了 Cochrane 协作网，任务是制作、保存、传播和更新医学领域的系统综述（systematic review），为临床医学实践提供最佳的证据。1995 年 Sackett 教授受聘于英国牛津大学，建立了英国循证医学中心

（Evidence-based Medicine Centre）。同年 10 月，美国医学会和英国医学杂志联合创刊 *Evidence-based Medicine*，成为循证医学发展史上的一个里程碑。1997 年，Evidence-based Medicine 被 MeSH 收录为医学主题词。

21 世纪以后，提出了更为严谨的证据质量评价模式"GRADE"（The Grading of Recommendations Assessment，Development Evaluation），用于系统评价、卫生技术评估及临床实践中备选方案的证据质量评价和推荐强度评级，是一种更为全面、人性化、可行的关于医学实践的思考与探索结果。

2003 年，美国迈阿密大学路易斯·考尔斯纪念图书馆（Louis Calder Memorial Library）（医学）将循证医学列入了学校正式教学并作为主要课程。近年来，循证医学发展十分迅速，循证医学在临床实践中已涉及各个学科领域，在临床医疗、护理、预防、卫生经济、医学教育等领域开展了大量的以科学证据为基础的实践研究。

（三）国内循证医学的开展情况

1996 年 7 月正式在四川大学华西医院开始筹建中国循证医学中心（中国 Cochrane），1997 年获卫生部认可，1999 年 3 月 31 日经国际 Cochrane 协作网指导委员会正式批准注册成为国家 Cochrane 协作网的第十四个中心。2001 年 6 月，中国循证医学中心在纽约中华医学基金会（CMB）的资助下创办了世界上第一份中文循证医学杂志《中国循证医学杂志》，入编《中文核心期刊要目总览》（2020 年版）（即第 9 版）临床医学/特种医学类的核心期刊。

2001 年，广东省循证医学科研中心、广东省人民医院和中山大学附属第三医学主办《循证医学》；2004 年，四川大学建立了循证医学教育部网上合作研究中心；2006 年，复旦大学主办、复旦大学附属儿科医院承办《中国循证儿科杂志》；2008 年，北京军区总医院主办《中国循证心血管医学杂志》；2014 年，中华护理学会山西分会、山西医学期刊社主办《循证护理》，是我国护理学专业唯一的循证护理杂志。循证医学专业期刊的发展，对促进我国循证医学实践和方法研究发挥了积极作用

三、循证医学实践的基础与步骤

（一）循证医学实践的基础

1. 最佳研究证据　指应用临床流行病学的原则和方法及有关质量评价的标准，经过认真分析与评价获得的此前所有最真实可靠，且具有临床重要应用价值的研究成果。应用这些成果指导临床医疗实践，以取得更好的临床诊疗效果。

2. 高素养的医生　临床医生是循证医学证据的实践者，通过医生去实施对患者的任何处理和对疾病的诊疗，因此实践循证医学不仅要求临床医生具有扎实的医学知识和丰富的临床经验，而且还要具有不断更新和丰富自身新理论和新方法的决心。

3. 临床流行病学的基本方法和知识　临床流行病学的基本理论和临床研究的方法学是实践循证医学的学术基础。最佳证据的筛选依靠科学合理的研究设计；要严格地评价文献的质量，务必要具备严格评价的学术标准；要分析医学文献研究结果的真实性，务必要了解在研究中是否存在有关偏倚（bias）和混杂因素（confounder factor）的影响及可被接受的程度；要评价医学文献的重要临床意义，也必然会涉及终点指标的意义，定量测试指标的准确程度及其临床价值和相应的统计学分析与评价。

4. 患者的参与　医疗的终极目的是解除患者的病痛，因此患者的期望、需求和利益是医疗的最高目标。只有建立在患者合作意愿下的诊疗决策的实施，才有可能产生最佳的临床效果。从患者利益出发，赋予患者充分的知情权，了解所患疾病的预后和可选择的诊疗方法及其利弊和相应的费用，得到患者的理解和配合，才能达到最佳的治疗效果。

（二）循证医学实践的步骤

1. 提出问题　提出临床问题是循证医学实践的第一步，也是非常重要的一步。临床医生面对患者的具体情况，通过详细的病史采集和全面细致的查体，参考检验，检查资料，在临床专业知识、临床经验和技能综合分析的基础上，提出要解决的问题。

2. 检索证据　根据提出的临床问题，确定关键词或主题词，选择合理的循证医学检索系统，制定科学合理的检索策略，多渠道系统检索相关文献，获取证据。

3. 评价证据　将收集到的有关文献应用临床流行病学的严格评价标准，进行科学的分析和评价。对经严格评价证明质量不高的证据则弃之不用；尚难定论，有争议的研究证据，可作为参考或进一

步的研究或探讨；对真实性好、有重要意义且适用性强的最佳证据，可根据临床具体情况，用于指导临床决策，解决患者的问题。

4. 临床应用 通过严格评价获得的真实可靠并且具有重要意义的证据，可以用来指导临床决策，服务于临床实践。利用最佳证据进行临床决策时，必须根据患者的具体情况，结合医生自己的专业知识、临床经验和技能，尊重患者的意愿、需求和价值取向，只有三者有效结合才能使最佳证据得以实施。

5. 后效评价，止于至善 最佳证据经过临床实践应用后，如疗效确切，效果好，应该认真地总结经验，进一步推广应用，提高认识，促进学术水平的提升和医疗质量的提高。如果效果不佳，则应对证据的应用进行具体的分析和评价，分析问题，查找原因，总结教训，为进一步的探讨和研究提供方向，重新查找证据、评价证据、临床决策应用，直到取得理想的效果。

四、循证医学研究证据的类型与分级

临床证据是一种决策支持资源，证据及其质量是循证医学的关键。随着临床流行病学的发展，产生了一系列严格评价文献质量的方法和标准，特别是随机对照试验日益被接受和应用，产生了许多可被利用得更为可靠的证据，使循证医学成为可能。

（一）循证医学证据的类型

循证医学证据是指有效的、与临床相关的研究证据。这些证据可以是基础方面的研究，但更主要的是来自患者的临床研究。国内外有关证据来源的分类多种多样。①按照研究方法分类：分为原始临床研究证据和二次研究证据。原始研究证据又分为随机对照试验、队列研究、病例-对照研究和无对照的研究；二次临床研究证据又包括系统评价、meta 分析、临床实践指南和卫生技术评估。②按照研究问题分类：分为病因临床研究证据、诊断临床研究证据、预防临床研究证据、治疗临床研究证据、预后临床研究证据。③按照获得渠道分类：分为公开发表的临床研究证据和灰色文献。

以下内容为按照研究方法对循证医学证据的分类。

1. 临床试验（clinical trial，CT） 要求事先设计好试验计划，按照一定的标准对一种或多种用于疾病诊断、治疗或预防的药物、设备或技术的安全性、效果或最佳剂量等方面出现的有利或不利证据进行观察。

2. 临床对照试验（controlled clinical trial，CCT） 是包括一个或多个治疗组及至少一个对照组的临床试验，采用无偏倚的方法对患者进行分组，精心设计评价干预措施疗效的测量方法。干预措施可以是用于提高诊断、治疗或预防方面的药物、设备或技术。对照组采用的方法包括安慰剂、有效的其他药物、不治疗、不同的剂量形式、不同的养生方法或历史研究记录等。

3. 随机对照试验（randomized controlled trial，RCT） 即将研究对象按随机化的方法分为试验组与对照组，试验组给予治疗措施，对照组不给予治疗措施，即给予安慰剂，前瞻性观察两组转归的差别。RCT 的设计要遵循 3 个基本原则，即设置对照组（control group）、研究对象的随机化分组（randomization）和盲法试验（blind）。盲法试验主要包括单盲（single blind）试验、双盲（double blind）试验等。单盲试验是仅研究者知道对研究对象的采取措施，而研究对象本身并不知情。单盲试验虽可以避免来自研究对象主观因素的偏倚，但仍未能防止来自研究者方面的影响。双盲试验是研究者和研究对象都不知道每个受试对象分在哪一组，也不知道哪组接受了试验治疗，此法的优点是可以避免来自受试者与研究者的偏倚。

4. 系统评价（systematic review，SR） 又称系统综述，是一种全新的文献综合评价方法，是针对某一具体的临床问题，全面系统地收集全世界已发表的与该问题相关的临床研究文献；然后用统一的科学评价标准，筛选出符合标准、质量好的文献；再用统计学方法进行综合，得到定量的结果，并对结果加以说明，得出可靠的结论，随着新的临床研究结果的出现及时更新。目前最常用的系统评价方法是荟萃分析法，是将系统评价或其他科学证据的结果汇总，制定循证实践指南。

5. meta 分析（meta-analysis） 又称汇总分析、荟萃分析，是目前进行系统综述的一种研究手段和方法。meta 分析通过综合多个目的相同的研究结果，以提供量化结果来回答根据临床情况提出的研究问题，大多数系统评价的最后步骤是对采集的有效数据进行统计学的综合定量合成。meta 分析是汇总多个研究的结果并分析评价其合并效应量的一系列过程，包括提出研究问题、制定纳入和排除标准、检索相关研究、汇总基本信息、综合分析并报告结果等。

6. 实践指南（practice guideline） 是以系统评价等为依据，由各级政府、医药卫生管理部门、专业学会、学术团体或专家组等制定的有关公共卫生、预防、诊疗等方针政策标准。

（二）循证医学证据分级

通常，循证医学证据按质量及可靠程度分为以下五级。

一级：按照特定病种的特定诊疗法收集所有质量可靠的随机对照试验（RCT）后所作的系统评价、meta 分析或实践指南（可靠性最高，可作为金标准）。

二级：单个的样本量足够的随机对照试验结果（有较高的可靠性）。

三级：设有对照组但未用随机方法分组的研究（有一定的可靠性，可采用）。

四级：无对照的系列病例观察（可靠性较差，可供参考）。

五级：非前瞻性、非随机、无对照的个案报道和专家意见（可靠性最差，仅供参考）。

证据质量与推荐强度分级方法的发展主要经历了三个阶段，第一阶段单纯以研究设计为基础进行判断，以随机对照试验为最高质量证据；第二阶段在研究设计的基础上考虑了精确性、一致性及特殊的偏倚，以随机对照试验的 meta 分析作为最高级别的证据；第三阶段始于 2000 年，针对证据质量与推荐强度分级存在的不足，包括来自 WHO 在内的 19 个国家和国际组织 60 多名循证医学专家、指南制定专家、医务工作者和期刊编辑等，共同创建了推荐分级的评估、制定和评价（The Grading of Recommendations Assessment，Development Evaluation，GRADE）工作组，旨在通力协作，遵循证据，制订出国际统一的证据质量和推荐强度分级系统，该系统于 2004 年正式提出。

GRADE 将证据质量分为高（A 级，对观察值非常有把握，即观察值接近真实值）、中（B 级，对观察值有中等把握，即观察值可能接近真实值，但也可能与真实值差别很大）、低（C 级，对观察值的把握有限，即观察值与真实值可能有很大差别）、极低（D 级，对观察值几乎没有把握，即观察值与真实值可能有极大差别）四个等级；推荐强度分为强推荐（明确显示干预措施利大于弊或弊大于利）和弱推荐（利弊不确定或任何质量的证据均显示利弊相当）两个等级。

案例 8-1-1

一男性患者，5 年前出现四肢肿胀，伴右上肢肿物，直径 5～8cm。5 年间辗转多家医院，先后诊断罗萨伊-多尔曼夫（Rosai-Dorfman）病等多种疾病，接受激素等多种治疗方案，均效果不佳，右上肢出现溃烂，同时右小腿也开始溃烂，行 10 次溃疡清创、6 次植皮及皮瓣修复术、右小腿截肢及腓骨近端残段摘除后，仍未能控制病情。经治医生以"皮肤溃疡"为关键词，在 PubMed 上检索出上千篇英文文献，以追溯方式阅读了近百篇文献后发现一种叫布鲁里溃疡的疾病表现非常相似。这种疾病仅发生在非洲和澳大利亚的两条人类居住带上，中国地区从未有过报道。根据提示，与检验科、感染科及整形外科多科讨论后，取新鲜病变组织经过细菌培养，终于找到了溃疡分枝杆菌，给予抗非典型分枝杆菌药物治疗，1 年后患者的右上肢及右下肢溃疡完全愈合。

问题：

1. 何谓循证医学？循证医学实践的类别和步骤有哪些？

2. 循证医学研究证据有哪些？

分析：

1. 循证医学是指如何遵循证据进行医学决策的科学。循证医学实践的类别可分为两种类型：循证医学最佳证据的提供者和最佳证据的应用者。实践步骤包括：①提出明确的临床问题；②系统检索相关文献，全面搜集证据；③严格评价、找出最佳证据；④应用最佳证据，指导临床实践；⑤后效评价。

2. 循证医学研究证据的分类多种多样。按照研究方法分类可分为原始研究证据和二次研究证据。原始研究证据指的是对直接在患者中进行单个有关病因、诊断、预防、治疗和预后等试验研究所获得的第一手数据，进行统计学处理、分析、总结后得出的结论。二次研究证据指的是对多个原始研究证据再加工后得到的更高层次的证据，主要包括随机对照试验、系统评价、临床实践指南、临床决策分析、临床证据手册、卫生技术评估报告和卫生经济学研究等。

第二节 循证医学研究证据来源

　　循证医学信息资源非常丰富，包括循证医学专用数据库、循证医学期刊、循证医学网络资源及其他数据库中的循证医学信息资源等。面对丰富的循证医学信息资源，当临床上遇到问题获取循证证据时，可按证据的可靠性优先选择高级别的循证医学证据来指导临床实践。以下主要介绍临床实践指南、系统评价和 meta 分析（一级证据）和随机对照试验（二级证据）的获取方法。

一、临床实践指南检索

（一）医脉通

　　医脉通平台于 2006 年 8 月 8 日上线，专注于传递医学信息，助力中国临床决策。平台涵盖医学资讯、病例数据、医学知识库、临床指南、药品查询、医学视频课程等服务，累计拥有 300 多万注册用户，已发展成为广受中国临床医生信赖的专业平台（图 8-2-1）。

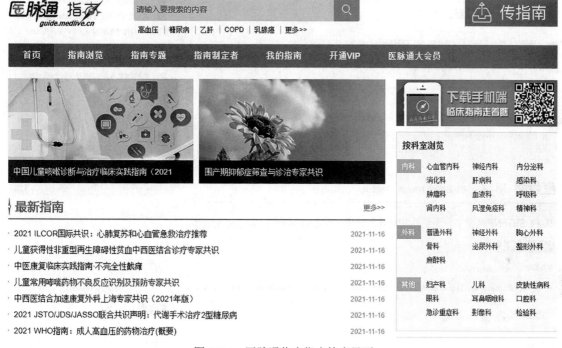

图 8-2-1 医脉通临床指南检索界面

　　医脉通临床指南（网址为 http://guide.medlive.cn/）汇集了国内外最新的临床指南及专家共识和推荐意见，按 28 个临床科室划分，再细分至每个科室对应的疾病之下，除指南原文外，部分英文指南提供解读和翻译，指南数据库每日更新（图 8-2-2）。

　　医脉通临床指南首页提供 2 种检索方式：一是输入检索词检索；二是浏览，可按科室浏览，进入后可按疾病主题浏览。检索结果分别显示指南、解读、翻译，并可按"最新上传""最新发布"排序（浏览检索）或"相关度""发布时间"（关键词检索），点击指南名称显示该指南的详细信息，登录后点击"下载"即可免费下载（图 8-2-3）。

（二）MedSci 梅斯医学

　　梅斯医学（MedSci）是面向医生的综合互联网平台，应用大数据和人工智能技术链接医生、患者、药械企业等，提供精准数字化医学传播解决方案，优化医疗生态，改善医疗质量，共创美好健康生活。首页提供临床指南，可按科室浏览，获取该科室相关疾病的国内外指南、科学声明、专家共识及解读等（图 8-2-4）。

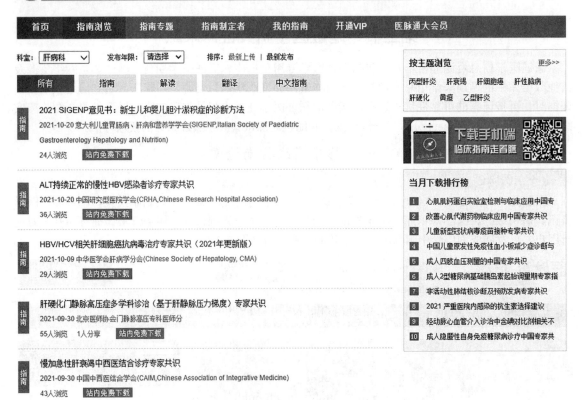

图 8-2-2 医脉通临床指南检索结果界面

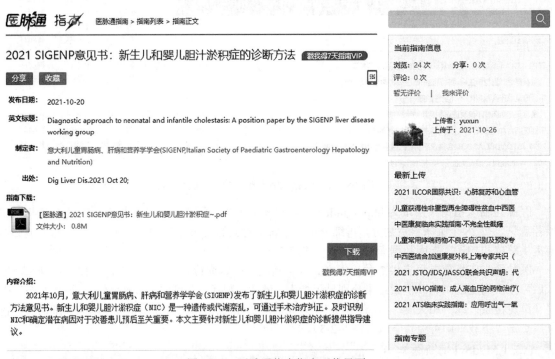

图 8-2-3 医脉通临床指南下载界面

（三）美国指南与评估网

美国指南与评估网（Guidelines and Measures，GAM）由美国卫生健康研究与质量机构（AHRQ）建立，主要包括美国国家指南交换中心（The National Guideline Clearinghouse，NGC）和美国质量评估交换中心（National Quality Measures Clearinghouse，NQMC），网站提供临床实践指南和质量评估信息。可按主题字顺、优先人群等进行浏览。

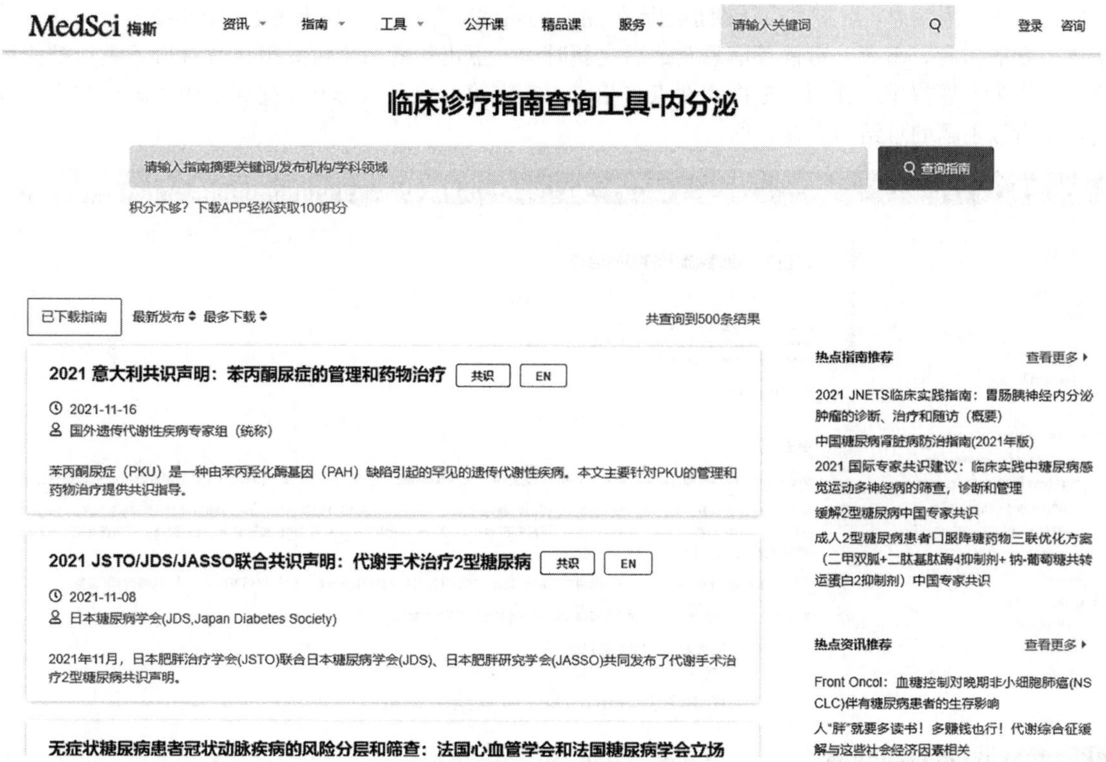

MedSci 梅斯　　资讯▾　指南▾　工具▾　公开课　精品课　服务▾　请输入关键词　🔍　登录　咨询

临床诊疗指南查询工具-内分泌

请输入指南摘要关键词/发布机构/学科领域　🔍 查询指南

积分不够? 下载APP轻松获取100积分

| 已下载指南 | 最新发布 ⇅ 最多下载 ⇅ | 共查询到500条结果 |

2021 意大利共识声明: 苯丙酮尿症的管理和药物治疗 共识 EN

🕐 2021-11-16
👤 国外遗传代谢性疾病专家组(统称)

苯丙酮尿症(PKU)是一种由苯丙羟化酶基因(PAH)缺陷引起的罕见的遗传代谢性疾病。本文主要针对PKU的管理和药物治疗提供共识指导。

2021 JSTO/JDS/JASSO联合共识声明: 代谢手术治疗2型糖尿病 共识 EN

🕐 2021-11-08
👤 日本糖尿病学会(JDS,Japan Diabetes Society)

2021年11月,日本肥胖治疗学会(JSTO)联合日本糖尿病学会(JDS)、日本肥胖研究学会(JASSO)共同发布了代谢手术治疗2型糖尿病共识声明。

无症状糖尿病患者冠状动脉疾病的风险分层和筛查: 法国心血管学会和法国糖尿病学会立场

热点指南推荐　查看更多▸

2021 JNETS临床实践指南: 胃肠胰神经内分泌肿瘤的诊断、治疗和随访(概要)
中国糖尿病肾脏病防治指南(2021年版)
2021 国际专家共识建议: 临床实践中糖尿病感觉运动多神经病变的筛查, 诊断和管理
缓解2型糖尿病中国专家共识
成人2型糖尿病患者口服降糖药物三联优化方案(二甲双胍+二肽基肽酶4抑制剂+ 钠-葡萄糖共转运蛋白2抑制剂)中国专家共识

热点资讯推荐　查看更多▸

Front Oncol: 血糖控制对晚期非小细胞肺癌(NSCLC)伴有糖尿病患者的生存影响
人"胖"就要多读书! 多赚钱也行! 代谢综合征缓解与这些社会经济因素相关

图 8-2-4　MedSci 指南浏览

(四)英国卫生与临床优秀成果研究所指南

英国卫生与临床优秀成果研究所指南(National Institute for Health and Clinical Excellence,NICE)由英国国家临床师范研究所于 1999 年建立。属于英国国家卫生保健服务(系统)的一部分。该指南的范围有卫生技术(药物、医疗器械、诊断技术和程序)和临床情况处理。可获得 1999 年至今的相关医学信息,它还对卫生技术评估的方法和程序进行了较为详细的介绍。

二、系统评价与 meta 分析检索

(一)UpToDate

UpToDate 隶属于荷兰威科集团(Wolters Kluwer),是以循证医学为基础的优质临床决策支持工具,服务于全球 38 500 多家医疗机构,为全球医生提供高效的医疗决策支持。

UpToDate 基于循证医学原则、持续不断地将现有的医学证据、世界专家的临床经验相结合,经过多层多轮的筛选、消化、吸收,原创性地向用户展现高水平的实用医学信息,并在综合性地整合研究证据的基础上,根据循证医学的 GRADE 原则给出分级诊疗推荐意见(Graded Recommendations)。

UpToDate 覆盖了常见的 25 个临床专科,具体包括变态反应与免疫学、心血管医学、皮肤病学、成人与小儿急救医学、内分泌学与糖尿病、家庭医生与全科医学、胃肠病学与肝脏病学、普通外科学、老年病学、血液病学、医院医学、感染病学、肾脏病与高血压、神经病学、妇产科学与妇女保健、肿瘤学、姑息治疗、儿科学、成人初级保健、青少年与成人初级保健运动医学、精神病学、肺部与重症医学、风湿病学、睡眠医学和麻醉学,涵盖了诊疗全流程和生命全周期的绝大多数疾病及其相关问题。

目前,UpToDate 用户遍布全球 190 多个国家,3.8 万多家医疗机构,超过 110 万临床医师、药师和患者用户人群。

在 UpToDate 中文检索界面,在搜索框内可以输入疾病名称、症状、药名和检验检查等检索词进行检索。可以是一个或多个关键词,建议尽量避免采取过于详细的检索词,如"右下肢静脉曲张"不如"静脉曲张"有效。在检索结果界面,可分别浏览"所有专题"、"成人"、"患者"和"图表"。此处的"患者"并非指检索词对应的患者,而是将检索内容限制于患者教育的相关信息。

例如,在搜索框输入"小细胞肺癌",点击"🔍"显示检索结果,选择"成人",逐一浏览结果

的标题筛选所需信息。点击"广泛期小细胞肺癌的初始治疗"进入该临床主题（图8-2-5）。主题标明了该主题的作者、编者、审稿者信息及最后更新时间。点击作者名字可获得作者身份等更详细的信息，左侧为专题提纲，使用者根据需要点击相应内容浏览。也可点击专题提纲中的"总结与推荐"，直接查看该主题的总结和推荐意见。

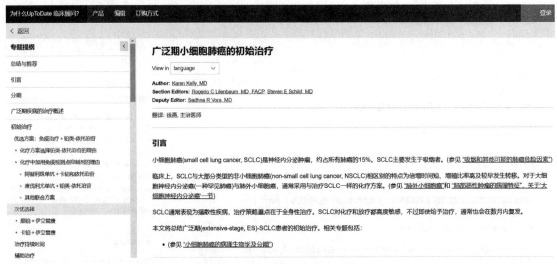

图 8-2-5　UpToDate 检索结果界面

（二）DynaMed Plus

DynaMed Plus（网址为 https://www.dynamed.com/）为 DynaMed 升级版本，早期 DynaMed 免费，用户自愿充当审稿者、作者和编辑，其运行主要依靠志愿者团体的奉献。2004 年，美国国家科学基金认识到 DynaMed 对临床医生的价值和意义，立项进行资助，并要求进一步深入探索该数据库对临床医生查证用证的意义和作用。2005 年，EBSCO 出版集团正式收购 DynaMed。拥有综合检索功能和大量全文文献服务的 EBSCO 平台为 DynaMed Plus 的快速发展提供了强有力的支持。2011 年，DynaMed Plus 采用了更加简洁、友好的网站界面，进一步优化了检索过程，用户可以从订阅的 EBSCO 数据库中获得相关的检索结果。

DynaMed Plus 有以下独特优势：①系统评估当前所有相关的研究，力求呈现给临床医生最小偏倚的证据；②每日更新，新的研究证据一经发表就会在第一时间被整合到 DynaMed Plus 中；③可采用多种方式进行检索和阅读，DynaMed Plus 可通过网址和移动设备轻松访问。DynaMed Plus 提供的信息主要包括以下内容。①证据概述与推荐意见：提供与临床问题密切相关的最新研究证据及循证推荐意见；②循证实践临床指南：常见疾病的临床诊疗过程的循证临床实践指南及证据分级概要；③患者相关信息：为患者提供常见疾病的临床症状、病因、治疗和预防等信息；④辅助决策的计算功能：该功能通过录入患者年龄、已有的实验室结果等信息预测某些临床结果指标、疾病的严重程度及健康状况，包括根据医学公式、临床标准、决策树、统计学计算器进行预测，并可根据不同的医学专科选择该学科常用的计算模块。

DynaMed Plus 将证据分为 3 级。Ⅰ级：可以信任，表明研究结果可用于解决临床问题并满足证据的质量评价标准，存在偏倚的可能性较小；Ⅱ级：中等程度的信任，表明研究结果可用于解决临床问题，研究证据虽采用了某些科学研究方法但并未符合证据的质量评价标准，无法达到Ⅰ级证据的质量要求；Ⅲ级：缺乏直接的研究证据，表明并非根据临床研究的结果得到的科学结论，如根据病理报告、病例系列和个人观点。DynaMed Plus 根据 GRADE 将证据的推荐意见分为强推荐和弱推荐。

在 DynaMed Plus 数据库检索界面，可按照主题浏览数据库的内容，也可以直接输入检索词进行检索。在检索框输入"Small Cell Lung Carcinoma"，点击"🔍"执行检索，逐一浏览结果的标题判断是否满足要求（图8-2-6）。

SEARCH RESULTS

Small Cell Lung Carcinoma

ALL (108)

Narrow Results

CONTENT TYPE

- ☐ Approach To Patient (9)
- ☐ Condition (48)
- ☐ Drug Monograph (24)
- ☐ Drug Review (4)
- ☐ Evaluation (3)
- ☐ Lab Monograph (2)
- ☐ Management (12)
- ☐ Prevention (2)
- ☐ Procedure (4)

CONDITION
Small Cell Lung Cancer
This less common malignant lung tumor mostly affects older adults with a history of smoking.

MANAGEMENT
Management of Small Cell Lung Cancer
Management may include lobectomy for limited stage disease and chemotherapy with or without radiation for extensive stage disease.

EVALUATION
Small Cell Lung Cancer Diagnosis and Staging
Small cell lung cancer is diagnosed with blood tests, chest imaging, and pathology from biopsy.

CONDITION
Neuroendocrine Neoplasms (Carcinoid Tumors)
They arise from cells of the neuroendocrine system, and are most commonly in the gastrointestinal

图 8-2-6　DynaMed Plus 数据库非小细胞肺癌检索结果界面

（三）Cochrane Library（循证医学资源中心）

　　Cochrane Library（网址为https://www.cochranelibrary.com/）是 Cochrane 协作网系统综述资料库，由国际性写作评价组（Cochrane Review Groups）制作和维护，为循证医学的临床实践和医疗决策提供科学证据和最新信息，是获取高质量证据的重要来源之一。Cochrane 希望制作的证据对世界各地的用户易获取易利用，因此 Cochrane Reviews 的摘要翻译成 14 种语言（包括部分中文），与使用者和患者密切合作，以确保证据内容容易理解，并免费提供给公众（图 8-2-7）。

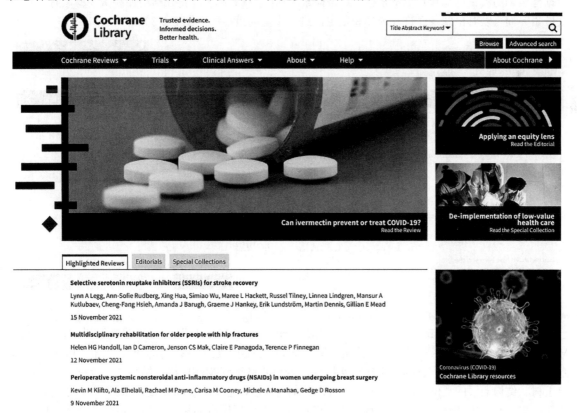

图 8-2-7　Cochrane Library 主页

　　主要内容包括：① Cochrane 系统评价库：由系统评价全文和研究计划书两部分构成，主要收录由 Cochrane 系统评价各专业工作组成员发表的研究计划书和系统评价全文；②疗效评价文摘库：包括非 Cochrane 协作网成员发表的普通系统评价的摘要，是对 Cochrane 系统评价的补充；③ Cochrane

临床对照试验中心注册库：由 Cochrane 协作网临床对照试验注册中心进行管理，向 Cochrane 协作网系统评价工作组和其他制作系统评价的研究人员提供随机对照试验或对照临床试验信息，是制作系统评价的必检数据库；④Cochrane 协作网方法学文献注册数据库：搜集关于方法学应用于对照试验的文献信息，包括从 MEDLINE 数据库或人工查找的期刊文献、图书和会议论文集等；⑤卫生技术评估数据库：提供全世界已完成和进行中的健康技术评估数据（研究关于医学、社会学、伦理学和卫生医疗的经济性），目的是改善医疗质量和卫生保健的成本效益；⑥英国国家卫生服务部卫生经济评价数据库：可协助决策者从全世界搜集系统性的经济性评估，并评估其质量及优缺点；⑦Cochrane 协作网的其他相关信息：收录 Cochrane 协作网，协作网各工作组、网络和中心等的相关内容。

1.检索规则与机制　在检索框中可使用的检索运算符有：①布尔算符"AND"、"OR"和"NOT"，如 unfractionated heparin AND（disseminated intravascular coagulation OR DIC）；②位置运算符"NEXT"，如 lung NEXT cancer，可针对短语"lung cancer"进行检索；③位置运算符"NEAR"，"Cardiopulmonary Resuscitation" NEAR/4 "Emergency Cardiovascular"可针对两个检索词或两个短语同时出现在一个句子中的记录进行检索，检索词或短语的相邻范围为 4 个词汇，互换"NEAR"前后的检索词或短语对检索结果没有影响；④截词检索"*"，如使用截词符对"cardio*"进行检索，将检出 cardiology 和 cardiography 等前缀为 cardio 的词汇。

2.检索示例　Cochrane Library 提供浏览功能，包括按主题（By Topic）和 Cochrane 系统评价协作组（CRG）（A-Z，By Review Group）等浏览，以及基本检索、高级检索和主题检索功能，以下将主要介绍高级检索和主题检索。

（1）高级检索：点击主界面右上角"Advanced Search"进入高级检索界面，选择检索字段（Search All Text、Record Title、Author、Abstract、Keywords、Title，Abstract，Keywords、Table、Publication Type、Source、DOI 和 Accession Number），输入检索词，点击"Run research"执行检索，在检索结果界面点击"Add To Search Manager"将本次检索添加到检索历史中，方便组配检索。也可根据检索词的数量增加和减少检索行，点击检索项前的"+"和"–"，分别增加和减少检索行。在高级检索界面可以对检索条件进行选择和限定，进一步提高查准率（图 8-2-8）。

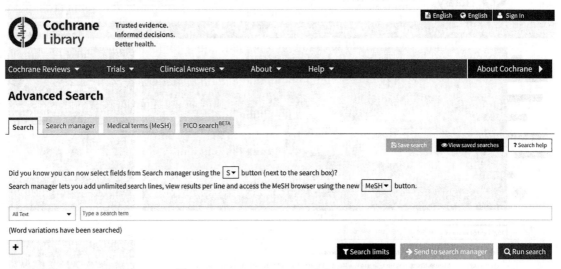

图 8-2-8　Cochrane Library 高级检索界面

（2）主题检索：点击高级检索界面的"Medical terms（MeSH）"进入主题检索界面，在 Enter MeSH term 检索框内输入检索词，在检索词输入框后选择副主题词（按需选择），点击"Lookup"可查看输入检索词的主题词及其定义和树状结构，若想要移动到 MeSH 树状结构的上位词，只需选择位于树状结构上层的上位词即可。选好要查询的主题词后，选择"Explode all trees"选项会自动扩大检索结果。有些主题词不只一个树状结构，可选择是否包括所有的树状结构，或只选择所需的树状词汇进行检索。点击"Add to search manager"将执行的主题检索添加到检索历史中，以便组配检索。

（3）组配检索：在高级检索界面，点击"Search manager"进入检索历史界面，可显示已进行检索的检索策略和结果。在检索框内，可使用逻辑算符将多个检索结果序号组合在一起进行二次检索。

（4）PICO 检索：在高级检索界面，点击"PICO search^BETA"进入 PICO 检索，可输入 patient（对象）、interventions（干预）、comparisons（对照）、outcomes（预后）所属范畴的任意检索词进行搜索，该检索方式可以得到更加准确的搜索结果。

（5）案例检索：检索非小细胞肺癌的治疗证据。

方法一：选择高级检索（Advanced Search），输入检索词"non small cell lung cancer"和"therapy"，分别选择字段"Title，Abstract，Keyword"，两个检索词之间选择逻辑"AND"进行检索，其他限定条件为系统默认，点击"Run search"完成检索（图 8-2-9）。检索结果分别显示 Cochrane Reviews、Cochrane Protocols 等 6 个库的结果数（图 8-2-10），并在左侧提供结果的进一步过滤限定，如发布时间、状态、语种、类型、主题等。浏览检索结果，点击 Cochrane Reviews 中感兴趣的题目链接，可显示详细摘要信息与全文链接，部分摘要提供简体中文或繁体中文（图 8-2-11）。

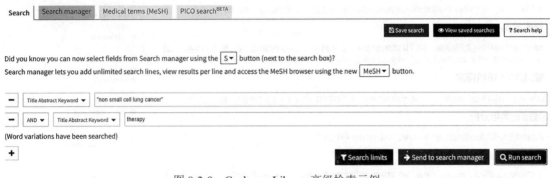

图 8-2-9 Cochrane Library 高级检索示例

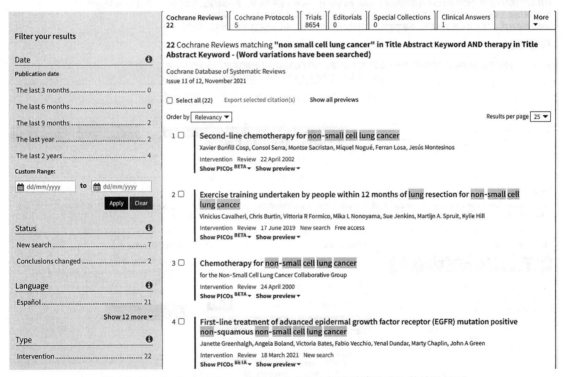

图 8-2-10 Cochrane Library 高级检索"非小细胞肺癌治疗"的结果界面

方法二：点击 MeSH，进入主题词检索界面，输入检索词"non small cell lung cancer"，查找对应的主题词。系统在检索框中显示"Carcinoma，Non-Small-Cell Lung"，即为对应的主题词，可查看主题词的树状结构和定义。然后点击选择"治疗"相对应的副主题词"DH，DT，RT，SU，NU，TH"（膳食疗法、药物疗法、放射疗法、外科学、护理学和治疗），系统默认扩展全部树，点击"Look up"，查看检索结果（图 8-2-12）。

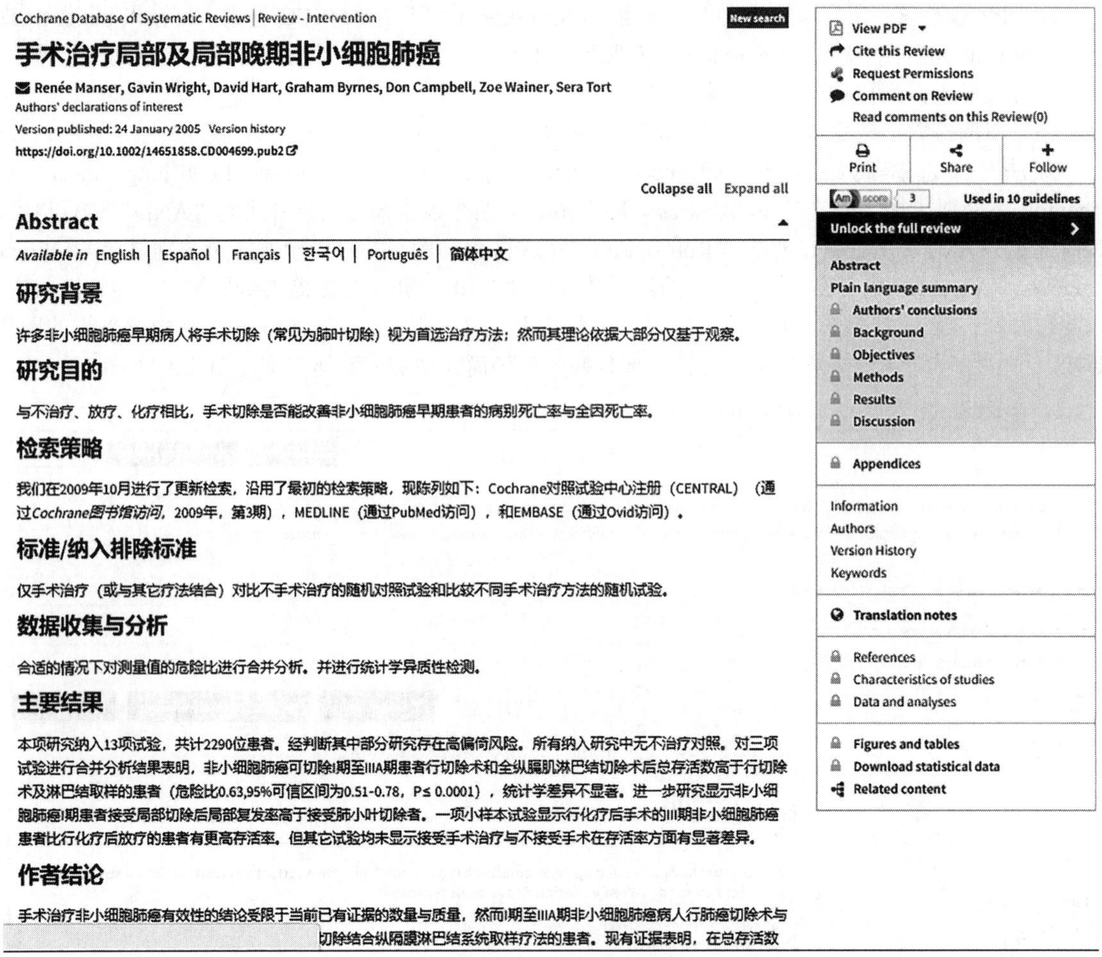

Cochrane Database of Systematic Reviews | Review - Intervention

手术治疗局部及局部晚期非小细胞肺癌

✉ Renée Manser, Gavin Wright, David Hart, Graham Byrnes, Don Campbell, Zoe Wainer, Sera Tort
Authors' declarations of interest
Version published: 24 January 2005   Version history
https://doi.org/10.1002/14651858.CD004699.pub2 ☐

Collapse all   Expand all

Abstract

Available in English | Español | Français | 한국어 | Português | 简体中文

研究背景

许多非小细胞肺癌早期病人将手术切除（常见为肺叶切除）视为首选治疗方法；然而其理论依据大部分仅基于观察。

研究目的

与不治疗、放疗、化疗相比，手术切除是否能改善非小细胞肺癌早期患者的病别死亡率与全因死亡率。

检索策略

我们在2009年10月进行了更新检索，沿用了最初的检索策略，现陈列如下：Cochrane对照试验中心注册（CENTRAL）（通过Cochrane图书馆访问，2009年，第3期），MEDLINE（通过PubMed访问），和EMBASE（通过Ovid访问）。

标准/纳入排除标准

仅手术治疗（或与其它疗法结合）对比不手术治疗的随机对照试验和比较不同手术治疗方法的随机试验。

数据收集与分析

合适的情况下对测量值的危险比进行合并分析。并进行统计学异质性检测。

主要结果

本项研究纳入13项试验，共计2290位患者。经判断其中部分研究存在高偏倚风险。所有纳入研究中无不治疗对照。对三项试验进行合并分析结果表明，非小细胞肺癌可切除I期至IIIA期患者行切除术和全纵膈肌淋巴结切除术后总存活数高于行切除术及淋巴结取样的患者（危险比0.63,95%可信区间为0.51-0.78，P ≤ 0.0001），统计学差异不显著。进一步研究显示非小细胞肺癌I期患者接受局部切除后局部复发率高于接受肺I叶切除者。一项小样本试验显示行化疗后手术的III期非小细胞肺癌患者比行化疗后放疗的患者有更高存活率。但其它试验均未显示接受手术治疗与不接受手术在存活率方面有显著差异。

作者结论

手术治疗非小细胞肺癌有效性的结论受限于当前已有证据的数量与质量，然而I期至IIIA期非小细胞肺癌病人行肺癌切除术与切除结合纵隔膜淋巴结系统取样疗法的患者。现有证据表明，在总存活数

图 8-2-11   Cochrane Reviews 摘要与全文链接界面

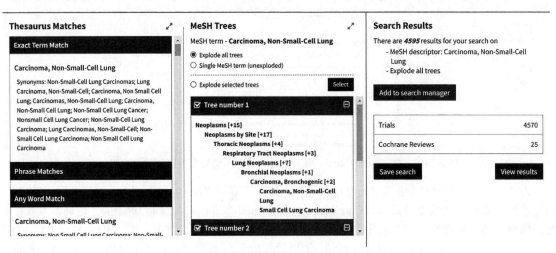

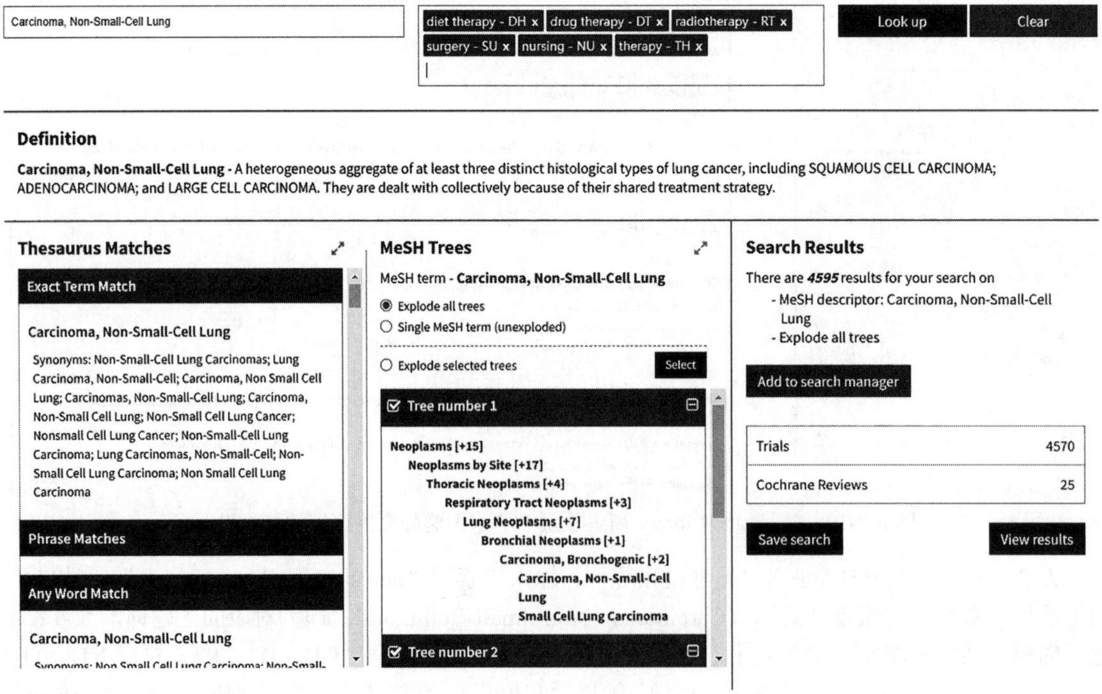

图 8-2-12   Cochrane Library 主题检索"非小细胞肺癌的治疗"界面

两种检索结果对比：高级检索（自由词检索）因为限定字段范围广，结果数量偏多，但很多检索词出现在摘要中，结果相关度低。主题词检索结果相关度均比较高，并且主题词扩展检索后查全率也比较高。

（四）BMJ Best Practice

Best Practice 是英国医学杂志出版集团于 2009 年发布的在 *Clinical Evidence*（《临床证据》）基础上全新升级版的临床诊疗辅助系统。Best Practice 涵盖疾病预防、诊断、治疗和随访等各个临床关键环节的信息，还嵌入了国际公认的药物处方指南，与药物数据库系统 Martindale 实时对接。Best Practice 提供信息主要包括以下内容。①疾病的证据概要，包括精粹、基础知识、预防、诊断、治疗、随访和资源；②BMJ 临床证据：提供来自 BMJ "Clinical Evidence" 证据；③药品信息：药品内容可以直接链接至在线药物数据库，通过点击药品名称获取其计量、用法、剂型、副作用和禁忌等信息；④患者教育：用患者及其家属易于理解的语言描述疾病的临床表现、治疗措施、可能取得的疗效、患者发病时应该立即采取哪些干预措施；⑤临床实践指南：提供源于官方资源、专业医疗机构或医学专科学会的临床诊断实践指南链接。

Best Practice 主要特点如下。①疾病种类多：Best Practice 收录 1000 多种临床常见疾病、多发病，以及疑难和罕见疾病。②权威性强：Best Practice 中的每一种疾病都有世界权威临床专家撰写，包括专家自己的经验和建议，并经同行评审完成，权威性获得国际同行高度认可。Best Practice 收录 "临床证据" 数据库中主要提供针对治疗环节的最新证据。③内容丰富：Best Practice 不仅收录有数千项的国际治疗指南和诊断标准，而且包括疾病的鉴别诊断、实验室检查、病史检查、诊断步骤和方法等内容，还可定制中文的指南和标准；此外，还提供了大量的彩色病例图片和图像。④高度整合：Best Practice 不仅嵌入了国际权威的药物处方数据库，提供最新的药物副作用和多种药物相互作用的最新证据，还整合了 "临床证据" 数据库的全部内容。⑤使用方便：Best Practice 可以实现远程访问方式，用户获得授权后可随时访问网上资源。⑥更新及时：Best Practice 的内容每月定期更新。此外，每年还对已收录的内容进行重新审核和全面更新。

用户可浏览 Best Practice "免费主题" "个人订阅" "机构订阅"。Best Practice 提供 10 个免费主题供全文阅读，具体包括 1 型糖尿病、慢性阻塞性肺疾病、贫血评估、肾结石、急性阑尾炎、红眼评估、颈椎退行性病变、乳糜泻、小儿腹痛评估、埃博拉病毒感染。

每个疾病都有小结、基础知识、诊断、治疗、随访、资源等结构化信息，如慢性阻塞性肺疾病（COPD），可点击浏览相关信息（图 8-2-13）。

（五）PubMed

MEDLINE 数据库收录 1966 年以来世界范围内生物医学期刊的论文，这些期刊论文中包括了许多临床试验的研究成果。另外，MEDLINE 从 2000 年起开始收录 Cochrane 协作网生产的系统评价。因此 MEDLINE 数据库是获取循证医学证据的一个重要来源。

PubMed 提供目前最好的 MEDLINE 互联网检索服务。PubMed 专门设置了 Systematic Review 专题子集，对检索结果中的系统评价、系统文献综述、Cochrane 数据库系统评价等进行限定，以供临床使用。目前该子集检索策略已不含 meta 分析和实践指南。

循证医学一级证据的检索方式：在 PubMed 中输入主题词或自由词进行检索或复杂检索，在检索结果显示界面的左侧点击 "Additional Fiters"，通过 "ARTICLE TYPE" 中的 Guideline（指南，结果包括 Practice Guideline）、Meta-Analysis、Systematic Reviews 进行限定检索。如需检索二级证据，可限定 "Randomized Controllcd Trial"（随机对照试验）。

此外，PubMed 还设计了 "Clinical Queries" 检索服务，专供检索循证医学相关证据。临床医生可通过该功能查找有关某一疾病的治疗、诊断、病因、预后等临床密切相关问题的循证医学证据。

（六）中国生物医学文献数据库

中国生物医学文献数据库（CBM）是检索中文循证医学证据的首选数据库。CBM 将检索结果分类为全部、核心期刊、中华医学会期刊、循证文献，点击 "循证文献" 可以直接获取。此外，还可以利用限定检索，将文献类型限制为多中心研究、meta 分析、随机对照试验、临床试验等。

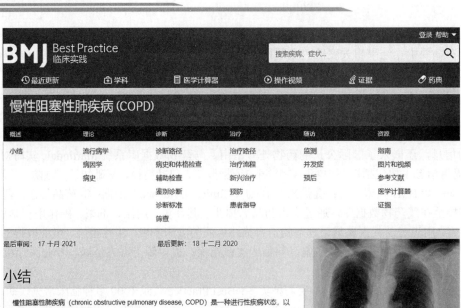

慢性阻塞性肺疾病 (COPD)

概述	理论	诊断	治疗	随访	资源
小结	流行病学	诊断路径	治疗路径	监测	指南
	病因学	病史和体格检查	治疗流程	并发症	图片和视频
	病史	辅助检查	新兴治疗	预后	参考文献
		鉴别诊断	预防		医学计算器
		诊断标准	患者指导		证据
		筛查			

最后审阅：17 十月 2021   最后更新：18 十二月 2020

小结

慢性阻塞性肺疾病 (chronic obstructive pulmonary disease, COPD) 是一种进行性疾病状态，以不完全可逆的气流受限为特征。

有吸烟史、职业和环境危险因素或有慢性肺疾病个人或家族史的患者应警惕患病。

会出现进行性加重的气短、哮鸣、咳嗽和咳痰。

诊断性检查包括肺功能试验、胸部 X 线检查、胸部计算机体层成像扫描、血氧定量检测和动脉血气分析。

应鼓励患者戒烟或停止职业暴露，并接种流感疫苗和肺炎链球菌疫苗。

治疗选择包括支气管舒张剂、吸入皮质类固醇、磷酸二酯酶-4 抑制剂、抗生素和化痰药物。

长期氧疗可以提升重度慢阻肺患者的存活率。

肺康复可改善病情稳定患者的运动耐量、呼吸困难和健康状况。

定义

慢性阻塞性肺疾病 (chronic obstructive pulmonary disease, COPD) 是一种以不完全可逆、气流受限为特征，可预防、可治疗的疾病。包括肺气肿和慢性支气管炎。其气流受限多呈进展性，与肺组织对有毒颗粒或气体的异常炎症反应有关。它主要由吸烟所致。尽管 COPD 主要累及肺组织，它亦有显著的全身性效应。对个体患者来说，疾病加重和合并症是总体病情和预后的重要贡献因素。[1]

BMJ talk medicine podcast: a clinical guide to COPD

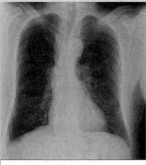

鉴别诊断

- 哮喘
- 充血性心力衰竭
- 支气管扩张症

更多 鉴别诊断

指南

COPD 的诊断、治疗和预防的整体策略

澳大利亚和新西兰有关慢性阻塞性肺疾病的 COPD-X 管理指南

更多 指南

医学计算器

预测慢性阻塞性肺疾病 (COPD) 患者生存期的 BODE 指数

更多 医学计算器

操作视频

动机性访谈概述

动机性访谈：戒烟 第 1 部分

更多 视频

病史和体格检查

关键诊断因素	其他诊断因素	危险因素
• 咳嗽	• 桶状胸	• 吸烟
• 呼吸短促	• 叩诊有过清音	• 年龄较大
• 痰液产生	• 听诊呼吸音遥远	• 遗传因素
• 暴露于危险因素	• 听诊气流不畅	• 白人血统
更多 关键诊断因素	其他诊断因素	更多 危险因素

诊断性检查

首要检查	需考虑的检查
• 呼吸肺活量测定法	• 肺功能检查 (PFT)
• 标准症状评分	• 胸部 CT 扫描
• 脉搏血氧测定法	• 连续峰流速测定
• 动脉血气分析 (ABG)	• 痰培养
更多 首要检查	更多 需考虑的检查

治疗流程

急症处理

GOLD A 组：初始治疗

GOLD B 组：初始治疗

GOLD C 组：初始治疗

GOLD D 组：初始治疗

持续性治疗

GOLD A、B、C 或 D 组：初始治疗后呈持续性呼吸困难/活动受限

GOLD A、B、C 或 D 组：初始治疗后持续加重

图 8-2-13　Best Practice "免费主题-慢性阻塞性肺疾病" 界面

案例 8-2-1

　　某预防医学专业学生学到了《流行病学》课程中"流行病学与循证医学"一章，授课教师详细讲述了循证医学的起源、发展及在当今医疗诊治中的重要作用。该生想初步了解这方面的文献资源。

　　问题：

　　该生如何去查找循证医学资源？在这些资源中，哪些是主要的？

　　分析：

　　国内外循证医学研究证据的来源比较广泛，主要有循证医学研究证据专用数据库、临床实践指南和标准、循证医学期刊、常用书目和全文期刊文献数据库等。其中，Cochrane Library 和 Ovid EBM Reviews-EBMR 分别由国际 Cochrane 协作网和美国 OVID Technologies 建立，是主要的循证医学研究证据专用数据库。

第三节　循证医学研究证据检索

　　临床医生用于查找证据的时间有限，如何快速并找到答案，思路很重要。证据查询只是手段，解决临床问题才是目的。思路明确后，顺着思路完成相应步骤即可。通常循证医学研究证据检索分为 5个步骤：①明确临床问题及问题类型；②选择合适的数据库；③制定相应的检索策略；④判断检索结果是否达到目的；⑤证据应用和管理。下面以具体案例说明如何进行查询、怎样贯彻查询思路。

案例 8-3-1

　　患者，男，58岁，因"体检发现贫血1个月余"入院。患者1个月前体检发现血红蛋白75g/L，结合其他实验室检查诊断为小细胞低色素性贫血，在当地医院行胃镜、结肠镜检查未发现异常，近1年来偶有腹部隐痛和间歇性腹泻等表现，辅助检查：粪便隐血试验（++）。该患者有慢性失血症状，实验室检查显示小细胞低色素性缺铁性贫血，粪便隐血阳性，结合常规胃肠镜检查无阳性结果，考虑小肠出血可能性大，为明确出血原因，该患者可采用哪些检查手段？哪项诊断治疗方案有最好的成本-效果？

　　问题：

　　1. 如何获得明确的研究证据支持这种诊断法？

　　2. 查询研究证据时如何选择检索词和制定正确的检索策略？

　　分析：

　　1. 按照目前公认的证据强度高低，首先查找有关的临床指南、系统评价、meta 分析、多中心大样本随机对照试验。

　　2. 若没有则逐级降低查找单个大样本随机对照试验（RCT）结果、有对照但未用随机方法分组的研究、无对照的系列病例观察和单个病案等，最后检索专家意见。

　　3. 分析检索需求，以"消化道出血""诊断""治疗""不明原因消化道出血""胶囊内镜检查""双气囊内镜检查""血管造影""CT 小肠造影""推进式小肠镜检查"为检索词，制定检索策略。

一、循证医学实践过程

　　不明原因消化道出血（obscure gastrointestinal bleeding，OGIB）指经胃镜、结肠镜和（或）X 线小肠钡餐未能发现出血部位的间歇性或慢性消化道出血，可分为不明原因的隐性出血和不明原因的显性出血，前者表现为反复发作的缺铁性贫血和（或）大便隐血阳性，而后者则表现为黑便、血便等肉眼可见的出血。据统计，在美国 OGIB 占全部消化道出血的 3%～5%。初次检查中被遗漏的食管、胃和结肠出血病变，或者常规内镜检查和放射学检查难以发现的小肠病变是胃肠道出血原因隐匿的主要原因，主要病因为血管病变、小肠肿瘤、憩室病、消化性溃疡病等。OGIB 的检查手段有全消化道钡剂造影（及小肠气钡双重造影）、核素扫描、选择性动脉造影、CT、MRI 等，但上述检查均存在缺陷，随着胶囊内镜、双气囊小肠镜及单气囊小肠镜的问世及其在临床上的推广应用，填补了小肠缺乏可视性检查的空白，使 OGIB 诊断获得了突破性进展。

1. 临床资料 患者，男，58岁，因"体检发现贫血1个月余"入院。患者1个月前体检发现 Hb75g/L，结合其他实验室检查诊断为小细胞低色素性贫血，在当地医院行胃镜、结肠镜检查未发现异常，近1年来偶有腹部隐痛和间歇性腹泻等表现。既往无高血压、糖尿病、肝炎等病史、无外伤手术史及药物过敏史。体格检查示：BP 110/70mmHg，R 18次/分，全身皮肤及巩膜无黄染，浅表淋巴结未触及肿大。双肺呼吸音清，未闻及干湿啰音；HR 78次/分，律齐，心脏各瓣膜区未闻及病理性杂音。腹部平软，全腹无压痛，未触及包块；肝脾肋下未及，墨菲征（−）；肝区叩痛（−），移动性浊音（−）；肠鸣音正常，双肾区无叩痛，双下肢无水肿。辅助检查：大便隐血试验（++）；血常规：Hb 75g/L，MCV 75fL，MCH26 pg，MCHC 30%；血清铁蛋白8.3μmol/L，转铁蛋白饱和度13%；乙肝抗体（−），肿瘤标志物（−），ALT 35 U/L，AST 26U/L，Glu 4.64mmol/L；肝脏B超：未见异常。胃镜：浅表性胃炎；结肠镜：正常肠黏膜像。

2. 评估患者情况并提出问题 根据中华医学会提出的推荐流程，该患者有慢性失血症状，实验室检查显示小细胞低色素性缺铁性贫血，大便隐血阳性，结合常规胃肠镜检查无阳性结果，考虑小肠出血可能性大，为明确出血原因，针对该患者我们提出如下问题：① OGIB 患者有哪些检查手段，各有什么优缺点？②胶囊内镜可替代传统检查方法吗？③双气囊小肠镜和胶囊内镜哪种方法诊断率更高？哪种是 OGIB 患者的第一选择？④选择哪项诊断治疗方案有最好的成本-效果？⑤ OGIB 最佳诊断流程的选择及处理原则？

3. 证据检索 按照目前公认的证据强度高低，首先查找有关的临床指南、系统评价、meta 分析、多中心大样本随机对照试验。若没有则逐级降低查找单个大样本随机对照试验（RCT）结果、有对照但未用随机方法分组的研究、无对照的系列病例观察和单个病案等，最后检索专家意见。语种限制为英文，研究对象限制为人类。其中系统评价首选 Cochrane 系统评价，并参考疗效评价文献库对系统评价的整理评价，并按照牛津循证医学中心对系统评价的评价标准进行筛选。检索词：gastrointestinal hemorrhage，diagnosis，therapy，treatment，obscure gastrointestinal bleeding，capsule endoscopy，double-balloon endoscopy，angiography，CT enterography，push enteroscopy。

4. 评价证据 根据循证医学的原则，对所有证据的真实性，重要性和实用性进行评价，主要指标包括是否随机、随机分配方案是否隐藏、是否采用盲法及基线情况等，所检索到的证据中绝大部分为高质量的 RCT 及其系统评价，混杂因素少，产生偏倚小，因此证据强度高，结论可靠。参照 2001 年牛津循证医学中心证据分级标准将证据质量分为：A 级证据为基于 RCT 的 meta 分析、系统评价和大型 RCT；B 级证据为高质量病例对照研究或队列研究及其系统评价；C 级证据为病例对照研究或队列研究；D 级证据为病例报告、系列病例分析和专家意见。

5. 检索结果

（1）OGIB 患者有哪些检查手段，各有什么优缺点？

1）钡剂造影：在小肠镜和胶囊内镜问世之前，全小肠钡剂造影和小肠钡剂灌肠造影在20世纪90年代曾广泛应用。通过对小肠摄片和透视的方法，可发现克罗恩病、肠结核、溃疡、憩室和肿瘤病变，但一般不能发现肠腔血管性病变及小的息肉。纳特（Nutter）等的研究共纳入31例 OGIB 患者，全小肠钡剂造影病变诊断率为17%。而科斯塔马尼亚（Costamagna）等的研究显示，在 OGIB 患者中，行全小肠钡剂造影检查的检出率仅为5%，显著低于胶囊内镜的检出率（$P < 0.05$）。钡剂造影适用于老年不能耐受胃肠镜者，但因其诊断率不高，该方法现仅在怀疑肠腔狭窄、肿瘤、溃疡、憩室引起 OGIB 的患者中使用。

2）核素扫描：目前临床应用的放射性核素消化道出血显像的方法分别是 ^{99m}Tc 标记的胶体硫显像和 ^{99m}Tc 标记的红细胞显像，且以后者为主。当出血速率保持在 0.1～0.4ml/min 时可大致定位出血点，但有一定的假阳性率及假阴性率，同时需要鉴别血池区积血是否为原发出血灶。旺（Wang）等报道利用 ^{99m}Tc 标记的红细胞显像总诊断率为46.2%（12/26），所需时间在15分钟至24小时（中位时间为1小时），敏感度为78.6%（11/14），特异度为91.7%（11/12）；Ohri 等进行的一项纳入40例患者的研究比较了 ^{99m}Tc 标记红细胞显像和血管成像的临床价值，敏感度分别为66.7%和38.9%，阳性预测值分别为85.7%和77.8%，两者联用的诊断率为70%。

3）数字减影血管造影（DSA）：由于其设备要求相对不高，目前已成为显性 OGIB 诊断上应用最广泛的影像学方法。由于采用数字减影方式，所需要的对比剂总量及注射速度较普通血管低，同时其图像清晰，分辨率高，在观察全身血管性疾病方面具有独特优势。OGIB 患者视具体病变的 DSA 表现有所差异，血管畸形病变时可见血管迂曲增多，结构异常，有些可出现动脉期静脉早显，呈"双轨征"；憩室、息肉、炎性反应、溃疡可见增多的血管丛及异常染色，当出血速度每分钟大于 0.5ml 时，可见对比剂向肠腔内活动性渗出。当发现活动性出血时，可行介入药物灌注止血或使用栓塞剂或钢圈栓塞血管。李玉伟的研究显示 DSA 造影诊断显性 OGIB 患者阳性率为 89%，进行介入止血成功率为 85.1%。罗林斯（Rollins）等 1 项纳入 36 例 OGIB 患者的研究显示，其诊断率为 44%，阳性预测值为 100%，阴性预测值为 92%，出现 3 例假阴性。对于初次血管造影阴性的患者，有必要对其进行复查。

4）CT 肠道造影（CT enterography，CTE）：随着 CT 技术的进步，该技术近年来逐步开展，主要是针对单病种的对比研究（与胶囊内镜、小肠灌肠比较），它对肠道肿瘤、炎症、憩室的显示较好，不仅能发现小肠肿瘤的不同形态，大致判断病变性质，还可以显示整个肿瘤周围腹腔的状况，对于进展期克罗恩病，它可以显示阶段性肠道黏膜层强化，部分肠腔扩张积液，周围系膜区散在轻度肿大淋巴结，但对于肠道黏膜面的血管发育不良、轻度糜烂、炎性改变、小息肉等病变均无法显示。因此，临床常将 CTE 和胶囊内镜结合使用以提高诊断率。

哈利法（Khalife）等的研究比较了 CTE（使用 64 排 CT）和胶囊内镜在 OGIB 患者中的诊断价值，并通过随后的双气囊小肠镜或手术探查进行验证。结果显示两者的病变发现率分别为 34% 和 53%（P=0.207），在 69% 的患者中两种检查方法结果一致（22/32），其中 7 例小肠肿瘤，1 例淋巴管扩张，1 例感染，13 例均未发现小肠异常病变；余 10 例患者两种检查方法结果不一致，其中 CTE 发现 2 例胶囊内镜漏诊肿瘤和排除 3 例胶囊内镜疑似肿瘤，而 CTE 显示正常的病例通过胶囊内镜发现 3 例溃疡和 2 例血管畸形。皮耶尔（Pilleul）等对 CTE 诊断小肠肿瘤进行了研究，其敏感度为 84.7%，特异度为 96.9%，阴性预测值和阳性预测值分别为 94.5% 和 90.9%。

总之，64 排 CT 肠造影法在诊断肿瘤上具有明显优势，胶囊内镜在诊断溃疡和血管扩张病变方面具有优势，两者联用可提高诊断率。

5）MR 肠道造影（magnetic resonance enteroclysis，MRE）：是近年出现的胃肠检查方法，其优势在于可同时获得冠状面、矢状面和横断面的图像，并且软组织对比度和分辨率高，同时和 CTE 一样，它可获得肠腔外组织病变。韦恩伯格（Weyenberg）等的研究显示，MRE 诊断肠道肿瘤的诊断率达 95%，灵敏度和特异度分别为 91% 和 95%，并可同时清晰显示肠壁厚度、淋巴结肿大及肠系膜病变，初步判断肿瘤的良恶性。米切尔（Mitchell）等 1 项纳入 150 例患者的研究显示，MRE 在小肠肿瘤诊断中具有优势，其总诊断率、灵敏度、特异度分别为 97%、86% 和 98%。纳林（Narin）等研究显示，MRE 诊断克罗恩病引起的肠道病变具有较高的诊断率，同时可清晰显示淋巴结肿大、肠道窦道、肠壁小息肉等病变。

6）双气囊小肠镜（double balloon enteroscopy，DBE）：自 1977 年首次报道探条式小肠镜以来，已发展了多种小肠镜技术，如推进式、探条式小肠镜、循管插镜式小肠镜、肠带诱导式小肠镜、术中小肠镜，但上述小肠镜均存在操作困难、耐受性差及不能检查全部小肠等缺点，已逐步退出临床应用。2003 年上市的双气囊小肠镜的推出使小肠疾病的诊疗技术取得了突破性进展，其具有检查范围广、操作可控制、能进行内镜下干预和治疗等优点。

7）胶囊内镜（capsule endoscopy，CE）：2000 年以色列公司研制的胶囊内镜正式面市，次年 8 月通过美国 FDA 批准，它是一种全新的非侵入性全小肠检查手段，原理是受检者通过口服内置摄像与信号传输装置的智能胶囊，医生利用体外的图像记录仪和摄像工作站，了解受检者的整个消化道情况，具有检查方便、无创伤、无导线、无痛苦等优点，被认为是消化道疾病尤其是小肠疾病诊断的首选方法。

8）剖腹探查和术中内镜：手术探查是 OGIB 患者最后考虑的诊疗手段，单纯剖腹探查风险大且成功率低，而外科手术结合术中内镜可显著提高诊断率至 70%～100%。术中小肠镜检查通常被认为是诊断小肠疾病的金标准，但该方法具有创伤性，术前准备和术后恢复期长，花费较高，并发症的近期病死率达 5% 左右，同时整个过程花费大，故往往作为二线或最终检查手段。

（2）胶囊内镜可替代传统检查方法吗？

自胶囊内镜检查应用于临床以来，各项研究显示其对小肠疾病检查有显著优势，尤其对不明原因消化道出血患者诊断率较高，因此有学者认为胶囊内镜可取代传统检查手段而成为 OGIB 患者的首选检查手段。Katsinelos 等的研究显示，CE 对 OGIB 的总诊断率为 44.44%，显性 OGIB 和隐性

OGIB 的诊断率分别为 60% 和 34.21%（*P*=0.044），显性出血患者出现症状 10 日内行 CE 检查和 10 天后检查的病变检出率分别为 87.5% 和 11.1%（*P*＜0.0001），其中 71.43% 的患者在发现病变后进行了治疗而改善了临床症状。作者认为，发现症状后尽快接受检查可提高诊断率，CE 不仅可提高病变检出率而且可改善预后。凯雷（Carey）等的研究中总病变检出率为 53%，显性出血阳性率显著高于隐性出血阳性率（60% *vs.* 46%，*P*=0.03），其中小肠血管异常占 60%。

斯卡廖内（Scaglione）等对年龄因素是否影响 CE 进行了研究，其总诊断率为 61%，低龄组病变检出率显著低于高龄组（65 岁以下为低龄组，45% *vs.* 75%，*P*=0.04）。作者认为高龄并不是进行 CE 检查的高危因素，且随年龄增长诊断率增高。

初次 CE 检查阴性患者的再出血率是否低于初次阳性患者？有 2 篇文献进行了分析。赖（Lai）等认为，初次 CE 检查阴性的再出血率显著低于初次阳性患者（5.6% *vs.* 48.4%，*P*=0.03），作者认为 CE 检查阴性者可能本身病变较轻，如小的糜烂、溃疡可能已经愈合导致检查阴性。因 CE 阴性的 OGIB 患者再出血率很低，作者认为可暂缓行进一步的侵袭性检查，而仅仅给予对症治疗。但内藤（Endo）等的研究结论恰恰相反，认为初次未发现出血灶患者的再出血率显著高于发现出血灶的患者（*P*=0.036），对检查阴性患者更应关注。因这两项研究纳入病例数较少，故还需纳入更多病例来证实。

总之，小肠钡餐检查对狭窄性病变和占位性病变有一定价值，但对黏膜和血管病变发现率很低；选择性动脉造影为有创方式，只对血管病变和血供丰富的肿瘤有诊断价值；^{99m}Tc 对活动性出血敏感，但只能大致定位。传统的推进式小肠镜技术要求高，内镜检查范围小；胶囊内镜极大地提高了小肠疾病诊断的检查范围和检出率，但其移动不可控制，无法活检做病理检查，也限制了其临床应用，胶囊内镜在近阶段仍无法完全取代传统诊疗方法。因此我们在选择下一步检查方法时应综合考虑患者病情，根据实际情况来选择适合的方法。

（3）双气囊小肠镜和胶囊内镜哪种方法诊断率更高？哪种是 OGIB 患者的第一选择？

双气囊小肠镜（DBE）和胶囊内镜（CE）是目前诊断 OGIB 的最有效方法，DBE 能对小肠无盲区直视检查，同时可活检和治疗，但患者需在全身麻醉状态下接受检查，耗时较长，耐受性差。胶囊内镜虽然耐受性好，但其具有观察盲区，不能进行活检和镜下治疗。对于 OGIB 患者在进行常规和传统检查仍未检出病变时，下一步首选何种检查？DBE 还是 CE？

通过查阅文献，CE 和 DBE 均有较高的诊断率，两者结合使用可提高病变检出率。CE 较 DBE 更容易被患者接受，但某些 CE 检查患者需要补做 DBE 以行镜下处理，同时 CE 检查结果可指导 DBE 选择合适的检查模式和处理模式。

（4）选择哪项诊断治疗方案有最好的成本-效果？

Somsouk 等进行最小成本分析以确定 OGIB 患者首选的处理策略，作者比较了 4 种检查手段，包括钡剂灌肠造影、PE、CE 和 DBE。当需要明确诊断出血原因并处理时，最佳的首选措施是 DBE，花费 3 824 美元，若首选 CE 将增加医疗费用 440 美元。当 DBE 敏感度低于 68% 时应首选 CE，若没有 DBE，当 CE 费用低于 1 190 美元时或胶囊滞留率低于 3% 时，CE 将优于 PE 作为首选。作者认为，当需要确切的诊断或需要处理时，DBE 是成本最少的策略，当没有 DBE 时，CE 也可作为首选。

马尔莫（Marmo）等对 OGIB 患者行胶囊内镜的增量成本效果比进行了回顾性分析，共纳入 369 例患者，其中显性 OGIB 占 52%。结果显示诊断显性 OGIB 平均成本 1884 欧元，隐性 OGIB 成本为 2 141 欧元，平均贫血期为（17.6±20.7）个月，入院治疗一次患者占 60.9%，2 次占 21.2%，1.2% 的患者超过 9 次。其中通过胶囊内镜检查有 58.4% 的患者有阳性发现，通过其他影像学检查仅有 28.0% 的患者有阳性发现（*P*＜0.001）。通过胶囊内镜发现的阳性诊断患者平均成本为 2090.76 欧元，通过影像学检查的平均成本为 3 828.83 欧元（*P*＜0.001）。因此作者认为对于 OGIB 患者胶囊内镜检查比影像学检查有更好的成本-效果。

目前仅有少数国外研究报道 OGIB 患者治疗的成本效果，而我国尚无相关研究报道。在不同国情条件下，价格水平、医疗保险体制等方面的差异，这些结果对我国 OGIB 患者的诊治仅具有一定的参考价值，尚需进行进一步的相关研究。

（5）OGIB 最佳诊断流程的选择及处理原则：2007 年中华医学会推荐流程：对 OGIB 患者首先应详细询问病史，并进行仔细的体格检查，初步了解出血部位及性质，明确是隐性出血还是显性出血。若为隐性出血，可先行小肠钡剂检查，对显性出血，则行核素扫描和（或）血管造影检查，若结果为阴性，可进一步行小肠镜、胶囊内镜检查，若上述检查均为阴性且临床上有明显出血，危及生命，再外科行剖腹探查，术中病变不明确者可行术中内镜检查，协助寻找病因。美国 2008 年胃肠病学会关于不明原因消化道出血的诊断和治疗声明：一旦标准检查（食管-胃-十二指肠镜和结肠镜）均为阴性时，可以认为小肠是出血来源，胶囊内镜应是下一步检查措施。

对出血量较大者，先补充血容量，稳定生命体征后再根据情况选择合适的方法和治疗措施。在排除引起或诱发出血的因素后针对病因进行治疗，如对血管病变行内镜下氩离子凝固、热探头凝固，对息肉出血行高频电圈套切除，对肿瘤出血行外科手术切除。

（6）制定诊疗方案：根据上述证据，我们为该患者制定如下治疗方案：①根据患者实际病情及经济情况，建议患者再次行胃镜和结肠镜，若为阴性则考虑行胶囊内镜检查；②胶囊内镜若为阴性则同患者及家属协商是否进一步行双气囊小肠镜检查，或行药物治疗以观察病情变化；③若发现病变则根据病变类型选择合理的下一步治疗，如手术治疗、双气囊小肠镜镜下治疗等。

（7）后效评价：患者再次行胃镜及结肠镜检查，未发现出血灶，在随后进行的胶囊内镜检查中发现小肠梅克尔（Meckel）憩室并出血，转入外科后行腹腔镜下憩室局部切除，术后恢复良好，随访 6 个月，无复发消化道出血及其他并发症，患者对处理流程及治疗效果比较满意，显示本次循证治疗方案效果明显。

（摘自：刘启胜, 董卫国. 一例不明原因消化道出血患者的循证治疗. 中国循证医学杂志, 2012, 12(1): 104-110.）

二、系统评价等检索策略

以乙型肝炎为例，在不同数据库中检索近 10 年来的循证医学研究证据（时间范围：2011—2021）。此处仅列举最具代表性的系统评价、随机对照试验、卫生技术评估和临床实践指南 4 种循证医学研究证据的检索方法。

（一）中国生物医学文献数据库

检索策略如下。

1. 系统评价

#1 肝炎，乙型［扩展全部树］/全部副主题词。

#2 循证医学［扩展全部树］/全部副主题词。

#3 循证医学 or 证据医学 or 实证医学。

#4 系统评价 or 系统综述 or 系统性综述 or 系统性评价。

#5 Meta or 荟萃分析 or 汇总分析 or 集成分析。

#6 #2 or #3 or #4 or #5。

#7 #1 and #6 限定：2011-2021。

2. 随机对照试验

#1 随机对照试验［扩展全部树］/全部副主题词。

#2 对照临床试验［扩展全部树］/全部副主题词。

#3 临床试验［扩展全部树］/全部副主题词。

#4 双盲法［扩展全部树］。

#5 单盲法［扩展全部树］。

#6 前瞻性研究［扩展全部树］。

#7 三盲 or 盲法。

#8 #1 or #2 or #3 or #4 or #5 or #6 or #7。

#9 肝炎，乙型［扩展全部树］/全部副主题词。

#10 #8 and #9 限定：2011-2021。

3. 卫生技术评估

#1 技术评估，生物医学［扩展全部树］/全部副主题词。

#2 卫生保健质量，获取和评价［扩展全部树］。

#3 卫生技术评估 or 医学技术评估 or 卫生技术评价 or 医学技术评价 or 技术评价 or 技术评估 or 卫生评估 or 卫生评价。

#4 技术经济学 or 技术经济分析。

#5 #1 or #2 or #3 or #4。

#6 肝炎，乙型［扩展全部树］/全部副主题词。

#7 #5 and #6 限定：2011-2021。

4. 临床实践指南

#1 方针政策［扩展全部树］/全部副主题词。

#2 卫生计划方针［扩展全部树］。

#3 指南 or 方针 or 政策 or 卫生计划。

#4 #1 or #2 or #3。

#5 肝炎，乙型［扩展全部树］/全部副主题词。

#6 #4 and #5 限定：2011-2021。

（二）PubMed 数据库

检索策略如下。

1. 系统评价　通过 clinical queries 检索，检索词输入框输入 hepatitis B；时间限定：2011-2021。

2. 随机对照试验

以"Hepatitis B"［Mesh］为检索式，采用主题途径检索。

在检索结果界面：文献类型限定 Clinical Trial、Randomized Controlled Trial、Controlled Clinical Trial；时间限定：2011-2021。

3. 卫生技术评估

在基本检索界面：检索词输入框输入 Hepatitis B and Technology assessment，点击"Search"。

在检索结果界面：限定时间：2011-2021。

4. 临床实践指南

以"Hepatitis B"［Mesh］为检索式，采用主题途径检索。

在检索结果界面：限定时间：2011-2021，文献类型限定 Practice Guideline。

（三）OVID 循证医学数据库

检索策略如下。

1. 系统评价　在选择数据库界面选择数据库 EBM Reviews-Cochrane Database of Systematic Reviews 和 EBM Reviews-Database of Abstracts of Reviews of Effects。

#1 Advanced Search 界面输入检索词 Hepatitis B。

#2 Basic Search 界面输入检索词 Hepatitis B，勾选 Include Related Terms；时间限定：2011-2021。

#3 #1 or #2。

2. 随机对照试验　在选择数据库界面选择数据库 EBM Reviews-Cochrane Central Register of Controlled Trials。

#1 Advanced Search 界面输入检索词 Hepatitis B，勾选 Map terms to subject heading，扩展全部副主题词；时间限定：2011-2021。

#2 Basic Search 界面输入检索词 Hepatitis B，勾选 Include Related Terms；时间限定：2011-2021。

#3 #1or #2。

3. 卫生技术评估　在选择数据库界面选择数据库 EBM Reviews-Health Technology Assessment。

#1 Advanced Search 界面输入检索词 Hepatitis B，勾选"Map terms to subject heading"，扩展全部副主题词；时间限定：2011-2021。

#2 Basic Search 界面输入检索词 Hepatitis B，勾选"Include Related Terms"；时间限定：2011-2021。

#3 #1or #2。

4. 临床实践指南　在选择数据库界面选择数据库 All EBM Reviews-Cochrane DSR，ACP Journal Club，DARE，CCTR，CMR，HTA，and HSEED。

#1 Advanced Search 界面输入检索词"Hepatitis B"，勾选"Map terms to subject heading"，扩展全部副主题词；时间限定：2011-2021。

#2 Basic Search 界面输入检索词"Hepatitis B"，勾选"Include Related Terms"；时间限定：2011-2021。

#3 #1or #2。

#4 文献类型限定 guideline。

思 考 题

1. 何谓循证医学？循证医学实践的类别和步骤有哪些？

2. 循证医学证据检索与传统文献检索有何异同？

3. 如何利用 PubMed 检索循证医学一级证据？

4. 检索国内外循证医学证据有哪些主要的指南、数据库？

5. 简述慢性阻塞性肺疾病治疗的系统评价和临床实践指南证据的检索步骤。

第九章 医学信息分析与应用

第一节 信息分析的概念与方法

案例 9-1-1

一位本科高年级的医学生在专业课程学习中，听老师介绍了 *SIRT6* 基因，及其在抗衰老、染色质调节、转录调控、DNA 损伤修复等生物学过程中的作用。该生上网对 *SIRT6* 基因进行检索和浏览，希望了解 *SIRT6* 基因的研究进展，检索出了 1000 多篇文章，不知如何进行分析。

问题：

1. 如何开展信息的分析与研究？
2. 如何找到 *SIRT6* 基因研究的核心期刊？
3. 如何确定该领域的主要代表作？

分析：

1. 开展信息的分析与研究。在得到大量信息以后，接下来的问题往往就是系统地分析、筛选、鉴别信息，如何将信息融入自己的知识体系，如何进一步地研究进而启发科研思路。

2. 核心期刊主要是指专业学科范围内，刊载该学科文献数量最多、文献质量较好，反映该学科最新研究进展，影响力较大的期刊。常用的确定核心期刊方法有布拉德福测定法、累积百分比法和引文法等。

3. 课题相关代表作，通常包括首次发现的报道文献、专业领域高被引文献、核心著者和机构的重要文献。

一、信息分析的含义

信息分析一词最早源于"情报调研"或"情报研究"。随着 1992 年第 8 次全国科技情报工作会议，当时国家科学技术委员会将"科技情报"改为"科技信息"，人们越来越多地使用"信息"一词，而非"情报"，"信息分析"一词也开始替代"情报调研"或"情报研究"，被大众所接受和采用。对信息分析含义的描述多种多样，但其本质基本相同。信息分析是依据特定需求，用定性或定量的研究方法收集、整理、评价、分析等系统加工信息的过程。

医学信息分析是信息分析的重要分支。随着医疗卫生信息化的推进，医药卫生信息资源大幅增加且成为重要的战略资源。医学信息分析是根据研究课题的目标，收集国内外相关医学信息，对有价值的医学信息进行综合分析，编写出有根据、有对比、有评价和有预测的报告，为医学教学、科研、临床决策、卫生服务、卫生管理和市场活动提供知识管理和科学服务。信息分析的需求不断增加，分析对象日益复杂。医学信息分析包括预防医学、基础医学、临床医学、社会医学、药学等多个学科，涵盖了人类健康与疾病的所有问题。

二、医学信息分析的需求

临床、科研、教学等工作人员的信息需求是医学信息分析的出发点，也直接决定了信息收集、整理、鉴别、加工、提炼等信息分析过程。因此首先需要对医学信息研究的需求有一个基本认识。医学信息研究的需求多种多样，如：①科研背景信息研究（了解知识点、发展沿革、研究趋势）；②科研方法借鉴信息研究（了解技术参数、实验方法）；③科研论证研究（论证科研课题新颖性、实用性、可行性等）。

本章节案例应该是属于第一种医学信息研究的需求类型，通常在初涉科研领域、开始接触科研背景时需要了解的内容。

三、医学信息分析的方法

信息分析与研究是信息检索利用的一个较为高级的阶段，因为它是信息研究者的信息智能的集中体现，也是科学研究、开发创造的一个思维过程。信息分析方法是实现信息分析的手段，其来源多种多样，主要包括逻辑学方法、系统分析方法、图书情报学方法、社会科学方法、统计学方法、预测学方法和医药卫生领域的方法。

信息分析方法不下几十种，包括 Field study（领域研究）；Interview（会谈）；Observation（观察）；Case study（案例研究）；Writing research proposal/thesis（写作研究论文）；Content analysis（内容分析）；Bibliometrics（文献计量学法）；Deconstructionism（解构研究）；Data analysis（数据分析）；Inferential statistics（推理统计）；Statistical package（SPSS/SAS 统计学）；SPSS/SAS（统计学）；Evaluative research（评估研究）；Comparative study（对比研究）；Survey/questionnaire（问卷调查）；Information system design（信息系统设计）；Delphi studies（特尔斐法研究）；literature review（文献研究）等。

案例 9-1-1 要了解 *SIRT6* 领域的代表性文献主要采用文献计量学方法，如用户可通过 PubMed、Web of Science 等文献数据库了解领域内的高被引论文。此外，还可以利用 Essential Science Indicators（ESI 基本科学指标体系）来了解在该领域中最具影响力的国家、机构、人员；及时了解各领域内高被引论文和近期热点研究。Essential Science Indicators 的科学趋势统计数据来自 12 000 多种全球期刊的 1 200 多万篇文章，揭示了新兴的科学趋势及研究领域中具有影响力的个人、机构、论文、期刊和国家。各个学科当前的研究前沿、隐含的突破性研究，以及不同学科发展的趋势等（图 9-1-1）。

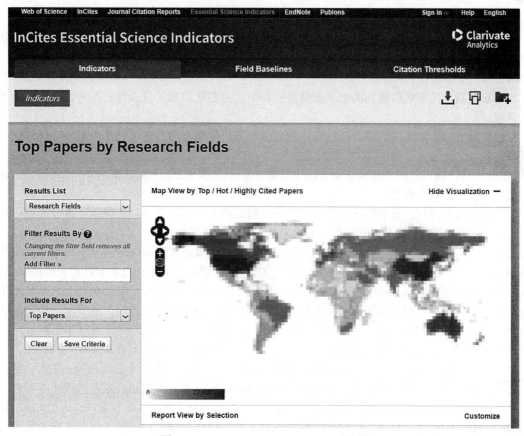

图 9-1-1　Essential Science Indicators 首页

除此以外，逻辑研究包括对比、类比、相关推理、归纳、综合等，在信息分析中应用也非常广泛，包括对某些新成就、新理论、新观点、新发明、新方法、新技术、新进展进行各派观点、各家之言、各种方法、各自成就专门介绍，通过对比研究，分辨各种观点、见解、方法、成果的优劣利弊，比较国际水平、国内水平和本单位水平，从而找出差距。通过类比分析，对不同类的事物（或要素）之间，比较某些相似性特点而推理得出结论。通过相关法则，如 A 事物影响 B 事物，B 事物影响 C

事物,则 A 事物将通过 B 事物而影响 C 事物的相关性进行分析,如阿司匹林的抗血凝、溶栓作用的发现到治疗子痫;从鱼油对红细胞脆性、血液黏度的影响到可以治疗雷诺病;从细胞核移植技术低等生物无性发育的应用到哺乳动物的无性细胞克隆产生多莉羊等。

第二节　信息分析的流程

一、课 题 选 择

不同的课题直接决定了信息分析方法的选择和信息分析结果。课题来源主要有上级主管部门下达的课题、信息用户委托的课题和信息人员自己提出的课题三类。在案例 9-1-1 中,课题为该学生自己提出的,为主动选题。选题之后需要进行分析和论证,进一步明确课题的目的和意义、研究对象和范围等。在本案例中,该生需要进一步明确想要了解哪些内容,是了解关于 *SIRT6* 基因研究的核心期刊,还是了解 *SIRT6* 基因研究的经典文献。不同的研究目的会影响信息分析步骤,包括收集信息的来源和信息分析方法的选择等。

二、信 息 收 集

信息源是指人们为解决各种问题借以获取信息的来源。信息源是收集信息的源头和基础,通常可分为文献信息源和非文献信息源。在案例 9-1-1 中主要采用文献信息源。文献信息源的收集方法就是本教材前几章介绍的文献检索过程,在这里不再赘述。

三、信息整理、鉴别与分析

收集的信息通常杂乱无序,需要进行整理和鉴别。

1. 信息整理　对收集的大量无序信息进行整理,包括形式整理和内容整理。形式整理主要是对收集的医学信息的外在特征进行整理和序化,内容整理则是在此基础上进一步描述和揭示医学信息的内容。

2. 信息鉴别　需要对收集到的信息质量进行判断,主要从信息的可靠性、先进性和适用性等方面进行鉴定。

3. 信息分析　本部分是信息分析过程中的关键环节。信息分析方法可以分为定性分析方法、定量分析方法、定性和定量相结合的分析方法。

在案例 9-1-1 中,应用的信息分析方法主要是文献计量学方法。下面以案例 9-1-1 为例介绍如何利用信息分析方法展开研究。

(1)确定核心期刊:核心期刊主要是指专业学科范围内,刊载该学科文献数量最多文献质量较好,反映该学科最新研究进展,影响力较大的期刊。常用的确定核心期刊方法有布拉德福测定法、累积百分比法和引文法等。布拉德福测定法是利用区域法或图像法来统计和分析某学科的期刊载文量分布规律,找到核心区期刊;累积百分比法通常又被称为"80% 法",是把与某学科相关的所有期刊,按其载文量进行递减排列,截取累积载文量与总载文量的比值达到 80% 之前的期刊为该学科的核心期刊;引文法是将某学科的期刊按照被引用的频率递减排列,排在前面的被大量引用的期刊可以被测定为该学科的核心期刊。此外,还可以借助一些工具来确认核心期刊,主要有《中国科技论文统计源期刊》、《中文核心期刊要目总览》和《期刊引证报告》(*Journal Citation Report*,JCR)。

(2)确定经典论文:在对一个学科领域初步探索时,需要先建立起一个宏观框架,了解该学科领域的经典文献。获取经典文献的方法有很多,可以通过高被引论文来识别,或者通过核心著者的论文来了解,还可以通过核心期刊的论文来确定等等。此外,还有许多的文献计量软件,如 CiteSpace、HistCite 和 BICOMB 等,可以用于对某学科领域的文献进行统计分析和挖掘,识别经典论文和发展脉络。

四、报 告 编 写

撰写报告是信息分析的最后一个环节,也是利用文字记录和总结信息分析步骤和结果的重要步骤。传统的研究报告需包括题目、序言、正文、结论、参考文献等部分。面向个人的信息分析可以采用思维导图的形式记录信息分析过程和环节。思维导图是运用图文并茂的形式，将各级主题之间的隶属和相互关系表现出来。思维导图是一种有效的思维方法，有利于人脑扩散思维的展开。目前，市面上有很多思维导图的绘制软件，如 Mindmanager、MindMapper、Freemind 等。

案例 9-2-1

　　一位本科高年级的医学生在上网对乳腺癌相关文献进行检索和浏览之后，收集了大量的中文和外文的相关文献。当他开始撰写论文时，发现总是很难准确找到之前看过的文章，并且添加参考文献和修改参考文献格式也很繁琐，耗费大量的时间和精力。有其他同学向他推荐了个人文献管理软件，不仅能够节省科研时间，还能减少错误。

　　问题：

　　1. 什么是个人文献管理软件？

　　2. 目前有哪些个人文献管理软件？

　　3. 个人文献管理软件有哪些功能？

　　分析：

　　1. 个人文献管理软件是帮助用户高效管理和使用文献的软件。

　　2. 目前市面上比较常用的个人文献管理软件有 NoteExpress、EndNote Online。

　　3. 个人文献管理软件的主要功能有收集和检索不同来源的文献，写作时自动生成参考文献列表。

第三节　个人文献管理软件

一、个人文献管理软件的介绍

　　科研过程中，每天都需要下载、阅读大量的科技论文，日复一日，下载的论文数量越来越多，但是想回顾一下以前读过的文章，却难以找到想要找的文章。不仅如此，科研人员每年会花费大量时间用于来修改参考文献格式。个人文献管理软件能够帮助用户管理成百上千的文献，在写论文时快速找到想要的文献。个人文献管理软件是可根据个人需要收集文献、高效管理和便捷引用文献的软件。

二、NoteExpress

　　NoteExpress 是一款国产文献管理软件，能更好地支持中文数据库和中文文献，具有很强的文献管理功能，广泛受到国内学者的欢迎。NoteExpress 提供标准版、高校版本以及公共图书馆版本。NoteExpress 提供了以下主要功能。

　　1. 文献管理　包括文献检索、文献归类、抽取题录信息、查重及去重、全文下载、全文导入、笔记撰写等。可直接在软件中检索中国知网、万方数据库、维普数据库、PubMed、Web of Science 等在线资源。支持大多数常用数据库的参考文献导入格式，能够智能识别全文中的标题、DOI 等信息，自动更新补全题录元数据。方便用户高效管理文献资源，大幅度提高科研效率。

　　2. 写作支持　NoteExpress 支持 Microsoft Word 和 WPS 两大主流软件，利用论文写作插件可在写作时快速添加参考文献。并且 NoteExpress 内置了 3000 余种国内外常用学术期刊和学位论文的格式规范，方便用户根据需求快速生成和修改参考文献格式。

（一）NoteExpress 的下载与安装

　　可在 NoteExpress 官网（网址为 http://www.inoteexpress.com/）下载所需版本。NoteExpress 的安装非常简单，下载后按照程序提示完成安装。安装完成后，界面如图 9-3-1 所示。

　　1. 菜单栏　包括文件、文件夹、题录、检索、工具和帮助栏目，每个栏目下设有子栏目，如文件菜单栏下有新建数据库、打开数据库、常用数据库、备用数据库、压缩数据库、关闭数据库、导入题录等子栏目。

　　2. 工具栏　显示菜单栏子栏目里常用的快捷操作图标（图 9-3-2）。

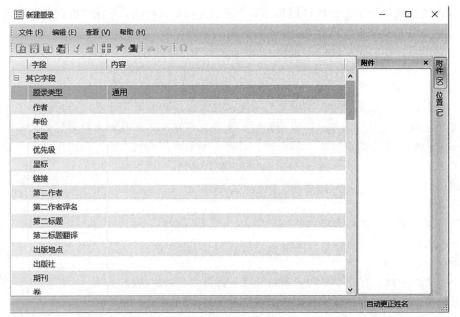

图 9-3-1　NoteExpress 主界面

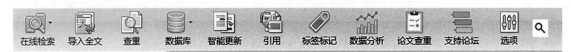

图 9-3-2　NoteExpress 工具栏

（二）文献导入

1. 新建数据库　系统安装后默认为示例数据库，建议用户使用的时候新建一个数据库。因为在新版本安装时可能会造成数据覆盖而丢失。在主菜单的文件栏目下选择"新建数据库"，在弹出的对话框里选择保存数据库文件的存放路径，并且给数据库命名为"乳腺癌"。

2. 建立并维护个人题录数据　建立好个人数据库之后，便可以建立个人题录数据，系统在新建的"乳腺癌"数据库中自动添加了题录、笔记、检索、组织和回收站等文件夹。可在这些文件夹里建立子文件夹，如在题录文件夹下根据需要建立"中文文献"子文件夹。选择题录后点击右键，选择"新建文件夹"，之后输入文件夹名称即可。

3. 新建题录 NoteExpress 支持多种题录创建方式

（1）手工创建：在题录文件夹下选中某一子文件夹之后，如"中文文献"，在主菜单的题录栏目下选择"新建题录"，也可以通过快捷键（Ctrl+N）实现。在弹出的对话框中首先选择题录类型，如"期刊文章"，之后根据实际情况填写其他信息即可。填写完毕后，保存题录信息，关闭对话框。题录创建完成后，如需修改或删除，可在题录列表里找到该条题录，选中之后右击，在菜单栏中选择"编辑题录"或"删除题录"。

（2）在线检索导入：可在 NoteExpress 上直接检索国内外多个数据库。点击工具栏中的"在线检索"图标，在下拉菜单中选择想要检索的数据库。下面以 CNKI 中国知网数据库为例进行介绍。在弹出的对话框里，根据需求检索所需信息，之后在检索结果里筛选所需的结果（图 9-3-3）。当需要批量获取题录信息时，点击"批量获取"，输入页码信息可一次性获取多页显示内容。确认后点击"保存勾选的题录"，选择想要保存到的文件夹。退出后，便能在题录列表里看到导入的全部题录信息。

（3）数据库检索结果导入：NoteExpress 支持中国知网、万方、维普、PubMed、Elsevier 等国内国外多个数据库检索结果的直接导入。下面以 CNKI 中国知网数据库为例进行介绍。进入 CNKI 中国知网的中国学术期刊网络出版总库检索所需文献。选择所需的文献，点击"导出与分析"中的"导出文献"选项，在下拉菜单中找到 NoteExpress 格式，点击"导出"选项。

之后打开 NoteExpress，选中要导入的文件夹右键，点击"导入题录"。在弹出的对话框里找到刚下载好的文件，当前过滤器选择"NoteExpress"之后，点击"开始导入"。导入完成后，可在题录列表里看到导入的题录信息。

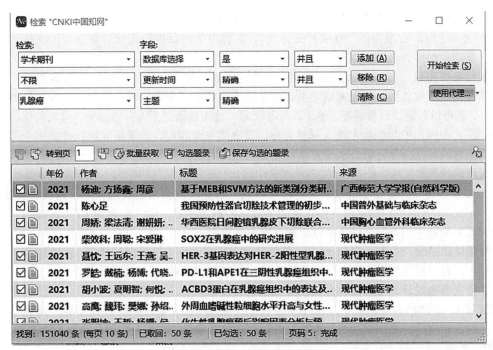

图 9-3-3　在线检索导入窗口

（4）全文导入：NoteExpress 提供了全文导入功能，支持 PDF、CAJ 格式的文件导入。选中要导入的文件夹右击，点击"导入文件"。根据需要选择"添加文件"或"添加目录"，再选中要导入的文件或目录，之后根据实际情况填写题录类型、字段默认值等。导入完成后，NoteExpress 会智能识别标题等信息，同时自动更新多条题录的其他元数据信息。若系统未能补全题录信息，可手动补充。

（三）文献管理

1. 题录与文献全文关联　①添加附件：用户可通过添加附件的方式将下载好的文献全文与题录信息建立链接。选中某一条题录，右击该条题录，选择"添加附件"，找到对应的文献全文即可。添加完成之后，在题录列表里该条题录会出现一个红色方块，下方的题录相关信息中会出现一个回形针标识。②批量链接：NoteExpress 还提供了同时添加多篇文献全文的功能。点击主菜单中的"工具"选项，选择"批量链接附件"，在弹出的对话框里选择需要批量链接的题录文件夹以及要导入的文献全文，之后单击"开始"。如果没有需要调整的链接结果参数，直接点击"应用"即可完成批量链接。③下载全文：NoteExpress 提供了可在线连接全文数据进行全文下载，可以单篇题录下载，也可以选中多条题录批量下载的功能。

2. 查重与去重　手工建立的题录和导入的题录信息可能存在重复，占用空间，可通过查找重复题录进行去重。打开"主菜单"中的"检索"工具，选择"查找重复题录"。在弹出的对话框中，选择待查重的题录文件夹和待查重字段，另外可设置大小写敏感、忽略标点符号和精确模糊等。点击"查找"开始查重，查完之后，重复的题录会在题录列表里被选中。之后右键选择"从指定文件夹中删除"，删除所有重复题录。

3. 笔记　在浏览和阅读题录信息时，可以利用 NoteExpress 提供的笔记功能记录阅读心得、科研思路和论文草稿等。选中某条题录信息后，右击选择"为题录新增笔记"，也可以在界面下方的题录相关信息中找到"笔记"选项，之后直接在空白窗口记录笔记，在该界面还可以设置笔记的字体颜色、大小等。此外还可以在主界面左侧"数据库"目录下的"笔记"文件夹中建立子文件夹，之后在"主菜单"中的"笔记"栏目里，点击"新建笔记"来记笔记。

4. 题录检索　可检索个人数据库中的题录信息。选中要检索的文件夹，点击"主菜单"中的"检索"选项，之后选择"在个人数据库中检索"，或直接用 F3 快捷键打开检索数据库的对话框。在对话框中根据需求选择检索字段、输入检索词，完成后点击"检索"。完成检索后，在主界面左侧栏目中的"检索"—"最近检索"文件夹中形成一个新的子文件夹。还可以右键选择"保存检索"，将检索结果进行长期保存，存到"保存的检索"文件夹下。

笔记栏

5. 链接文件夹 当某个文献属于多个学科或研究主题时，可以将该条题录链接到其他文件夹。选中该条题录之后，右击选择"链接到文件夹"，在弹出的对话框里选择需要保存的文件夹，便可以将同一条题录保存到多个文件夹中。

6. 星标与优先级 在 NoteExpress 中可以对题录设置星标和优先级。NoteExpress 提供了从非常低到非常高的 5 级优先级。设置完成之后，题录列表该条题录中会出现一个标有相应颜色的旗帜符号。此外，还可以对题录设置标签，便于区分和管理。选中题录之后，右击选中"星表与优先级"—"设置标签"，在弹出的对话框中输入标签名称、设置优先级即可。一条题录可以设置多个标签，标签之间用空格或英文分号分隔。

7. 设置题录列表 NoteExpress 的题录列表中默认提供的信息包括星标、优先级、年份、作者和标题等。如果有其他想要显示的题录信息，可以通过自定义表头来实现。在题录列表表头处右键，选择"自定义"。在"可用的字段"中选择想要显示的题录信息，如"影响因子""关键词"等，将其添加到显示的列中。不同文件夹可以分别设置不同的表头。

8. 批量编辑题录 在 NoteExpress 中，可以对题录数据进行批量编辑与替换。在"主菜单"—"工具"栏目下，有"批量编辑"和"批量替换"，点击之后在弹出的对话框中按照需求填写即可。

9. 文件夹信息统计 可对文件夹内的文献信息进行统计。选中某一文件夹后，右键选择"文件夹信息统计"。在弹出的对话框中，选择需要统计的字段，如作者、年份、期刊等，就可以对相应字段进行统计和排序。通过该功能，可以查看目标文件夹中发表文献最多的作者或者期刊等。

（四）文献写作

NoteExpress 可以帮助用户在论文写作过程中，方便快捷地引用和标注参考文献。NoteExpress 安装完毕后，会在相应的文字处理软件 Microsoft Word 或 WPS 中安装 NoteExpress 插件（图9-3-4）。

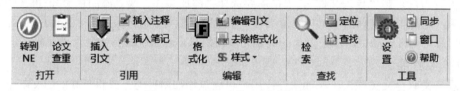

图 9-3-4 Word 中的 NE 插件界面

1. 转到 NE 用于从 Word 界面切换到 NoteExpress。

2. 插入引文 在 Word 中将光标放到要插入引文的位置，点击"转到 NE"，切换到 NoteExpress 界面。在题录列表里找到该条引文，回到 Word 界面点击"插入引文"，即可完成。

3. 插入注释 期刊论文通常采用尾注的方式列出参考文献，如果需要使用脚注列出，则可以通过插入注释的功能来实现。

4. 插入笔记 在论文撰写过程中，如果需要将自己在 NoteExpress 中书写的笔记插入到 Word 中，则可以在 NoteExpress 中先选中该条笔记，然后回到 Word 里在插入处点击"插入笔记"。

5. 格式化 NoteExpress 内置了 3 000 余种国内外期刊和学位论文的参考文献格式。通过点击插件中的"格式化"选项，即可将插入的参考文献进行格式转换。如果 NoteExpress 提供的格式无法满足用户需求，则可以在 NoteExpress 界面，通过"主菜单"—"工具"—"样式"—"样式管理器"进行参考文献输出格式设置。

6. 编辑引文 插入参考文献后，如果需要对引文进行修改、删除或更新，则将光标放在 Word 里的相应的参考文献处，点击"编辑引文"，在弹出的对话框里根据实际情况进行修改即可。

7. 检索 可利用插件中的"检索"选项快速查找 NoteExpress 中所要插入的引文。

8. 定位与查找 将光标放在 Word 正文中的引文处时，单击鼠标，会自动跳转到对应的参考文献位置；反之亦然。查找功能是用于查找论文中多次引用同一篇引文的引文位置。

9. 设置 对插件的常规功能和快捷键等进行设置。

三、EndNote Online

EndNote 是一款文献管理软件，支持对文献数据的收集、存储、管理和查询以及插入和编辑参考文献。EndNote 的官方网站是 https://endnote.com/，目前的最新版本是 EndNote20。此外 EndNote 还提供了 EndNote Online，只要订购了 Web of Science 数据库的高校用户就可以使用 EndNote Online 进行文献管理。EndNote Online 为用户提供了随时随地在线管理文献的功能。

EndNote Online 使用时需要先注册个人账户。在 Web of Science 数据库界面，点击右上角的"产品"选项，选中 EndNote 即可进入 EndNote Online 界面（图 9-3-5）。按照要求填写信息即可完成账户注册。注册完成后，利用申请的账户和密码登录，即可登录 EndNote Online，主界面如图 9-3-6 所示。

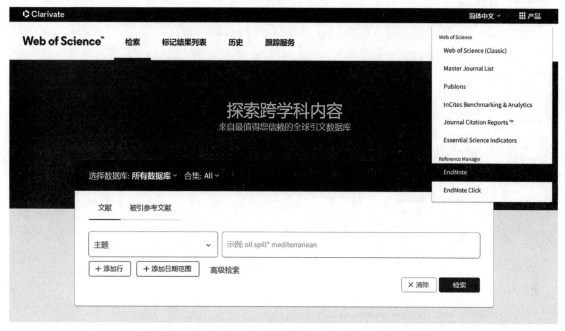

图 9-3-5　Web of Science 数据库中的 EndNote Online 界面

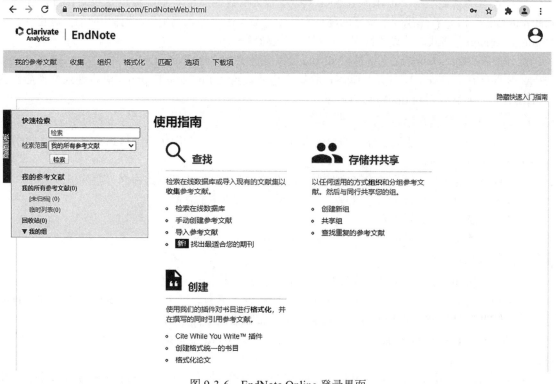

图 9-3-6　EndNote Online 登录界面

（一）数据收集

EndNote Online 提供了 3 种数据收集方式，分别为在线检索、新建参考文献和导入参考文献。

1. 在线检索　首先选择想要检索的数据库，点击"链接"；然后选择检索字段、填写检索式，即可完成在线检索。在检索结果界面，勾选所需题录，点击"添加到组"下拉菜单，选择"新建组"，便可以将题录信息导入到某一文件夹中。

2. 新建参考文献 与 NoteExpress 中的手工录入题录相似，新建参考文献的界面如图 9-3-7 所示。首先选择参考文献类型，之后根据实际情况录入文献的作者、题名、年份、出处等题录信息。

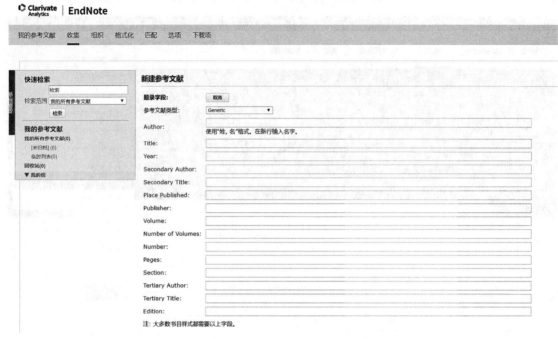

图 9-3-7 EndNote Online 新建参考文献界面

3. 导入参考文献 在 PubMed、CNKI、万方等文献数据库检索后，将检索结果保存。在导入 EndNote Online 时，首先找到下载好的题录文件，之后点击"导入选项"，选择相应的文献格式，如"EndNote Import"格式，并设置好保存位置即可成功导入。

此外，EndNote Online 还支持从 EndNote 导入参考文献。EndNote Online 不支持 *.enl 文件直接导入，需要现在 EndNote 中打开文献库，将输出格式设置为 EndNote Export，再将题录文件导出为 TXT 格式，才能够导入到 EndNote Online。

（二）组织与管理文献

EndNote Online 可对建立和导入的题录进行组织管理。主要功能包括管理我的组、其他人的组、查找重复项和附件管理。

1. 管理我的组 显示各组的参考文献数量，设定共享管理，重新给组命名，删除组。

2. 其他人的组 如果设定共享管理，可以查看其他人收集的文献。

3. 查找重复项 可查重去重。

4. 附件管理 对于存储的附件可以浏览、删除和排序。

（三）格式化

EndNote Online 可以帮助用户自动生成规范且符合出版要求的参考文献列表。

1. 书目 可将所需文献创建成一个参考文献列表，书目样式可选所要投稿的期刊，选择 HTML、TXT 或 RTF 格式进行保存、发送到电子邮箱和预览并打印。

2. Cite While You Write 插件 下载安装软件后，在 Word 中写论文时，可以随时引用 EndNote Online 中的参考文献。

3. 格式化论文 是在没有 Cite While You Write 插件的情况下，用于设置论文的引文和书目的格式。"格式化论文"通过扫描 RTF 文档中是否有临时引文来进行格式化。

4. 导出参考文献 允许用户以某种导出样式将参考文献导出，通过发送电子邮件、保存或打印出来以备它用。

（四）匹配

帮助用户找出最适合投稿的期刊。用户只需提供一些信息，例如标题、摘要和参考文献，系统就可以找出最适合投稿的期刊。系统会提供 JCR 数据、关键的期刊信息以及出版商详情，帮助您比较各项选择并进行投稿。

（五）选项

用户可以更改登录邮箱地址、更改密码、修改个人信息、选择界面语种、下载安装软件等。

（六）下载项

EndNote Online 提供 3 种可用于写作和文献获取的下载工具，包括 Cite While You Write、获取和 EndNote Click（图 9-3-8）。

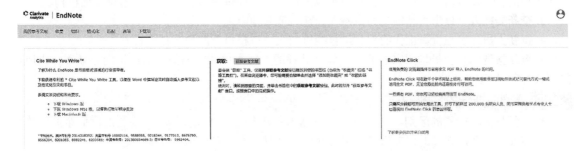

图 9-3-8　EndNote Online 的下载项

Cite While You Write 用于在 Word 中撰写论文时自动插入参考文献以及格式化引文和书目。

"获取"工具是一个方便在浏览器中将检索到的文献添加到 EndNote Online 的插件。操作简单，仅需将获取参考文献按钮拖放到浏览器的书签栏中（也称"收藏夹"栏或"书签工具栏"）即可。使用时，在想要获取参考文献的页面中，单击书签栏中的"获取参考文献"按钮。此时将打开"获取参考文献"窗口。按照窗口中的说明操作即可。

EndNote Click 是一个免费的浏览器插件，可在数千个学术网站上使用，帮助用户获取图书馆订阅和开放获取的文献全文的 PDF，节省用户将 PDF 导入 EndNote 的时间。

第四节　医学科技项目查新

案例 9-4-1

北京市某医院的科研团队，拟申报北京市医学科技奖，申报材料中要求必须提供查新咨询报告。

问题：

1. 什么是查新？

2. 作为查新委托人，该团队需要向查新机构提供哪些必需资料？

分析：

1. 查新是科技查新的简称，是一种基于文献检索和对比分析的信息利用活动，目的是对委托单位（或个人）所提出的科技创新内容进行新颖性查证的综合性情报研究活动，其技术性、专业性很强，一般是由国家相关部门认定的专门机构（查新工作站）及具有相应查新咨询资质人员完成。

2. 该团队需要提供材料

（1）科研项目申请书及相关技术资料：内容应包括基金或项目类型、名称、国内外研究现状、主要研究内容、技术方法、创新点、考核技术指标、预期解决问题等。例如，①立项查新：课题（项目）计划申请书；②成果查新：课题（项目）总结报告、已发表论文、待发表论文及出版单位证明信；③报奖查新：成果奖励申请书、已发表论文及报奖有关的各种证明；④其他查新：根据申请的具体内容，提交相应材料（包括国家新产品查新工作）。

（2）科技查新合同：《科技查新合同》要简明扼要地列项目的科学技术要点、查新点，填写中英文检索词及密切相关文献等。

笔记栏

一、科技查新的概述及意义

（一）科技查新的相关概念

1. 科技查新　查新机构的查新人员根据查新委托人提供的需要查证其新颖性的科学技术内容，通过文献检索，运用综合分析、对比的方法，做出查新结论并出具查新报告的信息咨询业务。新颖性是指在查新委托日以前查新项目的科技内容部分或者全部没有在国内外出版物上公开发表过。

2. 查新机构　被国家或军队有关领导部门认证、具有查新业务资格，根据委托人提供需要查证其新颖性的科学技术内容，按照科技查新规范操作，有偿提供科技查新服务的信息咨询机构。

3. 查新委托人　提出查新需求的自然人、法人或其他组织。

4. 查新人员　参与查新工作的人员，包括查新员、审核员及其他工作人员。

5. 查新报告　查新机构用书面的形式就其处理的查新事务和得出的查新结论向查新委托人所做的正式陈述。

（二）科技查新的性质

1. 查新与文献检索的区别　文献检索服务是为委托人提供文献依据，主要是准确而全面地检索出用户需要的文献，其目的仅提供查找出的文献或文献线索，对检出的文献不进行分析和评估。

查新是文献检索和情报调研相结合的情报研究工作，它以文献为基础，以信息检索和情报调研为手段，以查新项目的科学技术要点与检出的科技文献及相关信息为客观依据，运用综合分析、文献对比等方法，对查新项目的新颖性进行情报学审查，并撰写有依据、有分析、有对比、有结论的查新报告。

查新有较严格的年限、范围和程度规定，有查全、查准的严格要求，要求给出明确的结论，这些都是文献检索所不具备的。

2. 查新与专家评审的区别　专家评审侧重于对科技项目的新颖性、科学性和实用性等方面做出审查和评价，其评审根据主要来自于专家本人掌握的科技项目涉及的学科范畴的专业理论知识、科研实践经验及对科研项目的综合分析及判断能力，这是查新人员所不能替代的。

查新是为科研立项、成果鉴定与评审成果转化及其相关的科技活动提供帮助的信息咨询服务，查新人员运用文献检索技能和信息研究水平，对科研课题和成果的新颖性进行评价，并撰写查新报告，可以作为专家评审的重要客观补充。查新结论具有可观性和公正性，但不是全面的成果评审结论，这也是查新有别于专家评审之处。

（三）科技查新的意义

科技查新作为科技管理的一项基础工作，为科研立项，科技项目评估、验收、奖励，新药研发与报批，专利申请等提供客观评价依据，因此查新对于科学研究、科技开发及促进技术市场发展都发挥着重要作用。

查新是科研管理工作中决策科学化的一个支持系统，通过查新避免了低水平、重复性研究造成的资源浪费，查新对提高科技管理与决策的科学化、规范化水平，增强科技投资效益具有重要意义。

随着信息技术飞跃发展，信息源和信息载体日趋多元，数据库更新频繁，给研究人员获取信息带来一定困难。临床医务人员、大专院校师生、科研院所技术人员、甚至研究生开题，都需要委托查新机构进行相关的检索，查新机构拥有丰富的信息资源，查新人员能够熟练准确地利用信息资源，这也为医疗、教学、科研及医药卫生相关专业人员的信息获取提供了有效支持。

二、科技查新的类型

（一）根据查新目的分类

1. 科研立项查新　科研课题立项之前，研究者和科研管理部门针对科研项目的科学技术要点、研究开发目标、技术路线等是否具有新颖性做出判断。主要的作用是：①国内外是否有人进行过该项研究；②国内外相关研究的进展及发展动态；③为拟申报项目是否具有新颖性提供立项的客观依据。

2. 科技项目成果鉴定查新　科技成果鉴定、评审之前，科研管理部门或评审单位需要针对成果的创新型进行评估，判断其在国内外相同或相似研究中的技术水平和先进性。主要作用是：①国内外是否有相同或类似研究，以及研究的深度和进度；②提供成果质量评价依据；③为鉴定、评审或奖励提供客观依据。

3. 专利申请查新 专利申请前，申请者需要了解国内外是否有相同或相似的产品申请了专利，已申请专利的权限要求，专利期限等情况。主要作用是：①国内外是否有类似产品申请专利；②已申请专利在技术性能与指标方面有无区别；③为委托人如何申报专利提供参考。

4. 其他查新 包括技术产品查新、标准查新等。主要作用是：①作为企业产品开发决策或新产品鉴定的重要信息保障；②为标准制修订、标准化成果鉴定、申报奖励、技术咨询等提供参考决策。

（二）根据学科范围分类

1. 临床医学 从基础理论、实验到临床进行系列研究，综合多学科的先进技术和方法，对某一疾病从不同角度进行研究，比如对疾病的发生、发展、诊断、治疗、病理过程等提出一些新的理论、观点和认识。

2. 基础医学 大致分为两部分：①人体正常结构、形态和功能及患病时的变态反应，如人体解剖学、组织胚胎学、人类遗传学等；②人体健康和疾病外环境的关系，以及诊断、治疗、预防技术的原理，如病理学、病理生理学、微生物学、免疫学等。

3. 中医药类 涵盖中医理论、针灸、气功、按摩、中药学、方剂学、古医方研究等。

4. 药学 涉及药理学、药剂学、药物化学、药物分析、生药学、药事组织学。查新内容包括：药学新技术、药学基础研究、新产品研发、药品专利等。

5. 预防医学与卫生学 涉及流行病学、环境卫生学、劳动卫生学、食品（营养）卫生学、儿少（学生）卫生学、社会医学、卫生统计学、心理卫生学等。该类查新项目宏观性强，有一些是属于策略研究与决策研究类课题。

6. 特种医学 学科范围包括放射医学、军事医学、航海医学、潜水医学、航空航天医学、运动医学和法医学等。研究涉及的对象和环境较为特殊、复杂，涉及保密的内容更多。

三、查新机构

（一）科技查新工作的发展

科技查新可追溯到 20 世纪 80 年代中期，是在我国科技管理体制改革过程中产生的一项深层次的信息咨询服务工作。科技查新规范了我国的科技活动，促进了我国科学技术的发展，对科技资源的合理配置起着重要作用，成为我国科技管理体系中不可缺少的环节。其发展历程大致可分为以下几个阶段。

1. 起步阶段 1985～1989 年，为了配合《中华人民共和国专利法》的实施，部分科技情报机构开始进行专利检索，科技查新工作正式起步。

2. 制度化、法制化建设阶段 1990 年 10 月当时国家科学技术委员会印发了《关于推荐第一批查新咨询科技立项及成果管理的情报检索单位的通知》。11 家单位获得国家科学技术委员会的第一批授权，成为具有查新业务资质的机构。1991 年，国家科学技术委员会还制定了《科技查新咨询工作管理办法》及《科技查新管理办法实施细则》等规章制度。查新机构认证工作也逐步展开。2000 年 12 月，以科技部发布的《科技查新机构管理办法》《科技查新规范》为标志，科技查新工作正式步入有章可循的轨道。

3. 专业化、市场化发展阶段 2003 年科技部取消科技查新机构业务资质认定，科技查新工作开始走向市场。2013 年中国科学技术情报学会科技查新专业委员会在北京成立，科技查新行业自律管理模式逐步完善，我国科技查新体系日趋成熟。2014 年，国务院发布《关于加快科技服务业发展的若干意见》，明确提出加强科技信息资源的市场化开发利用，支持发展竞争情报分析、科技查新和文献检索等科技信息服务。2015 年，教育部取消系统内科技查新机构认定，科技查新脱离政府行政审批后全面推向市场化运作。为了统一科技查新工作原则和流程，规范和管理科技查新行业，2016 年 4 月 1 日，中国科学技术信息研究所牵头制定的国家标准《科技查新技术规范》（GB/T 32003-2015）正式实施。

（二）科技查新机构

我国科技查新咨询机构的正式认定始于 1990 年，经过 30 多年的发展，到目前为止，我国部级、省级的科技查新工作站超过 300 家，构成了涵盖各级别、各行业、分布于全国范围的科技查新机构网。根据科技查新机构的授权、认证部门不同将我国的查新机构分为科技部（原国家科学技术委员会）、国家卫健委（原卫生部）和教育部三大系统。

1. 科技部查新机构　国家科学技术委员会于 1990 年、1994 年、1997 年分 3 批授权了共计 38 家国家一级查新咨询单位，如中国科学技术信息研究所、中国医学科学院医学信息研究所、中国化工信息中心等。其间，各省市科委、各级科技管理部门批准了部分二级科技查新咨询机构和地市级查新机构，如南充市情报所、桂林市图书馆等。

2. 教育部查新机构　教育部于 1992 年、1995 年分别在直属高校设立了 15 所高等学校科技项目咨询及成果查新中心工作站。为了进一步规范高校科技查新机构，教育部在 2003 年对科技查新工作站重新进行认定，教育部科技发展中心从 2003 年至 2014 年分 7 批共认定 102 所教育部部属高校查新工作站，涵盖了综合类、理工类、农学类、医学类 4 个学科种类。医学类查新工作站包括北京中医药大学、广州中医药大学、南方医科大学、天津医科大学、遵义医学院、广东医学院、新疆医科大学、安徽医科大学和温州医科大学。

3. 卫生部查新机构　受卫生部科教司的委托，卫生部信息工作管理委员会于 1992 年至 1993 年组织专家对 29 个医学情报、图书单位进行了调查研究，组织制定了《卫生部医药卫生科技项目查新咨询工作暂行规定》及《实施细则》。1993 年 11 月经过专家组的实地考察和审查，确认了 21 家单位为首批卫生部科技项目查新单位；卫生部 1993～2006 年底分 6 批共认定 32 家医药卫生科技项目查新咨询单位。包括中国医学科学院医学信息研究所、江苏省医学情报研究所、北京大学医学图书馆、中山大学北校园图书馆等。

四、科技查新的委托注意事项

（一）查新委托步骤

1. 用户在递交正式查新请求之前，应运用所掌握的覆盖全、收录广的重要医学资源，制定全面、准确的检索策略进行检索，并运用信息调研的一系列方法，自我判断待查新项目是否属于查新范围。

2. 根据待查新项目的专业、科学技术特点、查新目的、查新要求以及需要查证其新颖性的科学技术内容，选择具有查新业务资质的查新咨询机构。

3. 向查新机构提交在处理查新事务时所必需的科学技术资料和有关材料。

（1）据实、完整地向查新机构提供下列查新所必需的资料

1）查新项目的科学技术资料：①科技立项查新须提交立项申请书、立项研究报告、项目申请表、可行性研究报告；②成果鉴定和报奖查新应提交"申请标书"及与鉴定或报奖有关的全部资料，如与申报课题系列研究相关的、已经正式公开发表的论文、课题报告、鉴定报告、专家评议材料或已申请的专利等。

2）技术性能指标数据。

3）查新机构认为查新所必需的其他资料。

（2）尽可能提供下列查新所需要的资料：①参考检索词，包括中英文对照的查新关键词（含规范词、同义词、缩写词、相关词）、分类号、专利号、化学物质登记号等；②国内外同类科学技术和相关科学技术的背景材料；③与查新项目密切相关的国内外文献（含著者、题目、刊名、年、卷、期、页）。

4. 若查新机构接受查新委托，查新委托人应当与查新机构订立查新合同。科技查新合同一般包括以下条款：查新项目名称，查新合同双方各自的基本情况，查新目的，查新点，查新要求，查新项目的科学技术要点等。

查新点是项目中需要查证新颖性或技术进步的科学技术特征点，也是查新过程中制定检索策略和对比相关文献报道的唯一标准。无论是何种类型的查新，查新点应在据实的原则下，遵循清楚和简洁的标准。对于一般项目查新，其查新点的确立思路为拟开展什么研究或通过研究得出的结果或结论。以医学类查新为例，可将查新点写为"将某（几种）药品、某种检索手段或手术方式应用于某种疾病的筛查、治疗等"或"研究某因子在某疾病中的作用机制"；如果在研究开展过程中有新的技术方法创新，也可以将这些技术方法创新确立为查新点。

5. 完成查新事务的，查新委托人应当向查新机构支付报酬。因不可归责于查新机构的事由，查

新合同解除或者委托的查新事务不能完成的，查新委托人应当向查新机构支付相应的报酬。

（二）查新委托人行为规范

1. 查新委托人所提交的资料应当真实可靠，用词准确，能够满足完成查新事务的需要。

2. 查新委托人应当保证查新机构的独立性，不得向查新人员和查新机构施加倾向性影响，不得干涉查新活动。

3. 查新委托人不得弄虚作假、营私舞弊，不得侵犯他人的知识产权。查新委托人提供的资料和有关证明有虚假内容，所产生的一切后果由其承担法律责任。

五、科技查新的程序

科技查新工作的程序有以下几个步骤：查新委托、查新受理、查新过程、撰写查新报告、审核查新报告、出具查新咨询报告书并存档。

（一）查新委托

具体要求请参见本节相关内容。

（二）查新受理

受理方在接受委托申请时，需判断查新项目是否属于查新范围。接受委托申请时，须依据《中华人民共和国合同法》与查新委托人依法订立、履行查新合同。

（三）查新过程

1. 分析项目内容，拟定检索策略

（1）认真阅读委托人提供的相关材料，分析课题，利用提供的资料和原有知识将课题做深入细致的剖析，初步了解国内外的研究现状、发展水平及所要求查新课题的创新点，归纳出查新要求。

（2）确定检索年限。查新年限是根据文献老化规律确定的。科技查新年限限定一般均在10～15年。医药文献的"半衰期"较其他自然科学文献更短，因此医学专业科技查新检索的最低回溯时间规定为10年。

（3）确定检索范围。查新人员根据课题的专业范围选择密切相关、权威性、覆盖面广的检索工具。医药卫生领域选择检索范围包括MEDLINE、Embase、SciFinder、Web of Science、中国学术期刊网络出版总库、万方数据知识服务平台、中文科技期刊数据库、中国生物医学文献数据库等网络医药信息资源，以及生物医学参考书、工具书、会议资料、内部资料等。

（4）制定检索策略。检索策略是在检索过程中所采用的措施和方法，查新员在制定检索策略时，应做好以下几项工作：①分析查新委托人的信息要求，确立检索目标；②选择检索系统和数据库；③对检索项目进行概念分析，在分析检索项目的主题类型、主题结构的基础上，对具有检索意义的主题概念进行提炼和取舍；④选择检索词，注意所选检索词的全面性、专指性和一致性；⑤构造检索式，要求能准确反映检索提问的主题内容，适应所查数据库的索引体系和检索用词规则，且符合检索系统的功能及限制条件的规定。

2. 调整检索策略　检索中时常会出现各种失误，需要经过多个检索步骤，通过不断调整检索策略，才能最终取得所需的检索结果。查新人员根据检索情况和委托人要求不断调整检索策略，确定正式检索的数据库及检索策略。

3. 正式检索　对检索到的相关文献进行浏览，对照查新要点，进行文献内容范围、分布状况和相关程度分析，初步确定密切相关文献；逐篇查阅初步确定的密切相关文献的全文，最后确定密切相关文献；然后将密切相关文献与查新项目的主要技术内容、技术特点、技术指标及其水平分别或综合进行对比分析，以审查该课题是否有实质性的创新，研究的深度、广度如何，主要技术指标处于什么水平。

（四）撰写查新报告

查新员根据对检索出的文献进行分析对比，得出结论，撰写出查新报告。撰写查新报告必须在全面地掌握第一手资料的基础上进行。该报告须如实反映检索结果，以文献为依据，尽量做到客观、公正、全面。

查新结论是查新工作的核心，一定要详细具体，实事求是。结论需作如下具体说明：①所用检索刊物名称、数据库检索系统、检索年限及检出的文献量。②有无相关文献。③叙述相关文献与查新项目技术内容、技术路线、技术水平及其他技术指标的对比分析。④对查新项目的新颖性做出评价，包括查新要点中哪些国内外已有或正在进行相同或类似研究、研究的深度和广度如何；哪些尚无研究，或虽有类似研究，但本项目有其独特之处。

（五）审核查新报告

查新员完成查新工作后，须将全部查新材料交给审核员作最终审查。审核的内容一般包括检索工具的选择，检索词和检索策略是否恰当，查新结论是否正确等。经审核员审查通过后，才可以在查新报告上签字、盖章，并正式交付委托人。

（六）出具查新咨询报告书并存档

查新机构按查新合同规定的时间、方式和份数向委托人提交查新报告及其附件。有效的查新报告应当具有查新员和审核员的签字，加盖查新机构的科技查新专用章，同时对查新报告的每一页进行跨页盖章。

委托人提供的课题或成果申报书及相应的技术资料、委托书、合同书及其他有关资料、提交用户的查新咨询报告副本或复印件、反馈意见等，均须按要求建立查新报告数据库。

第五节　医学论文写作

一、医学论文概述

（一）医学论文的概念

从广义上说，讨论和研究医学学术、技术和理论问题的文章都可以称为医学论文，从狭义上说，医学论文是人们对其学术成果与科技信息运用文字、数据、图标、符号加以表达的，并进行科学概括，符合一定规范且公开发表的文章。

医学论文主要阐述医学卫生领域中重要的理论和技术问题，探讨人类疾病的发生、发展规律，寻找预防和控制疾病的方法，反映的内容包括医学新理论、新技术、新方法的研究和应用及临床经验的总结等。

（二）医学论文的分类

1. 按论文写作目的分类

（1）学术论文：表述医学科学研究的成果、理论突破、科学实验或技术开发中取得新成就的文字总结，是学术会议交流或医学期刊的主要内容。

（2）学位论文：为了申请授予相应的学位或某学科学术职称资格而写的论文，包括毕业论文、学士论文、硕士论文和博士论文。

2. 按论文资料来源分类

（1）原著论文：又称原始论文，是作者经过具体选题所进行的调查研究、实验研究、临床研究的结果和临床工作经验的总结，是作者的第一手资料（即直接资料）。它的主要形式有论著、著述、短篇报道（病例报告、技术革新成果和经验介绍）等，医学期刊文章主要由原著论文组成。

（2）编著论文：主要内容来源于已经发表的资料，即以间接资料为主，结合作者个人的部分研究资料和经验，把来自多种渠道、分散的、无系统的、重复的甚至矛盾的资料，按照个人观点和体系编排起来，使读者能在短时间内了解某一学科领域某一专题的发展水平和进展情况。医学图书中编著所占的比例较大（教科书、参考书等），医学期刊中的综述、专题笔谈、专题讨论等多属于编著。

3. 按学科性质分类　可分为：基础医学论文；预防医学论文；临床医学论文；医学管理论文；康复医学论文；护理学论文；影像医学论文；检验医学论文等。

4. 按研究内容及资料内容分类

（1）实验研究论文：在排除其他因素影响的条件下，推论干预措施的因果效应。在实验性研究中，如果观察对象是人，则称为临床试验。

（2）实验观察论文：以客观、真实的观察为依据，对观察结果进行描述和对比分析，常见的如护理学论文。

（3）理论型研究论文：涉及实验，重在分析和论证问题，主要通过逻辑推理和假说来完成。

（4）调查研究论文：常见于流行病、地方病或卫生学方面，即对某种疾病的发病情况、病因病理、防治效果进行流行病学调查研究，对防治方案提出评价。

（5）资料分析论文：通过统计学、信息计量学对既往资料进行分析。常见的如临床病例分析等。

（三）医学论文的基本要求

各类医学论文在写作目的、内容、形式上有所不同，但基本要求是一致的，即客观反映事物的本质及其内部规律。一篇好的医学论文应满足以下标准：①首创性；②逻辑的严密性；③研究技术的可重复性；④文字明确扼要；⑤数字的精确性；⑥引用重要文献的广泛性；⑦理论上的意义，实际适用价值。

二、科研选题

医学研究的基本程序包括科研选题、课题设计、课题实施、结果分析、论文撰写及发表等。医学科研选题是指导医学研究的关键。医学范畴的选题包括科研课题的选择，也包括论文题目的选题。前者指选定科研的主攻方向，后者则是选定写作的主题。一般来说，科研选题选定后，同时也决定了论文的题目，两者是互相一致的。

（一）科研选题的意义

科研选题是对某一科学问题在理论上和实验技术方面的概括，也就是提出解决"研究什么"的问题，是科研的首要环节。选题是贯穿科研全过程的主线，是整个科研工作的主导思想，各项工作都是围绕这条主线进行的，课题选择正确与否，决定着科研工作的成败与成果水平的高低，关系到科研目标能否得到体现，关系到科技人员的成长与成才，关系到科研管理活动的效能，还包括人力、物力、财务的节约与浪费等。

医学写作与研究工作的各个环节紧密相关。论文的价值取决于主题，主题的确定取决于研究工作，研究工作是否有意义，取决于课题的选择，选题的成功与否不仅决定了论文的可读性，对是否能被期刊编辑部采用并顺利发表也起着十分重要的作用。

（二）科研选题的基本原则

1. 需要性原则　研究课题的方向尽量选择在医药卫生保健事业中有重要意义或迫切需要解决的关键问题。例如，心脑血管病、恶性肿瘤、糖尿病、艾滋病等直接威胁人类健康、病死率高的疾病，以及埃博拉病毒病、霍乱等高致病性流行病的治疗手段和预防措施。此外，开展地方病与职业病的研究对于提高人民群众的健康水平有重要的意义。另外，对促进医学发展的其他研究（包括对罕见病的研究）也都是必要的。

2. 创新性原则　创新是科研课题选题的灵魂。创新以其属性可分为两类：一是填补了医学空白，开创前所未有的工作，包括新的学术观点、新方法的技术建立或在新领域的拓展等；二是发展已有的医学成就，即对现有概念或方法的补充或改进，如国外虽有相关研究，但结合我国实际，引进新的医学技术，从而填补我国空白；古医籍虽有记载，但不成体系，通过归纳提高形成新理论等。

3. 科学性原则　科学性是科研选题的前提，包括要提出问题，设计解决问题的方案，对结果的预期和合理分析，在理论和实践应用方面都能够体现出科学的价值。科学性不仅仅是指选题与设计必须是科学的，整个过程都要以科学性为基准，不能违背科学原理和法则。要正确处理继承与发展的关系，选题不能与已确证的科学规律和理论相矛盾；在专业上应该首先做到选题是建立在国内外迄今已有工作的基础上，不是主观臆想的。

4. 可行性原则　可行性指的是选题一旦确立，其实施的研究条件、研究基础、技术和方法、人员素质、合作单位等诸多方面能否按计划完成课题设计的目标任务。要满足科研选题的可行性，需要考虑的问题包括自身知识储备情况和分析问题的能力；资料或资料来源的获取能力；科研过程或论文写作过程中可能遇到的问题。一般而言，科研选题难易要适中；题目大小要适度。

5. 效益性原则　对于基础医学选题，要求具有理论意义和（或）潜在应用价值；对于临床应用医学的选题，要求具有经济效益或社会效益。另外选题的投入产出，以及与预期经济效益之间的收益关系等也是需要重视的因素之一。

（三）科研选题的来源

医学科研和医学论文的选题都源自医学科学实践中所提出的问题，按照题目的出处可分为以下几个方面。

1. 指令性课题 由各级政府主管部门考虑全局或本地区医药卫生事业中迫切需要解决的问题，指定有关单位或个人必须在某一时间段完成某一针对性很强的科研任务。指令性课题可以保证科研选题的正确方向，内容比较广泛，如肝炎防治、胃癌病因学研究等。

2. 指导性课题 国家有关部门根据医药卫生科学发展需要，制定若干科研项目，引入竞争机制，采取公开招标方式落实计划。指导性课题主要有以下渠道：

（1）国家自然科学基金：与医药科学有关的主要类别如下：①面上项目；②重点项目；③重大项目；④新医药基础性研究基金。

（2）政府管理部门科研基金：主要资助应用性课题，重点放在常见病、多发病、地方病和职业病的防治研究。

（3）单位科研基金。

3. 自选课题 医学工作者可以按照个人专长与经验，根据本人或单位的需要，自主选择研究课题。自选课题通常都是选择方法涉及面小、题材具体而丰富，而且可以随时修正的选题。例如，发现新型、罕见的病症和病情规律；改进药品和仪器的使用方法；误诊的教训和治疗失败的经验等。

三、医学学术论文

（一）医学学术论文的一般格式

1. 国际标准 国际医学期刊编辑委员会于 1978 年首次发表《生物医学期刊投稿的统一要求》，之后作过多次修订。2013 年 8 月更名为《学术研究实施与报告和医学期刊编辑与发表的推荐规范》，正式的英文版本见 www.icmje.org。

2. 国家标准 国家标准化管理委员会出台的 GB/T 7713.1-2006《学位论文编写规则》与 GB/T 7713.3-2014《科技报告编写规则》。

3. 期刊对投稿论文的格式要求 期刊通常在网上公布投稿须知，刊出该刊论文及参考文献的格式要求。

（二）医学学术论文的结构

1. 题名（标题、题目或篇名） 题名构成主要有 4 个要素：①明确研究对象；②突出研究目的；③阐述主要贡献；④点明研究方法。题名以不超过 20 个字为宜，应以简明、具体、确切化的词语表达论文的特定内容及特点。

2. 作者及单位署名 作者包括参与文章设计、实践和撰写的人员，作者署名必须用真实姓名，按照贡献大小顺序排列。单位署名指作者所在的工作单位，应写明单位所在的省市及邮政编码。

3. 摘要 是以最少的文字向读者介绍论文的主要观点和主要内容。它是论文内容不加注释和评论的简短陈述，是全文内容的高度浓缩。目前生物医学期刊多采用四项式结构式摘要（图 9-5-1），包括以下内容。

（1）目的：简单而准确地叙述该文的研究目的，表明研究范围、内容和重要性。

（2）方法：简要说明研究课题的设计思路，使用何种材（资）料和方法，如何分组对照，研究范围和精确程度，如何处理数据等。

（3）结果：重点描述本研究得出的主要结果，包括观察结果、实验测定的数据结果、病人的治疗结果及统计处理结果等。

（4）结论：对研究结果进行分析和讨论，给出符合科学规律的结论或提出有待于进一步研究的问题。

4. 关键词 是代表文章主要特征的名词、词组或短语，以 3～8 个为宜，一般不应少于 3 个。关键词按《文献主题标引规则》（GB/T 3860-2009）的原则和方法，可参照《医学主题词表（MeSH）》《医学主题词注释字顺表（MeSHAAL）》《汉语主题词表》《中国中医药学主题词表》以及其他工具书选取。

5. 前言 即正文的开场白，前言的主要内容包括立题的缘由、背景和依据，研究方法和预期目的，以及本文创新价值和意义等。其叙述顺序如下。①缘由：提出一个问题（想到或遇到的）；②背景：交代有关研究的历史和现状；③方法：用什么方法进行研究；④目的：达到什么目的。要求文字精练，重点突出，评价客观，少用套话，勿与摘要雷同，首尾呼应。前言一般不分段，不列标题。

· 12 ·　中国小儿血液与肿瘤杂志 2021 年 2 月第 26 卷第 1 期　J China Pediatr Blood Cancer, February 2021, Vol 26, No. 1

DOI: 10. 3969/j. issn. 1673 – 5323. 2021. 01. 003

·论　著·

MiR-34a-5p 在 MLN8237 诱导神经母细胞瘤细胞衰老中的作用机制

曹雨华　刘爱国　王松咪　王瑶　余文　张妍　杨燕　周琦　胡迎　胡群

【摘要】目的　研究小分子 AURKA 抑制剂 MLN8237 诱导神经母细胞瘤细胞衰老的作用机制。方法　利用细胞转染的方法改变 SK-N-SH 细胞中 miR-34a-5p 的表达水平，通过 SA-β-gal 染色方法及流式细胞术检测细胞衰老及细胞周期情况。运用 CCK8 检测不同处理下细胞增殖的变化情况。RT-PCR 及蛋白质免疫印迹（Western blot）方法用来检测细胞中相关基因及蛋白的表达情况。结果　（1）MLN8237 在 SK-N-SH 细胞中可以通过激活 P53/P21 通路诱导细胞衰老，同时引起 miR-34a-5p 表达上调（P 值均 < 0.05）。（2）SA-β-gal 染色及流式检测细胞周期显示，过表达 miR-34a-5p 可以引起 SK-N-SH 细胞衰老，靶向调控衰老相关靶基因 SIRT1 的表达，并导致 P53、P21 蛋白及 mRNA 表达升高（P 值均 < 0.05），激活 P53/P21 衰老通路。（3）将 miR-34a-5p 抑制剂与 MLN8237 联用后，与单用 MLN8237 相比可以减少衰老细胞，降低 P53、P21 的表达（P 值均 < 0.05），并抑制 P53/P21 衰老通路，且 CCK8 结果提示，两者联用可以显著减弱 MLN8237 对 SK-N-SH 细胞的增殖抑制作用（P 值均 < 0.05）。结论　在神经母细胞瘤 SK-N-SH 细胞中 MLN8237 是通过激活 P53/miR-34a-5p/SIRT1 反馈环路来诱导细胞衰老的过程。

【关键词】 神经母细胞瘤；　MiR-34a-5p；　细胞衰老；　MLN8237；　P53

图 9-5-1　医学学术论文摘要

6. 材（资）料和方法

（1）研究对象：若研究对象为患者时，须注明病例和对照者来源、选择标准及一般情况等，必要时还应说明剔除标准。研究对象为实验动物时，须注明动物的名称、种系、等级、数量、来源、性别、年（月）龄、体质量、饲养条件、健康状况及实验动物合格证号等。临床研究应说明是否经所在单位或地区伦理学相关机构的批准，研究对象或其亲属是否知情并签署知情同意书。

（2）技术信息：药品及化学试剂须使用药典名或通用名称，并注明剂量、单位、纯度、批号、生产单位及时间。确需使用商品名时，如新药的临床试验研究，应在其通用名称后的括号内注明商品名及生产厂家；中药应采用正名，药典未收录者应附注拉丁文名称。主要仪器、设备应注明名称、型号、规格、生产单位、精密度或误差范围，无须描述工作原理。

（3）研究方法：叙述实验材料的准备过程、制备方法、操作要点、观察指标；若为临床研究，应交待药物剂量及给药方法，明确疗效评定标准，简述所需评定量表的主要内容。

（4）统计学方法：应选择与实验设计类型相适应的统计学方法，详细说明统计学的术语、缩写、符号、统计学软件。

7. 结果　是科研论文的核心，是形成观点与主题的基础，由结果引发讨论，导出推理。结果的内容重点是新发现、新创造。正反内容应同时介绍。临床研究主要是治疗效果，包括近期、远期疗效和随访情况等；实验研究主要是有关数据统计、图片等；流行病调查应包括调查地点、对象的一般情况，疾病的发生与暴发情况，疫情分析，人体与环境标本的实验结果，综合比较分析，控制措施与评价等。

结果的表达方式有图、表和文字三种形式。写作要求如下。

（1）结果部分的叙述以文字描述为主，可附以必要的图和表。一般情况下，凡是能用文字简要叙述清楚的，就不必用图和表。

（2）应注意三者的重复，已有图表者，文字只作概括性描述即可，不必重复具体的数据。

（3）图表应具有自明性，即只看图表，不阅读正文，就可理解其意。图标中的量、单位、符号、缩略语等须与正文一致（图9-5-2）。

（4）在结果部分只能列出作者自己的实验结果和结论，引用他人报道的结果，一般仅限在讨论部分使用。

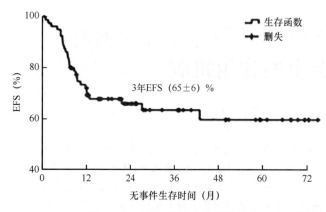

表2　80例间变大细胞淋巴瘤患儿不同分期的治疗结果（例）

分期	例数	治疗相关性死亡	放弃治疗	复发或发展	二次肿瘤	持续缓解
Ⅰ期	2	0	0	0	0	2
Ⅱ期	8	0	1	2	0	5
Ⅲ期	66	1	0	20	0	45
Ⅳ期	4	0	0	2	0	2
合计	80	1	1	24	0	54

图9-5-2　《儿童间变大细胞淋巴瘤多中心诊治情况调查研究》一文中的图和表

（摘自：儿童间变大细胞淋巴瘤多中心诊治情况调查研究. 中华儿科杂志, 2017, 55(3): 194-199.）

8. 讨论

（1）讨论的内容：①针对研究目的，对自己的研究结果进行说明和解释，重点说明该项研究的创造性、先进性及其在实践中的意义；②与国内外相关研究的结果进行比较，分析其异同点及可能的原因，对自己和他人的研究结果和结论进行客观公正的评价，提出自己的观点和建议；③对本研究的缺陷及局限性进行实事求是的评价、分析和解释，说明相互矛盾的结果和结论，如有意外发现，也予以说明；④通过评价、分析和解释，揭示本研究的所有结论；⑤提出有待进一步研究的问题。

（2）写作要求：①应强调研究创新性的结果和结论，不应重复引言和结果；②应说明研究的价值和局限性，如有其他相关研究，阐述与之的联系和差异；③结合研究目的进行讨论，避免妄下研究结果不支持的结论；④除经济学相关研究外，一般不做成本、效益等方面的结论；⑤避免强调和暗示尚未完成工作的重要性，若有把握，可提出新的假设和建议。

9. 参考文献

主要是说明研究所借鉴的科学依据的出处，以供读者查阅参考；减少对前人文献的复述，以节省篇幅；同时也是对他人成果和著作权的尊重。

参考文献著录格式，采用《信息与文献　参考文献著录规则》（GB/T 7714-2015）。正文中以引用文献的先后用阿拉伯数字标注序号，文末参考文献序码应与文内一致，列出该文章的作者姓名、文章题目、杂志或书籍名称、年卷期及起止页码。参考文献的选择应遵循原创性、必要性、重要性的原则，不引用与本人论著无关的文献，不故意隐匿重要的参考文献，不因作者或编辑部原因，故意引用本人或某个刊物的文献。

四、医学论文投稿

案例 9-5-1

一位学生在投稿时，依靠搜索引擎进入了某杂志的投稿网站，通过邮箱投稿并缴纳了版面费，但始终未见刊登，后经证实该期刊为非法期刊。

问题：

1. 什么是非法期刊？

2. 如何能正确识别非法期刊？

分析：

1. 非法期刊是指没有通过国家新闻出版署和国家科委批准，也没有注册为内部刊物的非法出版物，以营利为首要目的，收取高额的版面费。不法分子利用了发表人急于发表学术论文的迫切心理实施诈骗。

2.非法期刊识别可以从以下两方面入手。

1）正式期刊的 CN 号具有特定的格式，前面为 CN，后面为 6 位数字和分类号，其格式为 CN XX-XXXX/YY，CN 为中国的国名代码，前 2 个数字为地区号，后 4 位数字为地区连续出版物序号。

2）权威网站查询，如中国记者网、国家新闻出版署官网，数据库查询等。

（一）医学刊物选择

1.国内医学刊物选择

（1）非法医学期刊：识别非法医学期刊是选刊的第一步。

1）刊号识别：判断国内期刊是否正式出版刊物以 CN 号为准。CN 号包括地区号、序号（范围为 1000-5998）和期刊分类号。期刊分类号即中图分类号。

2）网络查询：登录"中国记者网"或"国家新闻出版署"，分别在"媒体查询"或"期刊/期刊社查询"栏目下查询。若两网查询结果相同，则可以判定为正在出版的正式期刊。

（2）国内期刊评价组织

1）《中文核心期刊要目总览》课题组：由北京大学图书馆等 27 个单位组成，《中文核心期刊要目总览》从 1992 年起，每 4 年一版，被视为目前国内核心刊最权威的评价工具。

2）中国科学技术信息研究所：从 1986 年起每年研制《中国科技期刊引证报告》，所收录的期刊被称为"中国科技论文统计源期刊"。

3）中国科学院文献情报中心：1989 年推出中国科学引文数据库，2007 年中国科学引文数据库与美国 Thomson-Reuters Scientific 合作，以 ISI Web of Knowledge 为平台，实现与 Web of Science 的跨库检索。

2.国际重要检索系统

（1）美国《科学引文索引》（SCI）：于 1957 年由美国科学情报研究所在美国费城创办。是目前国际上被公认的最具权威的科技文献检索工具。

（2）美国《生物医学检索系统》（MEDLINE）：由美国国立医学图书馆编制，其内容相当于包括美国《医学索引》的全部内容和《牙科文献索引》《国际护理学索引》的部分内容。

（3）荷兰《医学文摘》（Embase）：由荷兰 Elsevier B.V. 出版商出版，是一种文摘型医学英文检索工具，1947 年创刊。

（二）投稿

1.投稿前注意

（1）选准方向，了解所投期刊的特点，包括刊物的性质和种类、刊物报道的重点，刊物对稿件的要求，发表周期等。进而考虑论文主题是否在刊物征稿范围内，录用概率大小，根据自己论文所需要的缓急程度，有针对性投稿。

（2）根据选定期刊的投稿要求，对稿件的格式和规范化等方面作技术修改，要求论文摘要、正文、图标、页码等完整无缺，全文层次分明，字母大小写标准，标点符号准确，图像清晰，表格设计合理，参考文献规范。

2.投稿注意事项

（1）根据刊物投稿方式不同投稿：纸质稿件可以通过送稿或邮寄投稿；电子稿件一般采用电子邮件和在线投稿方式。

（2）杜绝重复投稿、重复发表、一稿多投等。

（3）在编辑部约定的审稿周期内，及时跟进，查询稿件的审稿状态及录用状态。

（三）发表

1.审稿

（1）初审：期刊编辑部责任编辑根据论文科学性、新颖性和实用性作初步审选。

（2）复审：初审通过稿件由编委或特邀审稿专家审阅，决定稿件取舍，提出修改意见。

（3）终审：复审合格稿件送主编终审及专业对口的副主编、常务编委传阅，决定稿件最终取舍。

2.编辑修改和作者修改

（1）编辑修改：编辑人员对对口专家复审合格的稿件进行文字和技术型加工，将审稿意见及编者意见写在稿件修单上，交作者修改。

（2）作者修改：对稿件的退修意见应仔细阅读，理解审稿人提出的问题，确定哪些方面应采纳并作修改，哪些方面应坚持自己的见解，并给出理由。

（四）退稿

正确对待退稿。作者在收到退稿意见后应认真仔细阅读，查找退稿的原因，如果是选题的问题，应调整选题的方向，不作无用功。如果是文章格式，结构方面的问题，应重新设计撰写。其他细节方面的问题可参照退稿意见修改。有些文章是因为杂志社已有同类文章发表，或积压同类文章过多，这时可改投其他杂志发表，有的是因为投稿的范畴不在该杂志的刊登范围内，有的是因为病例数不够，达不到论著类文章的要求，这时可以再继续积累病例，或改变文章类型，以短篇类报道形式发表。

第六节　信息利用道德规范

一、信息资源合理使用

案例 9-6-1

某高校的一名学生将校园网卡借给外单位人员使用，使其通过校园网卡进入图书馆电子阅览室，违规整卷整期下载数据库中的 2 种杂志，致使图书馆受到出版商的严重警告，并禁止该校下载权 14 日，出版商要求图书馆做出详细调查和解释，并警告如果再有违规事件，将被禁止下载权 30 日。

问题：

该同学使用校园网电子资源存在哪些违规行为？

分析：

他的违规行为包括：①校园网电子资源只能由其合法用户合理使用，但该同学将个人授权账号提供给非授权用户使用。②整卷期批量下载数据库文献，属于恶意下载。

合理使用是指在一定的条件下使用受著作权保护的作品，可以不经著作权人的许可，也不向其支付报酬。合理使用是著作权法中的一项重要制度，其目的就是防止著作权人对作品的垄断，损害他人的学习、欣赏、创作的自由，妨碍社会科学文化技术的进步。

著作权法一方面要保护著作权人的利益，另一方面还要维护作品的传播者和使用者的权益，最大限度地实现社会文化、科学文化的传播、传承和创新。两者看似相互冲突，著作权法中的合理使用制度为著作权人利益与公共利益提供了一个利益平衡的手段。合理使用制度的基本思想是，在著作权作品中，划出有限的范围，供非著作权人无偿使用，满足公众使用作品的需要。

（一）国际条约和著作权法中的合理使用

1.《保护文学艺术作品伯尔尼公约》 在国际范围内，第一次就合理使用制度做出规定。该公约规定了合理使用的三步检验法：①合理使用只能在某些特殊情况下使用；②合理使用不得与作品的正常利用相冲突；③不得损害著作权人的合法权益（署名权、作品名称权等）。具体的合理使用行为包括适当引用、为教学目的的合理使用以及时事新闻的合理使用等。

2.美国著作权法中的合理使用 美国的合理使用是由法官在 19 世纪创制的一项普通法原则，并于 1976 年写入著作权法中。法案规定了检验合理使用的 4 个要素：①使用的目的和性质，即该使用是具有商业性质或者是为了非营利的教育目的；②受版权保护作品的性质；③同整个有版权作品相比所使用的部分的数量和比重；④这种使用对版权作品的潜在市场或价值所产生的影响。除了这 4 个原则性的要素，还列举了一些特定的合理使用情形，如以批判、评论、新闻报道、教学和学术研究为目的的使用不构成侵权。

3.我国著作权法中的合理使用 《中华人民共和国著作权法》将"合理使用"纳入"权利的限制"并规定：在下列情况下使用作品，可以不经著作权人许可，不向其支付报酬，但应当指明作者姓名或者名称、作品名称，并且不得影响该作品的正常使用，也不得不合理地损害著作权人的合法权益：①为个人学习、研究或欣赏，使用他人已经发表的作品；②为介绍、评论某一作品或者说明某一问题，在作品中适当引用他人已经发表的作品；③为报道新闻，在报纸、期刊、广播电台、电视台等媒体中不可避免地再现或者引用已经发表的作品；④报纸、期刊、广播电台、电视台等媒体刊登或者播放其他报纸、期刊、广播电台、电视台等媒体已经发表的关于政治、经济、宗教问题的时事性文章，但著作权人声明不许刊登、播放的除外；⑤报纸、期刊、广播电台、电视台等媒体刊登或者播放在公众集会上发表的讲话，但作者声明不许刊登、播放的除外；⑥为学校课堂教学或者科学研究，翻译、改编、汇编、播放或者少量复制已经发表的作品，供教学或科研人员使用，但不得出版发行；⑦国家机关为执行公务在合理范围内使用已经发表的作品；⑧图书馆、档案馆、纪念馆、博物馆、美术馆、文化馆等为陈列或保存版本的需要，复制本馆收藏的作品；⑨免费表演已经发表的作品，该表演未向公众收取费用，也未向表演者支付报酬，且不以营利为目的；⑩对设置或者陈列在公共场所的艺术作品进行临摹、绘画、摄影、录像；⑪ 将中国公民、法人或者非法人组织已经发表的以国家通用语言文字创作的作品翻译成少数民族语言文字作品在我国内版发行；⑫ 以阅读障碍者能够感知的无障碍方式向其提供已经发表的作品。

■（二）数字信息资源的合理使用

1.《世界知识产权组织版权条约》和《世界知识产权组织表演和录音制品条约》　世界知识产权组织的这两个条约重复了《保护文学艺术作品伯尔尼公约》对于权利的限制的三步检验法，声明成员可以将有关的限制和例外运用到数字化和网络环境中。

2. 美国《数字千年版权法》　美国1998年制定的《数字千年版权法》详细地规范了作品的传播和使用者在利用数字化作品方面的责任与责任豁免，如该法为非营利性的图书馆、教育机构使用作品提供了有限的例外规则。该法明确规定，未经著作权人的同意，以任何形式的电子下载或上载著作权材料是非法的。

3.《信息网络传播权保护条例》　图书馆、档案馆、纪念馆、博物馆、美术馆等可以不经著作权人许可，通过信息网络向本馆馆舍内服务对象提供本馆收藏的合法出版的数字作品和依法为陈列或者保存版本的需要以数字化形式复制的作品，不向其支付报酬，但不得直接或者间接获得经济利益。

■（三）校园网电子资源合理使用

1. 校园网电子资源　国内外出版商出版发行的、由图书馆购买了校园网使用权或所有权的网络正式出版物，如数据库、电子期刊、电子图书等。

2. 合法用户　校园网电子资源只能由其合法用户合理使用。合法用户包括：本校实名的师生员工、访问学者、进修教师及其他在图书馆登记备案的使用者。

3. 校园网电子资源的合理使用　合法用户出于个人教学、科研、学习目的，在校园网内以正常速度检索、浏览、下载或打印电子资源。

4. 校园网电子资源的违规使用行为　以下行为超出了合理使用范围，是侵犯网络数据库商知识产权的行为，应严格禁止：①整卷期批量下载、短时间内大批量下载数据库文献；②使用任何自动下载软件或智能机器人下载工具对网络数据库进行不合理的下载操作；③将个人授权帐号提供给非授权用户使用本校电子资源；④将所获得的文献提供给非授权用户；⑤设置代理服务器为非授权用户提供服务；⑥利用校园网电子资源进行非法牟利。

如发现违规行为，图书馆将协助生产商和学校有关部门进行追查。违规用户将由图书馆报请学校予以相应处分。由此引起的法律上的一切后果由违规者自负。

二、学术不端

案例 9-6-2

国家自然科学基金委员会监督委员会调查发现，浙江某大学某申请人申报的科学基金面上项目申请书内容与他人已获资助科学基金项目申请书内容高度相似，在其申请的基金项目申请书中使用的论文系第一作者委托他人撰写，并通过他人委托第三方投稿，论文同行评议过程造假。决定撤销该申请人该年度基金项目申请，取消其国家自然科学基金项目申请资格7年，并给予通报批评。

笔记栏

> **问题：**
> 1.该案例哪些行为存在学术不端的问题？
> 2.如何界定适当引用与抄袭的区别？
>
> **分析：**
> 1.该案例中申请人将他人成果为自己所用，未亲自完成论文撰写而由他人代理，提交论文、回应评审意见等全过程也由他人代理。具体来说，他的学术不端行为包括：抄袭和剽窃他人学术成果，成果买卖或由他人代写等。
> 2.适当引用的4个条件包括：①引用的目的仅限于说明某个问题；②所引用部分不能构成引用人作品的主要部分或实质部分；③不得损害被引用作品著作权人的利益；④应当指明被引用作品的作者姓名、作品名称和出版单位。在本案例中根据国家自然科学基金项目相似度检查结果，申请人基金项目申请书内容与他人高度相似，构成抄袭剽窃。

（一）学术不端行为的界定

学术不端是指在科学研究和学术活动中出现的各种造假、篡改、抄袭或剽窃及其他违背学术共同体道德惯例的行为。

1. 抄袭和剽窃

（1）抄袭和剽窃的定义

1）抄袭：将他人作品全部或部分地原封不动或稍作改动后作为自己的作品发表。

2）剽窃：通过删节、补充等隐蔽手段将他人作品改头换面，而没有改变原有作品的实质性内容；或窃取他人的创作（学术）思想或未发表成果作为自己的作品发表。

"抄袭"与"剽窃"没有本质的区别，但两者在侵权方式和程度上还是有所差别的，抄袭是公开的照搬照抄，而剽窃却是偷偷的"抄"。

（2）抄袭和剽窃的形式

1）原文复制：在未经受著作权保护的作品持有者承认和许可的情况下逐字复制全部或部分作品，且未列入参考文献。

2）实质复制：在未经受著作权保护的作品持有者承认和许可的情况下复制该作品的实质部分。例如，将他人作品中独创的概念、定义、方法、原理、公式等据为己有。

3）改述：不使用原始作品中的确切用词，通过增删语句、替换描述对象、改变原文顺序等进行抄袭，且主体内容与受著作权保护的作品基本相似。

4）自我抄袭：自己照抄或部分抄袭自己已发表文章中的表述，未列入参考文献。

2. 伪造和篡改

（1）伪造和篡改的定义

1）伪造：为了达到个人目的而作假。如伪造试验数据、试验结果、专利、履历、论文等。

2）篡改：为了达到个人目的，主观取舍或修改数据、图表、试验结果，使其不能真实地反映实际情况。

（2）伪造和篡改的形式：①操纵实验材料、设备或实验步骤；②伪造和篡改实验数据，伪造虚假的观察和实验结果，故意取舍数据和篡改原始数据，以使其符合自己期望的研究结论；③虚构发表作品、专利、成果；④在申报课题、成果、奖励和职务评审评定、申请学位等过程中伪造履历、论文等。

3. 署名不当　未参加研究或创作而在研究成果、学术论文上署名，未经他人许可而不当使用他人署名，虚构合作者共同署名，或者多人共同完成研究而在成果中未注明他人工作、贡献。

4. 一稿多投和重复发表　凡属原始研究的报告，无论是同语种或不同语种，分别投寄不同期刊，或主要数据和图表相同、只是文字表述有些不同的两篇（或多篇）文稿投寄不同期刊均属一稿两（多）投。

同一作者或同一研究群体不同作者，在期刊编辑和审稿人不知情的情况下，试图或已经在两种或多种期刊同时或相继发表内容相同或相近的论文，也称重复发表，多余发表或自我剽窃。

5.成果买卖或由他人代写　为获得学历学位、科研成果、评奖评优、职称申报等目的，采用金钱、权力等方式买卖成果、成果由他人代写或为他人代写成果。这种成果常以论文、著作等形式居多。

6.违反科研伦理　开展危害国家安全、损害社会公共利益、危害人体健康、违反伦理道德的科学技术研究开发活动，严重违反了一个或多个基本伦理原则并导致恶劣的影响。

（二）学术不端检测系统

1.学术不端检测系统的意义　学术不端检测系统一般是针对学位论文、期刊论文等成果，实现对其抄袭、剽窃、伪造、篡改、署名不当、一稿多投等学术不端行为的快速检测。这种检测系统一般可以实现篇章、段落、句子的各层级检测，操作方便、快捷、高效，极大地提高了学术审评的效率；在有效预防和打击学术不端行为，强化研究人员遵守学术规范、维护学术诚信等方面起到了积极作用。

用户将研究成果上传到检测系统后，与检测系统数据库中已有的海量学术期刊、博硕士论文、会议论文、书籍、专利、互联网资源等进行比对，遵循一定的算法得到相似度数值，并生成详细的检测报告，显示与已有文献疑似重合的内容以及如何重复的。最终，用户可以根据检测结果判断研究成果的原创性。如《宁夏医科大学学报》编辑部规定，如经学术不端检测系统检测，来稿与已经刊发的文章雷同率≥30%，即退稿。

2.国内外学术不端检测系统　国内学术不端检测系统常用的有中国知网"学术不端文献检测系统"、万方数据文献相似性检测服务、维普论文检测系统、大雅论文检测系统、PaperPass。国外学术不端检测系统常用的有 Turnitin、CrossCheck/iThenticat。

各种学术不端检测系统检测算法细节不一致，比对数据覆盖量虽有重叠交叉、但并不完全相同，而且具体到某学科领域检测结果差异明显，所以检测系统的选择应根据检测内容和目的的不同综合考量。

三、科研诚信

（一）科研诚信在我国的建设进程

科研诚信是科技创新的基石，是科学研究者开展科学工作所需要最基本的道德基础，也是管理工作人员和政府及相关的监督部门所必须共同遵守的行为准则。我国于 1999 年印发《关于科技工作者行为准则的若干意见》，2006 年，《国家科技计划实施中科研不端行为处理办法（试行）》政策出台，国家将"科研诚信"第一次写入政策。2009 年，科技部等十部门联合发布《关于加强我国科研诚信建设的意见》，对科研诚信建设各个环节进行了系统指导和规范。2016 年教育部印发《高等学校预防与处理学术不端行为办法》，严肃查处高等学校发生的学术不端行为；2018 年，中共中央办公厅、国务院办公厅印发《关于进一步加强科研诚信建设的若干意见》，以推进科研诚信建设制度化为重点，打造共建共享共治的科研诚信建设新格局。2019 年颁布实施《科研诚信案件调查处理规则（试行）》，对科研失信行为实行"零容忍"。

（二）医学科研人员诚信行为规范

医学科研行为涵盖科研项目的申请、预实验研究、实施研究、结果报告、项目检查、执行过程管理、成果总结及发表、评估审议、验收等科研活动全流程。医学科研人员在科研活动中要遵循科研伦理准则，主动申请伦理审查，接受伦理监督，切实保障受试者的合法权益。

1.科研项目的申请　必须保证所提供的学历、工作经历、发表论文、出版专著、获奖证明、引用论文、专利证明等相关信息真实、准确。

2.资料收集　采集科研样本、数据和资料时要客观、全面、准确；要树立国家安全和保密意识，对涉及生物安全、国家秘密、工作秘密及个人隐私的应当严格遵守相关法律法规规定。

3.研究过程

（1）诚实记录研究过程和结果，如实、规范书写病历，包括不良反应和不良事件，依照相关规定及时报告严重的不良反应和不良事件信息。

（2）在涉及传染病、新发传染病、不明原因疾病和已知病原改造等研究中，要树立公共卫生和实验室生物安全意识，在相应等级的生物安全实验室开展研究，病原采集、运输和处理等均应当自觉遵守相关法律法规要求，要按照法律法规规定报告传染病、新发或疑似新发的传染病例，留存相关凭证，接受相关部门的监督管理。

（3）在动物实验中，自觉遵守《实验动物管理条例》，严格选用符合要求的合格动物进行实验，科学合理使用、保护和善待动物。

（4）研究结束后，对于人体或动物样本、毒害物质、数据或资料的储存、分享和销毁要遵循相应的生物安全和科研管理规定。论文相关资料和数据应当确保齐全、完整、真实和准确，相关论文等科研成果发表后1个月内，要将所涉及的原始图片、实验记录、实验数据、生物信息、记录等原始数据资料交所在机构统一管理、留存备查。

4. 成果总结及发表

（1）开展学术交流、审阅他人的学术论文或项目申报书时，应当尊重和保护他人知识产权，遵守科技保密规则。

（2）引用他人已发表的研究观点、数据、图像、结果或其他研究资料时，要保证真实准确并诚实注明出处，引文注释和参考文献标注要符合学术规范。在使用他人尚未公开发表的设计思路、学术观点、实验数据、生物信息、图表、研究结果和结论时，应当获得其本人的书面知情同意，同时要公开致谢或说明。

（3）在发表论文或出版学术著作过程中，要遵守《发表学术论文"五不准"》和学术论文投稿、著作出版有关规定。论文、著作、专利等成果署名应当按照对科研成果的贡献大小据实署名和排序，无实质学术贡献者不得"挂名"。

（4）认真审核拟公开发表成果，避免出现错误和失误。对已发表研究成果中出现的错误和失误，应当以适当的方式公开承认并予以更正或撤回。

（5）在成果推广和科普宣传中应当秉持科学精神、坚守社会责任，避免不实表述和新闻炒作，不人为夸大研究基础和学术价值，不得向公众传播未经科学验证的现象和观点。

5. 评估审议

（1）项目验收、成果登记及申报奖励时，须提供真实、完整的材料，包括发表论文、文献引用、第三方评价证明等。

（2）作为评审专家、咨询专家、评估人员、经费审计人员参加科技评审等活动时，要忠于职守，严格遵守科研诚信要求及保密、回避规定和职业道德，按照有关规定、程序和办法，实事求是，独立、客观、公正开展工作，提供负责任、高质量的咨询评审意见，不得违规谋取私利，不参加自己不熟悉领域的咨询评审活动，不在情况不掌握、内容不了解的意见建议上署名签字。

思 考 题

1. 根据查新目的的不同，科技查新主要分为哪几类？

2. 科技查新工作的主要程序有哪些？

3. 医学论文的基本要求有哪些？

4. 科研选题要遵哪些基本原则？

5. 简述抄袭和剽窃行为的定义。

6. 下列行为是否属于一稿多投？作者把A文章分成B文章和C文章，然后把A、B、C三篇文章投递给不同的期刊。

参 考 文 献

陈红勤, 梁平, 杨慕莲, 2014. 医学信息检索与利用 [M]. 武汉: 华中科技大学出版社.

陈铭, 2018. 生物信息学 [M]. 北京: 科学出版社.

程鸿, 周凤岐, 2016. 医学信息检索实践指导 [M]. 北京: 北京大学医学出版社.

樊龙江, 2017. 生物信息学 [M]. 杭州: 浙江大学出版社.

方肇勤, 2018. 分子生物学技术在中医药研究中的应用 [M]. 第 3 版. 上海: 上海科学技术出版社.

符绍宏, 2000. 因特网信息资源检索与利用 [M]. 北京: 清华大学出版社.

顾萍, 夏旭, 2012. 医学信息获取与管理 [M]. 广州: 华南理工大学出版社.

郭继军, 2013. 医学文献检索与论文写作 [M]. 第 4 版. 北京: 人民卫生出版社.

郭继军, 2019. 医学文献检索与论文写作 [M]. 第 5 版. 北京: 人民卫生出版社.

韩立民, 朱卫东, 2019. 医学信息检索与实践 [M]. 北京: 科学出版社.

黄晴珊, 2014. 全媒体时代的医学信息素养与信息检索 [M]. 广州: 中山大学出版社.

黄如花, 2018. 信息检索 [M]. 武汉: 武汉大学出版社.

黄如花, 胡永生, 2017. 信息检索与利用实验教材 [M]. 武汉: 武汉大学出版社.

黄晓鹏, 2012. 医学信息检索与利用: 案例版 [M]. 北京: 科学出版社.

黄晓鹏, 2016. 医学信息检索与利用: 案例版 [M]. 第 2 版. 北京: 科学出版社.

李达, 吴军, 2009. 医学文献分析管理软件的应用: EndNote、RefViz、Quosa、NoteExpress 综合教程 [M]. 北京: 人民军医出版社.

李红梅, 2014. 医学信息检索与利用 [M]. 北京: 科学出版社.

李洁, 孟烨, 金佳丽, 等, 2021. 新兴科学引文索引数据库的比较研究 [J]. 大学图书馆学报, 39(6): 48-55, 77.

李力, 胡艳玲, 2013. 实用医学分子生物信息学教程 [M]. 南宁: 广西科学技术出版社.

李振声, 2007. 科研中的继承与创新 [J]. 科学新闻, (20): 16-18.

刘丹丹, 2016. 医学信息检索 [M]. 北京: 人民卫生出版社.

刘德培, 2017. 中华医学百科全书 医学信息学 [M]. 北京: 中国协和医科大学出版社.

刘海波, 吕旭宁, 张亚峰, 2017. 专利运营论 [M]. 北京: 知识产权出版社.

刘启胜, 董卫国, 2012. 一例不明原因消化道出血患者的循证治疗 [J]. 中国循证医学杂志, 12(1): 104-110.

罗爱静, 于双成, 2015. 医学文献信息检索 [M]. 第 3 版. 北京: 人民卫生出版社.

青岛英谷教育科技股份有限公司, 2018. SEO 搜索引擎优化 [M]. 西安: 西安电子科技大学出版社.

任淑敏, 孙思琴, 吕少妮, 2020. 信息检索教程 (案例版)[M]. 天津: 天津科学技术出版社.

孙玲, 2019. 医药信息检索 [M]. 北京: 中国中医药出版社.

孙思琴, 郑春彩, 2018. 医学文献检索 [M]. 第 4 版. 北京: 人民卫生出版社.

唐五湘, 2001. 科技查新教程 [M]. 北京: 机械工业出版社.

童国伦, 程丽华, 张楷焄, 2014. EndNote & Word 文献管理与论文写作 [M]. 北京: 化学工业出版社.

万方数据知识服务平台 [DB/OL]. https://www.wanfangdata.com.cn.

王妍, 2017. 网络信息与检索 [M]. 沈阳: 辽宁美术出版社.

维普资讯中文期刊服务平台 [DB/OL]. https://qikan.cqvip.com.

夏太寿, 2013. 科技查新案例评析 [M]. 南京: 东南大学出版社.

薛晓芳, 郝继英, 陈锐主, 2015. 生物医药信息检索与利用 [M]. 北京: 军事医学科学出版社.

《学术诚信与学术规范》编委会, 2011. 学术诚信与学术规范 [M]. 天津: 天津大学出版社.

鄢仁祥, 2017. 蛋白质结构生物信息学 [M]. 福州: 福建科学技术出版社.

杨克虎, 2014. 卫生信息检索与利用 [M]. 第 2 版. 北京: 人民卫生出版社.

姚仁斌, 2010. 医学论文写作实用教程 [M]. 合肥: 安徽大学出版社.

姚仁斌, 2019. 医学论文写作 [M]. 第 2 版. 合肥: 安徽大学出版社.

叶冬青, 2010. 医学科研方法 [M]. 合肥: 安徽大学出版社.

于双成, 2017. 医学信息检索 [M]. 第 3 版. 北京: 高等教育出版社.

于秀芬, 2012. 医学信息检索 [M]. 长春: 吉林大学出版社.

余鸣, 2011. 医学信息检索与利用 [M]. 第 2 版. 合肥: 安徽大学出版社.

张云鹏, 2017. 医学信息检索及应用 [M]. 西安: 西安交通大学出版社.

赵林如, 2019. 中国市场经济学大辞典 [M]. 北京: 中国经济出版社.

赵玉虹, 2018. 医学文献检索 [M]. 第 3 版. 北京: 人民卫生出版社.

中国科学文献服务系统 [DB/OL]. http: //www. sciencechina. cn.

中国生物医学文献服务系统 [DB/OL]. http: //www. sinomed. ac. cn.

中国知网 [DB/OL]. https: //www. cnki. net.

中文社会科学引文索引 [DB/OL]. http: //cssci. nju. edu. cn.

周宏灏, 张伟, 2011. 新编遗传药理学 [M]. 北京: 人民军医出版社.

周宁, 2017. 信息组织 [M]. 武汉: 武汉大学出版社.

周怡, 赵小龙, 2014. 医学信息分析与决策 [M]. 北京: 电子工业出版社.

周毅华, 2002. 现代医学信息检索与利用 [M]. 南京: 东南大学出版社.

朱金玲, 2017. 网络生物医学信息理论与实践 [M]. 天津: 天津科学技术出版社.

朱庆华, 2004. 信息分析基础, 方法及应用 [M]. 北京: 科学出版社.

Anzalone AV, Randolph PB, Davis JR, et al. , 2019. Search-and-replace genome editing without double-strand breaks or donor DNA [J]. Nature, 576(7785): 149-157.

BIOSIS Citation Index [DB/OL]. https: //clarivate. com/webofsciencegroup/support/wos/biosis.

EBSCOhost [DB/OL]. http: //search. ebscohost. com.

Elsevier Science Direct [DB/OL]. https: //www. sciencedirect. com.

Embase [DB/OL]. http: //www. embase. com.

Engineering Village [DB/OL]. https: //www. engineeringvillage. com.

Essential Science Indicators [DB/OL]. http: //esi. help. clarivate. com.

Journal Citation Reports Help [DB/OL]. https: //jcr. help. clarivate. com.

Nature [DB/OL]. https: //www. nature. com.

ProQuest Health & Medical Complete [DB/OL]. https: //www. proquest. com/healthcomplete.

PubMed [DB/OL]. https: //pubmed. ncbi. nlm. nih. gov.

Science Online [DB/OL]. https: //www. science. org.

SciFinder [DB/OL]. https: //www. cas. org.

Scopus [DB/OL]. https: //www. scopus. com.

SpringerLink [DB/OL]. https: //link. springer. com.

Web of Science [DB/OL]. https: //www. webofscience. com.

Wiley Online Library [DB/OL]. https: //onlinelibrary. wiley. com.